U0198734

儿童正畸治疗策略与实践

PEDIATRIC ORTHODONTICS: THEORY AND PRACTICE

（希）乔治·利萨斯　编　著
（George Litsas）

金作林　主　审

刘　倩　主　译

祁祎喆　李　仲　郭　涛　副主译

北方联合出版传媒（集团）股份有限公司

辽宁科学技术出版社

沈　阳

图文编辑

刘 菲 刘 娜 康 鹤 肖 艳 赵 森 李 雪 王静雅 纪凤薇 张晓玲 杨 洋

This is translation edition of Recent Advances in Dentistry Volume 2, Pediatric Orthodontics: Theory and Practice, by George Litsas.

First Published in English under Bentham eBooks imprint© [2018] Bentham Science Publishers, UAE. Email: subscriptions@benthamscience.net.

2000 Copies of Chinese version published under license from Bentham Science Publishers by Liaoning Science and Technology Publishing House Ltd.

著作权合同登记号：06-2019第123号。

图书在版编目（CIP）数据

儿童正畸治疗策略与实践 /（希）乔治・利萨斯（George Litsas）编著；刘倩主译. —沈阳：辽宁科学技术出版社，2021.7

ISBN 978-7-5591-1703-8

Ⅰ. ①儿… Ⅱ. ①乔… ②刘… Ⅲ. ①儿童—口腔正畸学 Ⅳ. ①R783.5

中国版本图书馆CIP数据核字（2020）第148505号

出版发行：辽宁科学技术出版社
（地址：沈阳市和平区十一纬路25号 邮编：110003）
印 刷 者：上海利丰雅高印刷有限公司
经 销 者：各地新华书店
幅面尺寸：168mm × 236mm
印 张：14
插 页：4
字 数：280 千字
出版时间：2021 年 7 月第 1 版
印刷时间：2021 年 7 月第 1 次印刷
策划编辑：陈 刚
责任编辑：金 烁 殷 欣 苏 阳
封面设计：袁 舒
版式设计：袁 舒
责任校对：李 霞

书 号：ISBN 978-7-5591-1703-8
定 价：198.00 元

投稿热线：024-23280336
邮购热线：024-23280336
E-mail:cyclonechen@126.com
http://www.lnkj.com.cn

General:

Bentham Science Publishers Ltd.
Executive Suite Y - 2
PO Box 7917, Saif Zone
Sharjah, U.A.E.
Email: subscriptions@benthamscience.net

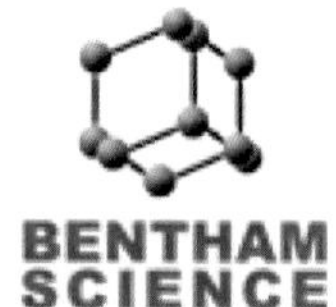

前言
PREFACE

《儿童正畸治疗策略与实践》旨在为正畸医生探究专业知识和解决临床问题。本书主要的受众群体包括口腔全科医生、住院医师和正畸专科医生。首先，本书为医生们提供了处理儿童正畸中特定的检查和辅助诊断方法；其次，作为口腔专业研究生课程的参考书目，对儿童正畸相关知识进行了补充。我想这本书对繁忙的正畸医生们，尤其对儿童正畸特定主题感兴趣的医生而言会很有帮助。

本书中第1章是对颅颌面生长发育的相关概念和理论进行了综述。第2章强调了正面和侧貌美学在儿童正畸诊断和治疗计划制订中的重要性。第3章讨论了颌骨与牙列的关系及其对正畸治疗的影响。第4章深入讲述了替牙期向恒牙期过渡过程中，儿童牙齿的萌出模式和牙弓的改变；此外通过展示病例以及提出问题与解答这两种形式，对牙齿萌出顺序以及牙齿萌出异常、牙弓间隙丢失等进行了全面阐述。第5章强调了在混合牙列期进行适当的咬合诱导、预防错<ruby>殆</ruby>发生，以及采取阻断性正畸治疗的原则，同时介绍了一系列临床病例和干预治疗的案例。第6章探讨了混合牙列期上颌横向不调的病因、诊断和治疗。第7章介绍了牙齿发育异常和阻生的早期诊断与适当的正畸干预方法。第8章重点介绍了混合牙列期安氏Ⅱ类、Ⅲ类错<ruby>殆</ruby>的诊断与正畸治疗。

通过病例图示和问答的形式（数字、病例图片、图表和参考资料），读者能够迅速关注到感兴趣的领域和相关问题。这种基于问答模式的讲述，能够让临床医生进行自测，同时提升他们在儿童正畸方面的知识储备。

乔治·利萨斯（George Litsas），D.D.S., M.Sc., Ph.D
私人执业，专职正畸
科扎尼，希腊

利益冲突

作者声明：没有任何利益冲突，无论是财务还是其他方面。

致谢

感谢我的家人，特别是我的父母、我的妻子Katerina，以及我的孩子Melas和Maria，他们的爱、鼓励和支持使这本书成为现实。

非常感谢亚里士多德大学牙科学院、马尔马拉大学牙科学院正畸科以及TUFTS大学牙科医学系儿牙科的全体工作人员。

非常感谢Dr. Nejat Erverdi、Dr. A.E. Athanasiou以及Dr. A. Pappas。

中文版序一
FOREWORD

牙颌畸形的正畸治疗越来越受到民众的关注。牙颌畸形不仅会影响儿童青少年颜面部生长发育、面部美观、口腔功能，还对儿童及青少年身心健康带来负面影响。牙颌畸形病因复杂，如遗传因素、喂养方式、口腔卫生情况、牙齿发育异常、替牙期局部障碍、全身性疾病等，同时儿童及青少年处于生长发育阶段，所以正畸治疗中需要特别关注及应对。

本书的作者详述了针对18岁以下的儿童及青少年（在此统称为儿童）正畸临床矫治相关技术与理念，包括儿童颅颌面生长发育的理论、儿童正畸患者的临床检查和诊断。从儿童的口颌面特征出发，对儿童颜面美学、颌骨及牙齿等几个方面进行了探讨，其中对儿童牙颌生长发育的演变和过程中的替牙异常及应对方法进行了深入讲解。最后结合临床病例对儿童及青少年Ⅱ类、Ⅲ类错𬌗畸形的矫治方法进行了详细的分析。

本书中最令人期待的是作者采用问答形式对所要讲述的内容进行展示，即提出一个专门问题后，再给出总结归纳性回答，给读者更加清晰的知识脉络，非常适合正畸初学者尤其是牙科（正畸）研究生学习。

刘倩副教授及本书的翻译团队均为较深资历的正畸专科医生。秉承对本书原版著作内容的尊重和理解，用通读易懂的专科语言向读者呈现书中的内容，对较难理解的知识点结合中国医生的职业习惯，进行了知识和语言的融会贯通。

本书对儿童正畸的基础知识和临床要点都进行了很好的介绍与归纳，必将成为正畸专业医生的重要参考。相信阅读本书一定会让医生对儿童正畸的基础知识、临床诊断及方案设计有一个全面的认知。

金作林

2021年5月

中文版序二
FOREWORD

近年来，“儿童颜面管理”逐渐成为儿童口腔治疗领域的风潮，这个综合性的概念告诉我们儿童时期口颌面部的变化不仅仅是牙列及咬合，还包括颌骨、颜面的发育。无论是儿童口腔医生、正畸医生，还是口腔全科医生，在对儿童患者进行正畸治疗时，需要从生长发育以及儿童和青少年的颅颌面特点等全面考虑，在治疗的同时提倡以早期干预为主的诊治模式。

《儿童正畸治疗策略与实践》为儿童错殆畸形诊治提供了证据支持的正畸对策。本书的作者基于其数十年临床实践和教学经验，对患有各类错殆畸形及其他正畸问题的混合牙列患者，提供了思路清晰的诊断治疗原则。金作林教授及刘倩副教授的翻译团队就此著作进行了综合性的翻译，内容从儿童颅颌面生长发育的重要理念到相关正畸治疗的对策及注意事项进行了介绍。其中不仅讲述了混合牙列期的咬合诱导、阻断性正畸策略，同时也介绍了一系列临床病例和干预治疗的案例。

本书语言流畅易懂，并且将具体问题用问答的形式展现，对正畸初学者可以留下深刻的印象，易于学习和记忆。本书内容贴近临床、实操性强，对正畸医生，尤其对基层儿童口腔医生来说，是开展工作面临困难问题时的常备参考资料。

值此书出版发行之际，谨致由衷的祝贺！并祝愿国内儿童早期错殆畸形的治疗再上新台阶！

王小竞

2021年5月

序者简介
RECOMMENDERS

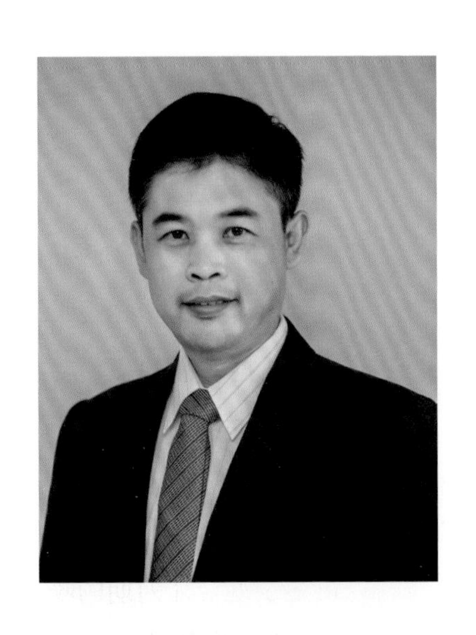

金作林

中华口腔医学会正畸专业委员会主任委员，中国人民解放军空军军医大学口腔医院正畸科主任、教授、主任医师，博士研究生导师。四川大学华西口腔医学院博士后，美国哥伦比亚大学访问学者，陕西省口腔正畸专业委员会前主任委员。世界正畸医师联盟会员，美国正畸协会国际会员。《中华口腔正畸学杂志》副主编。

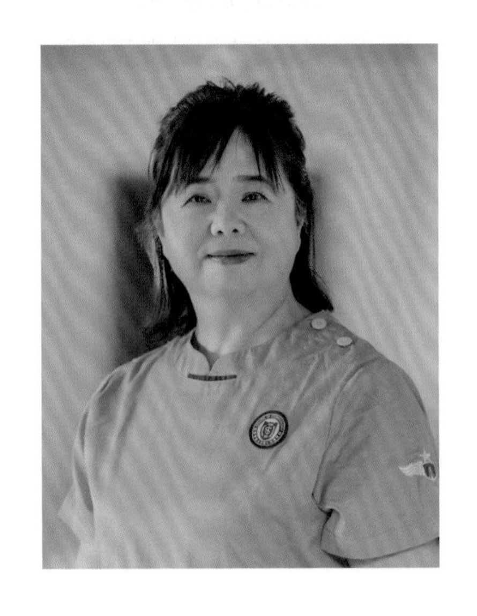

王小竞

现任中国人民解放军空军军医大学第三附属医院儿童口腔科主任医师、教授，博士生导师。中华口腔医学会理事，中华口腔医学会第五届儿童口腔医学专业委员会主任委员，国际牙医师学院院士，亚洲儿童牙科协会理事，日本东京齿科大学客座教授，国家自然科学基金课题评审专家，陕西省口腔医学会儿童口腔医学专业委员会主任委员，多部SCI杂志及《中华口腔医学杂志》等核心期刊编委。

研究方向与成果：全麻下儿童口腔治疗，重度婴幼儿龋的综合防治，牙外伤序列治疗，生长发育期错殆畸形早期诊治的临床和基础研究。

主译简介
TRANSLATORS

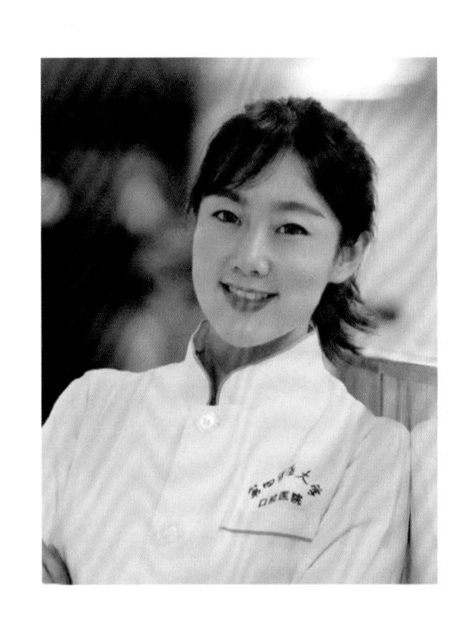

刘倩

博士，现任中国人民解放军空军军医大学口腔医院正畸科副教授、副主任医师。本科、硕士、博士均就读于第四军医大学口腔（正畸）专业，毕业后一直在空军军医大学口腔医院从事正畸专业的临床、科研及教学工作。擅长各类儿童及青少年、成人错𬌗畸形的矫正，曾获“英国爱丁堡皇家外科学院正畸专科院士”称号，目前为Tweed矫治技术中国区教官及多项矫治技术讲师。

译者名单

金作林（中国人民解放军空军军医大学口腔医院正畸科）
刘　倩（中国人民解放军空军军医大学口腔医院正畸科）
祁祎喆（中国人民解放军空军军医大学口腔医院正畸科）
李　仲（中国人民解放军总医院海南医院口腔科）
郭　涛（泰康上海拜博口腔医院）
文　艺（中国人民解放军空军军医大学口腔医院正畸科）
王阿娴（中国人民解放军空军军医大学口腔医院正畸科）
高　洁（中国人民解放军空军军医大学口腔医院正畸科）
秦　文（中国人民解放军空军军医大学口腔医院正畸科）
杨　楠（中国人民解放军总医院第八医学中心）
骆厚卓（中国人民解放军空军军医大学口腔医院正畸科）
任昊天（中国人民解放军海军军医大学长海医院口腔科）
王　曦（沈阳市零壹口腔医院）

目录
CONTENS

第1章　颅颌面生长发育 ………… 1
第1节　概述 ………… 1
第2节　结束语 ………… 14
参考文献 ………… 15
第2章　面部软组织评估 ………… 18
第1节　概述 ………… 18
第2节　正面分析 ………… 19
第3节　侧貌分析 ………… 27
第4节　临床病例 ………… 34
第5节　结束语 ………… 40
参考文献 ………… 40
第3章　颌骨及牙列关系评估 ………… 43
第1节　概述 ………… 43
第2节　头影测量分析 ………… 44
第3节　牙性错殆分类 ………… 58
第4节　结束语 ………… 62
参考文献 ………… 63
第4章　殆的发育 ………… 66
第1节　概述 ………… 66
第2节　牙齿萌出及牙弓变化 ………… 66
第3节　临床病例 ………… 82
第4节　结束语 ………… 95
参考文献 ………… 95

第5章 阻断性治疗 …… 98
第1节 概述 …… 98
第2节 混合牙列的间隙管理 …… 98
第3节 临床病例：牙齿间隙丧失及相应的阻断性矫治 …… 112
第4节 结束语 …… 124
参考文献 …… 124
第6章 混合牙列期的上颌扩弓 …… 128
第1节 概述 …… 128
第2节 结束语 …… 142
参考文献 …… 143
第7章 牙齿发育异常-牙齿阻生 …… 146
第1节 概述 …… 146
第2节 牙齿发育异常 …… 146
第3节 牙齿阻生 …… 159
第4节 结束语 …… 174
参考文献 …… 174
第8章 儿童安氏Ⅱ类、Ⅲ类错𬌗的正畸治疗 …… 178
第1节 概述 …… 178
第2节 Ⅱ类错𬌗 …… 179
第3节 Ⅲ类错𬌗 …… 202
第4节 结束语 …… 208
参考文献 …… 209

第1章

颅颌面生长发育
Craniofacial Growth

本章摘要：在细胞和组织水平上具有潜在控制系统的生物学过程称为形态发生。骨骼的形成存在两种机制：膜内成骨和软骨内成骨。后者形成椎骨和长骨，而前者形成颅骨。虽然现已明确证明躯体发育和颅颌面发育相关，但颅颌面的生长是非常复杂的，它涉及相邻的生长发育区之间的相互作用，而每个生长发育区都有不同的生长模式、生长时间及生长速度。本章采用问答形式来阐明颅颌面生长发育的相关基本概念。

关键词：颅骨；颅颌面生长；下颌髁状突

第1节　概述

颅颌面发育是激素功能和基因相互作用的复杂过程。在矫形外科中，深入了解颅面形态发生，对于确定治疗目标和预测术后的稳定性至关重要。此外，正畸和矫形治疗的基本原则是利用儿童的生长潜力，考虑剩余的生长量，调整施加力的方向，以使骨骼向着所期望的方向生长。细胞和组织在生成的过程中发挥着各自的作用，而临床上难以实现选择性激活细胞及组织来控制信号。

1. 名词解释

（1）生长与发育：

生长是指整个有机体及器官、组织、细胞增长，通常指形态及数量上的增长[1-3]。

发育是指生物组织的组织化及特异化。发育是一个逐渐成熟的过程，生长和发育相互依存[1-3]。生长是解剖及数量上的，而发育是生理及质量上的。

（2）生长发育中心与生长发育区：

生长发育中心（growth center，简称生长中心）是主要的骨生长区，就像长骨的软骨生长板一样，具有内在的生长潜力和组织分离能力[4–5]。生长中长骨的骨骺板就是最常见的骨生长中心，它通过软骨的增殖和肥大使长骨增大。当这一区域增长后，骨组织的生成及替换会使长骨变得稳定、强壮[5]。一般来说，所有的生长中心都是生长区。

生长发育区（growth site，简称生长区）是指没有软骨作为中间阶段，进行骨重塑的次级、改建性区域。除非受到外部信号的刺激，骨生长区会一直处于休眠状态[4–5]。例如，大脑的扩张和颅底软骨联合的增长，会导致骨骼前段的骨缝中膜内成骨增加，从而维持骨缝宽度，增大颅腔体积，以适应脑组织的增长。这种生长可见于颅底骨、上颌结节、下颌髁状突、骨缝和牙槽突的软骨联合[6–8]。

（3）软骨内成骨与膜内成骨：

软骨内成骨过程中，骨骼由软骨前体发育而来，其中软骨前体负责单个骨骼（例如，颅底、下颌髁状突）的增长[8–12]。以这种方式形成的骨骼在生长过程中不易受到环境的影响，而是直接受到基因的控制。对于**膜内成骨**，骨由间充质组织中的成骨细胞形成。骨的形成不是由软骨诱导形成，而是纤维膜中直接沉积成骨。膜内成骨可见于颅顶、下颌骨体部及上颌骨[1–2,7]。

（4）软骨联合：

除去两极生长方式之外，**软骨联合**形成长骨生长板。我们可以把它想象成两个背靠背的生长板共享一个成软骨细胞活跃增殖区（“静止区”）[6,12]。在结构上，它与所有的初级软骨相似，至少在基础平面是这样的。共有3个区域（图1）：

- 静止区（包含软骨前体细胞，可指导软骨联合的形成和组织化）
- 增殖区
- 非主动生长的肥大区

（5）原发性移位与继发性移位：

原发性移位伴随骨自身生长。当上颌骨粗隆部位生长时，上颌骨被推向颅底，进而发生向前和向下的移位，这也是区分于继发性移位的部分；而**继发性移位**是由邻近骨骼和软组织的增长引起的（例如，上颌骨的向前和向下移位也是由颅底的生长引起）[1–2]。

（6）骨重塑及再定位：

骨骼形状随时间变化的过程称为**骨重塑**。它的特点为有不同的生长类型，包

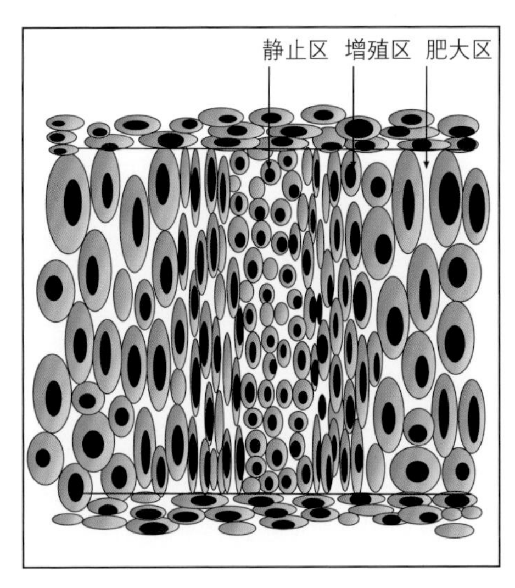

图1　颅底骨中线区可见软骨联合

括同时在骨表面发生的沉积和吸收[6]。由于局部位置移动且整个骨骼增大，在生长过程中会发生骨骼重塑。骨骼的内外表面都覆盖着生长的区域，有吸收区域也有沉积区域。骨沉积和骨吸收的共同作用导致骨在空间上的移位与扩大[1-2,13]。例如，骨吸收和骨沉积的共同作用使下颌升支向后移动。由于一侧的骨沉积和另一侧的骨吸收，骨结构在空间上的相对运动称为**再定位**，这是重塑过程中的一个关键概念[1-2]。例如，下颌升支会发生再定位，增长的下颌体的后段会再定位到以前由下颌升支占据的区域。

2. 生长曲线

根据Scammon生长曲线（图2），可见体内不同组织的生长时间及生长速度各不相同。一般型（Ⅰ型）：身高和大多数身体部分都遵循此型进行生长发育。神经系型（Ⅱ型）：神经组织在6岁时完成90%的生长，在10岁时完成98%的生长[14]。性器官型（Ⅲ型）：生殖器官在青春期迅速生长达到成人大小，在青春期结束后停止生长。淋巴系型（Ⅳ型）：淋巴组织在儿童期后期时迅速增殖，大小几乎达到成人淋巴组织的2倍。此外，上颌更靠近大脑，生长更早，更接近于神经系型；而下颌生长更晚，其生长高峰与身高发育的S形曲线一致[1-2,15-16]。

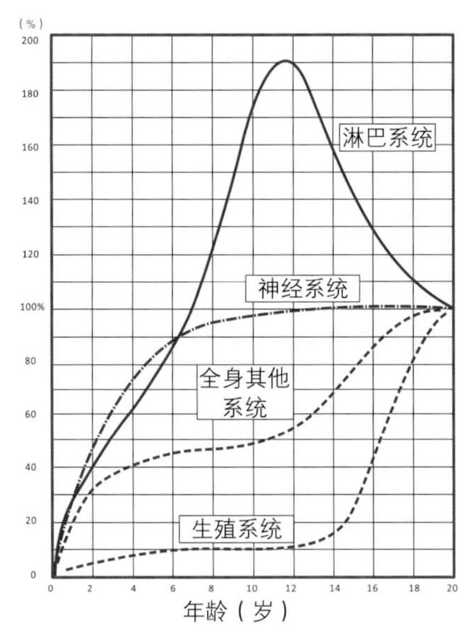

图2　Scammon生长曲线

3. 颅底的重要生长过程

骨缝生长和骨表面重塑（图3）。当大脑扩张时，颅顶骨发生移位（图3a，b），从而增加颅缝张力（图3c），此时骨的内、外表面会出现骨吸收和骨沉积（图3d）[1]。表面重塑发生在骨缝附近，并导致颅顶变平。颅顶生长在5～6岁时会完成90%[14]。

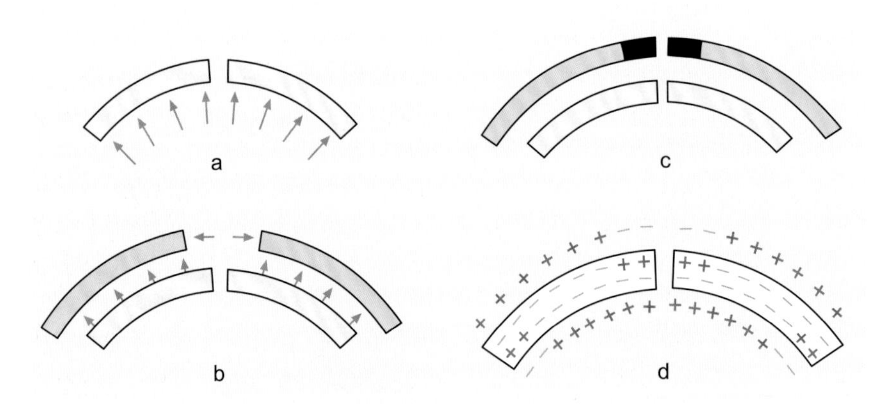

图3　（a～d）骨缝生长和骨表面重塑

4. 颅底生长是如何进行的

大部分的颅底骨化是软骨内成骨，而膜内成骨发生在很少的区域，例如,蝶骨翼和蝶鞍的部分区域。出生后颅底生长是一个复杂的、相互作用的结果，其中包括：

（1）内源性因素：来自软骨联合的生长潜力。软骨联合通常是暂时存在的，在生长阶段中出现。过渡期的软骨会随着骨骼的成熟而逐渐变薄，并最终转化为骨骼[15–18]。

（2）外源性因素：与功能基质理论一致，来自生长位点上内在骨缝生长和脑组织推力之间的相互作用，这在骨缝和骨膜水平上都有表达。大脑半球的生长，特别是额叶和颞叶，扩大了内侧和前侧的颅窝[15–18]。

5. 颅底软骨联合及其功能

沿着颅底中线有3个联合（图4）[6–12]：

（1）蝶筛软骨联合：位于蝶骨和筛骨之间，在儿童6岁时消失，利用这一点可以对前颅底（全部或部分）进行一些头影测量分析。

（2）蝶骨间软骨联合（软骨带）：位于蝶骨的两部分之间，出生时已骨化。

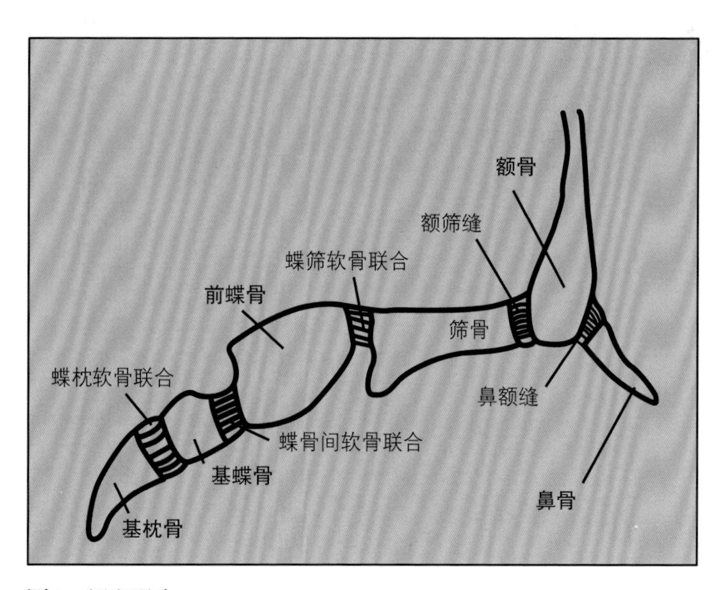

图4 颅底联合

（3）蝶枕软骨联合：位于蝶骨和基枕骨之间。蝶枕软骨联合由于骨化较晚，其位置对这些骨块之间的关系有重要影响[19]。过度生长会使颅底长度增加，导致Ⅱ类骨性关系，而生长不足则可能导致Ⅲ类骨性关系[20-22]。内在的遗传因素是造成这种软骨性颅骨生长的主要原因[3]。

6. 前颅底生长与上面部生长的关系

前颅底的生长与大脑额叶的生长是平行进行的。儿童到6岁（神经系型生长期结束）时，它将达到成人大小的95%左右[14]。

前颅底的以下几个结构会影响上面部的生长：

①筛窦。

②部分蝶骨。

③大部分额骨。

眼睛间距的增宽会导致眼眶的相应扩张，这种扩张通过旋转和平移的方式，在眼眶的前方、下方和侧面出现。这样，上面部就会远离颅底的剩余部分。由于眼眶是前颅窝底部的一部分，额叶和前颅窝的生长都会影响眶顶板的形状、方向和位置[7-8]。

7. 颅底生长与上下颌位置的关系

在发育过程中，前颅底和后颅底在中间矢状面的蝶鞍处弯曲，从而在颅底形成一个角，称为颅底角或蝶鞍角，这个角度由两条线组成。上颌骨附着的前线从蝶鞍（S）延伸到鼻额缝（N），下颌骨附着的后线从蝶鞍（S）延伸到枕大孔的前缘，也称作Basion（Ba）。因此，颅底角度的任何变化都会影响上下颌关系，进而影响错殆畸形的类型。一般说来，颅底角度大会导致Ⅱ类骨骼关系，而颅底角度小会导致Ⅲ类骨骼关系[1, 20-23]。

8. 鼻上颌复合体的生长区有哪些及上颌骨矢状向、垂直向和横向生长的机制

（1）鼻上颌复合体生长区：

骨缝、鼻中隔、颧弓、眼眶、腭部、牙齿的垂直向生长。

（2）上颌骨矢状向、垂直向和横向生长机制：

一般说来，除鼻中隔生长外，上颌骨的生长均为膜内成骨。在7岁之前，**颅底生长**推动上颌骨向前移动[6]。之后，上颌骨周围骨缝上施加的张力通过膜内骨化和上颌骨的原发性移位形成骨沉积。通过骨沉积和骨吸收，**鼻中隔生长**和**表面重塑**使上颌骨发生相加与相减的变化[24-25]。

①矢状向：**上颌结节区域的后部骨沉积**导致上颌复合体的原发性前移，它是上颌骨生长的主要储备区。向前移位的程度与向后的骨生长量相匹配（图5）[26]。

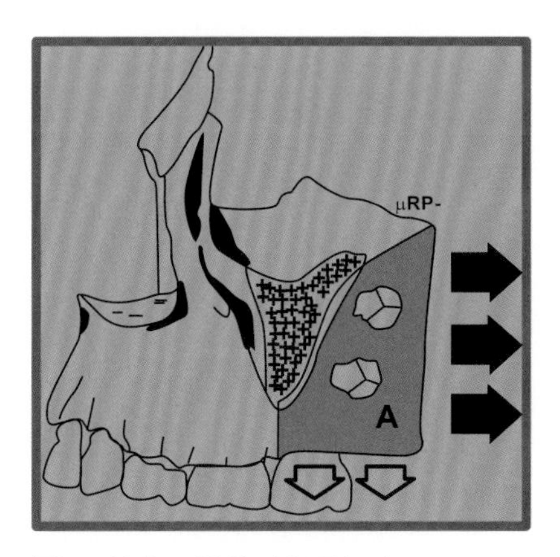

图5　结节区域的后部骨沉积

继发性前移，即颅中窝大小的增加导致整个上颌骨复合体发生向前和向下的明显移位，此过程与上颌骨本身的扩大无关（图6）[27]。

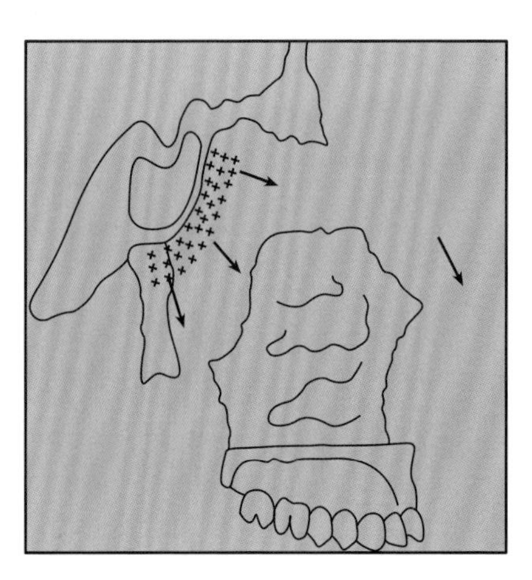

图6　继发性前移

②垂直向：上颌腭突的生长是由于整个上腭骨皮质口腔侧的表面沉积、对侧鼻侧的骨吸收以及上颌前牙弓的唇侧骨膜表面三者的共同作用。生长方向整体向下。遵循生长的V形原则，下部的生长是通过骨重塑来实现的。因此，通过后来不断地重塑和扩张达到向下的生长（图7）[1-2]。

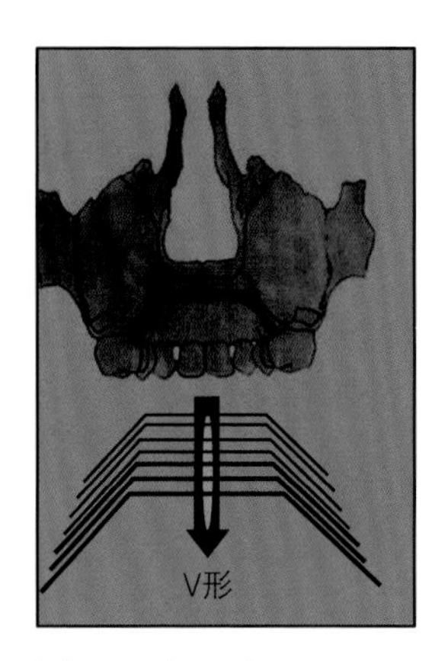

图7 上颌腭突的生长

上颌牙弓向下生长的原因是：

- 骨缝处的骨沉积导致鼻上颌复合体向下移位（图8）
- 骨缝生长的机制是上颌牙槽骨和腭部下移的一部分原因
- 骨吸收和骨沉积的共同作用对骨骼进行重塑，导致腭部和上颌牙弓的直接下移（图9）

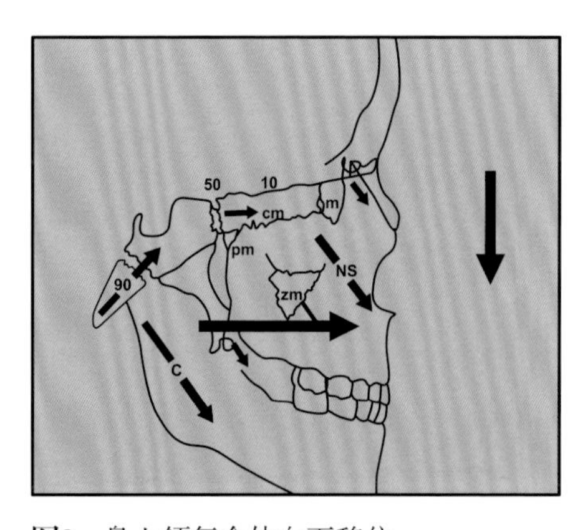

图8 鼻上颌复合体向下移位

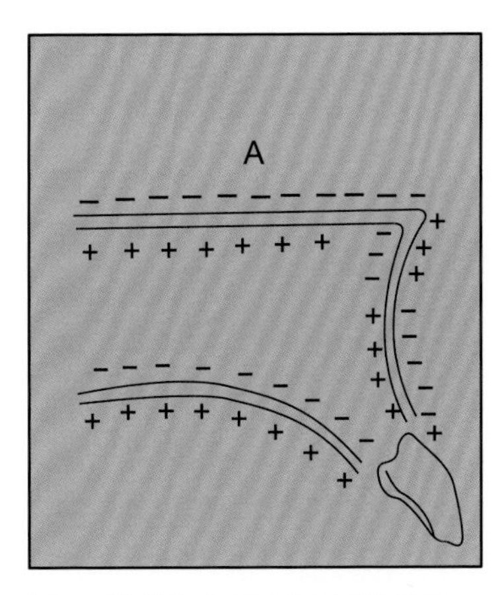

图9　腭部和上颌牙弓直接下移

③横向：**腭中缝的横向生长**，即牙槽突外表面和腭穹隆的重塑导致上颌骨的增宽[27]。

同样，牙齿向下移动是一个由两部分组成的过程：

- 牙槽骨重塑性生长
- 上颌骨整体移位，但牙槽骨未参与

9. 出生后下颌骨主要的生长部位

髁状突软骨、下颌升支和牙槽骨[10-11]，这些区域的生长分别导致了下颌高度、长度和宽度的增加。下颌骨宽度的生长最先完成（在生长高峰期之前）；下颌骨的长度在整个青春期中持续增加；而在长度的生长完成之前，下颌骨高度仅有小部分的增加。在此之后，面中部的发育进一步实现垂直向的生长。在下颌骨长度生长结束之前，双侧髁状突的宽度少量增加。

10. 初始软骨与髁状突软骨（继发软骨）的区别

髁状突软骨被称为继发软骨，它在组织结构、增殖、分化和钙化方式以及对环境因素（例如，生物力学应力、激素和生长因子；图10）的反应等方面不同于其他初始软骨[28-29]。初始软骨，如长骨中的关节软骨和生长板、颅底的联合软骨、鼻中隔软骨，是由软骨细胞群组成；而髁状突软骨，由成纤维细胞、骨软骨前体细胞

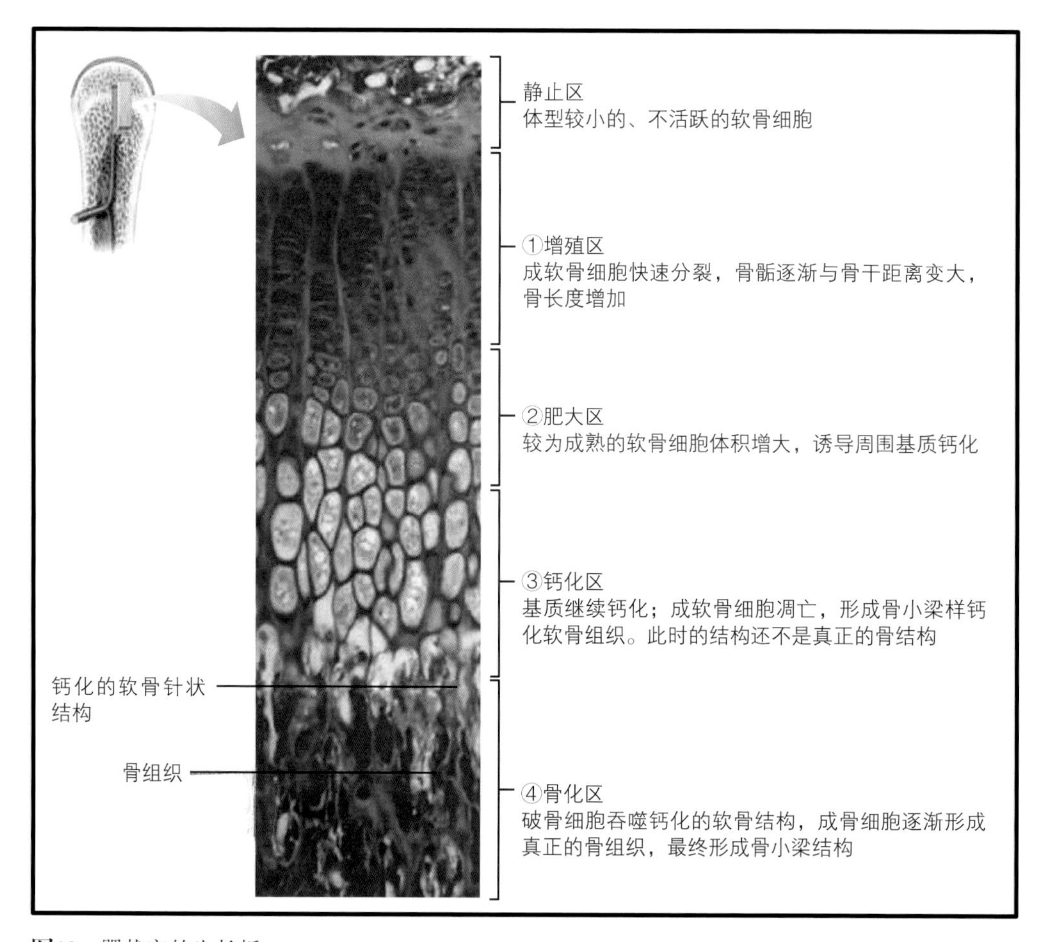
静止区
体型较小的、不活跃的软骨细胞
①增殖区
成软骨细胞快速分裂，骨骺逐渐与骨干距离变大，骨长度增加
②肥大区
较为成熟的软骨细胞体积增大，诱导周围基质钙化
③钙化区
基质继续钙化；成软骨细胞凋亡，形成骨小梁样钙化软骨组织。此时的结构还不是真正的骨结构
钙化的软骨针状结构
骨组织
④骨化区
破骨细胞吞噬钙化的软骨结构，成骨细胞逐渐形成真正的骨组织，最终形成骨小梁结构

图10　髁状突的生长板

和软骨细胞组成的混杂组织[30]。此外，髁状突软骨含有软骨样骨（一种特殊的钙化组织，其形态性质介于骨和软骨之间），其在调节膜内成骨和软骨内成骨的不同成骨速率方面发挥着重要作用。相反，只有一种软骨，即下颌髁状突软骨，于下颌骨中终生存在，并在颞下颌关节的功能和生长中发挥作用。因此，髁状突软骨是一种“一体化组织”。

11. 髁状突的主要功能

髁状突在不可能存在膜内生长的地方提供了多维度的骨生长，并起到承受关节接触压力的作用。很多年来，髁状突一直被认为是下颌骨的主要生长中心，而现在它也被视为具有遗传生长潜力的区域性生长部位，但似乎同时受限于持续细胞增殖的能力。软骨增生引起髁状突向上和向后生长，但软骨内生长仅见于髁状突的关节接触部位[1-4,30-31]。

12. 下颌升支、下颌体部、下颌髁状突颈部和下颌喙突的生长过程

（1）下颌升支：

下颌升支的吸收发生在升支前部，而骨沉积发生在后部。在下颌骨后部的区域，骨吸收下部多、上部少，而骨增加下部多、上部少。这样的结果是升支向后推移，并且更多地表现在垂直方向上的移动。升支前缘吸收的同时，下颌体部增长，为磨牙的萌出提供空间（图11）。

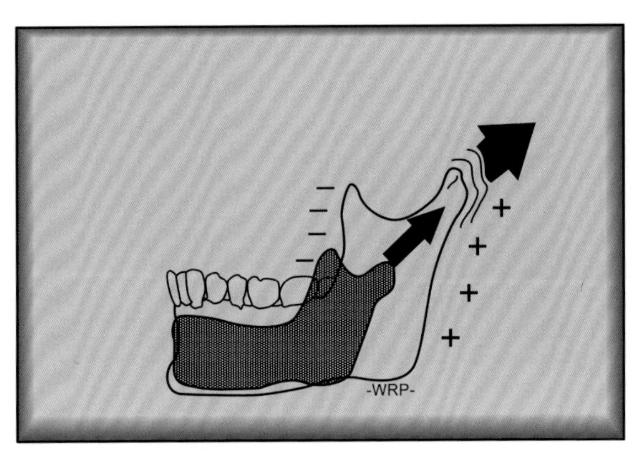

图11　下颌升支

（2）下颌体部：

下颌升支的变化使原来的下颌升支转变为下颌体后部。因此，通过磨牙后区延长的下颌体向前移位到了前磨牙区和尖牙区（图11），同时也调节了面部的垂直高度，为恒磨牙的萌出提供空间。垂直高度的增加是必要的，这样才可以和咽部及颅中窝的生长保持同步。此外，也为增长中的咀嚼肌提供了附着点。

（3）下颌髁状突颈部：

下颌髁状突颈部逐渐移位到以前由较宽的髁状突支撑的区域。当其中一个由另一个改建时，原来的髁状突会通过骨膜吸收和骨内沉积的方式变成髁状突颈部。舌

侧面上的骨沉积实现了下颌骨上侧、后侧和内侧的生长。

（4）下颌喙突：

下颌喙突的生长遵循V形原则：舌侧骨沉积、颊侧骨吸收。舌侧面上的骨沉积导致喙突上侧、后侧、内侧的生长[1-2,7,10-11]。

13. 成纤维细胞生长因子受体（FGFR）、Sonic Hedgehog（Shh）、SOX9和Cbfa1在颅面发育中的作用

成纤维细胞生长因子受体（FGFR）、Sonic Hedgehog（Shh）、SOX9和Cbfa1都是在颅面发育中起关键作用的基因。已经确认编码FGFR的基因突变是导致Apert综合征、Crouzon综合征和Pfeiffer综合征的原因。在缺少SOX9之后，会导致严重的骨骼侏儒症；涉及Cbfa1基因的突变则会导致锁骨颅骨发育不良；Shh属于脊椎动物Hedgehog基因家族，在颅面中线结构的建立以及颅缝发育的调节中起重要作用[32-33]。

14. 总结颅面生长的理论

- 骨缝理论（Weinmann and Sicher）
- 软骨功能理论（Scott）
- 功能基质假说（Moss）
- 伺服系统理论（Petrovic）
- Enlow’s V形原则

（1）骨缝理论[34]（Weinmann and Sicher）：

此理论认为颅面生长主要来源于具有生长潜力的骨缝。受基因调控的初始骨生长发生于颅面骨骼的结缔组织和软骨关节。颅顶的生长是由于内在骨缝的生长，迫使颅顶骨骼彼此分离，而上颌环形骨缝系统中，骨缝结缔组织的增生迫使面中部向下、向前生长。上颌骨额突与额骨之间、颧骨与上颌骨之间、腭骨锥体突与蝶骨翼突之间的骨缝可能是上颌骨生长的重要推动因素，这些骨缝都是平行向下和向前倾斜的（图12）。虽然，早期认为下颌骨是弯曲的长骨，由下颌髁状突软骨完成长骨中骺板的作用，其生长推动下颌骨向下和向前；但目前已经明确，相对于骨缝而言，髁状突软骨没有独立的生长潜力，并且髁状突的生长能力可能受到外力影响。

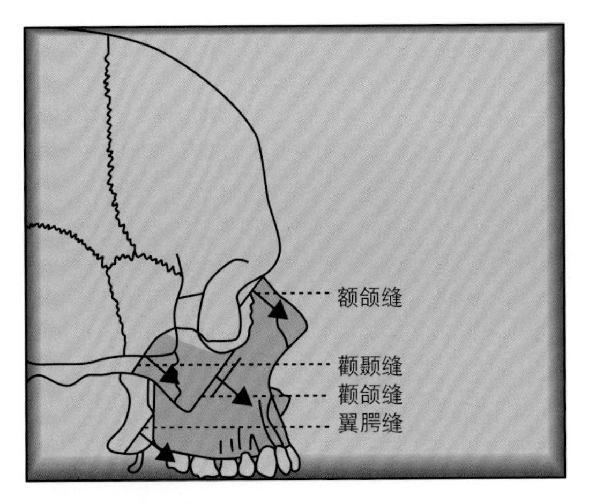

图12　骨缝理论

（2）软骨功能理论（Scott）[24-25]：

软骨和骨膜内都有生长因子，而骨缝起到次要的作用。上颌骨的生长源于鼻中隔软骨的生长，此理论认为鼻中隔软骨向前下方生长，并以颅底后部为支撑，使面中部向下和向前生长（图13）。另一方面，下颌骨的生长归因于髁状突软骨。然而，移植实验表明，并不是所有的骨骼软骨在移植时都有相同的作用方式。长骨的骺板被移植后，会在新的位置继续生长，而移植下颌髁状突软骨后却几乎没有观察到生长。

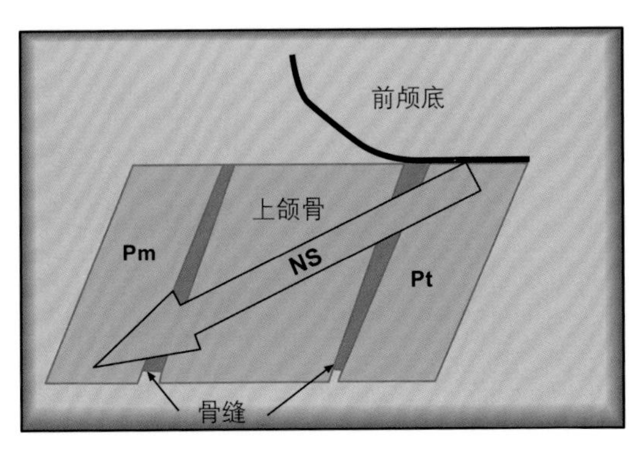

图13　软骨功能理论

（3）功能基质假说[35–36]：

此假说认为头面部骨骼的初始生长发育是对外源性、表观遗传环境的直接反应。功能性颅骨成分由两个元素组成：功能基质和骨骼单元。功能基质是执行特定功能的软组织和空间，而骨骼单元是支撑功能基质的骨结构，如果没有骨骼单元的支撑，功能基质就难以发挥功能。功能基质有两种类型：骨膜基质（肌肉、血管和神经）和包膜基质（脑、眼球、鼻咽和口咽）。还有两种类型的骨骼单位：大骨骼单位和微骨骼单位。面部的生长是对功能需求的一种反应，由形成上下颌骨的软组织介导；包膜基质（脑）的首次生长会刺激骨缝和软骨联合的继发生长，从而导致脑颅的整体增大。

（4）伺服系统理论（Petrovic）[10]：

根据伺服系统理论，面中部和颅底的生长受到全身激素直接或间接的影响。下颌骨髁状突的生长是具有高度适应性的，会对全身和局部功能性因素的刺激做出反应。根据这一理论，在软骨性颅底和鼻中隔的影响下，面中部向前、向下生长，导致上下颌牙列之间出现轻微咬合偏移。本体感受器（牙周区和颞下颌关节）对这种咬合偏移的感知激发下颌肌肉前移下颌骨。在激素正常的情况下，肌肉的活动和下颌前伸就会刺激下颌骨髁状突的生长。

（5）Enlow’s V形原则[1]：

许多面骨、颅骨或小骨块呈V形。在“V”的内侧发生骨沉积，而在“V”的外侧发生骨吸收。所以移动的方向是朝向“V”的开口端。Enlow的颅面生长理论指出任何颅面部的生长都与其颅面其他结构和几何形状相对应。根据这一理论，鼻上颌复合体与前颅窝有关，而咽腔的水平尺寸与颅中窝有关。上颌牙弓、上颌骨和下颌骨体部与上颌结节、舌结节是相互对应关系。

第2节　结束语

没有任何颅面部分的生长发育是单独完成或者不变的，颅面部整个的生长过程是朝着复合功能、结构平衡的方向持续发展的。例如，对于下颌骨，颅中窝决定着颞下颌关节的位置。当颅中窝发生一侧的不对称，则颞下颌关节的位置也会偏高或偏低。

参考文献

[1] Enlow DH, Hans MG. Essentials of facial growth. Philadelphia: W.B. Saunders Company 1996.

[2] Carlson DS. Theories of craniofacial growth in the postgenomic era. Semin Orthod 2005; 4: 172-83. [http://dx.doi.org/10.1053/j.sodo.2005.07.002]

[3] Kohn LA. The role of genetics in craniofacial morphology and growth. Annu Rev Anthropol 1991; 20(1): 261-78. [http://dx.doi.org/10.1146/annurev.an.20.100191.001401]

[4] Baron R. General principles of bone biology.Favus MJ, ed Primer on the metabolic bone diseases and disorders of mineral metabolism 5th end American Society for Bone and Mineral Research: Washington DC. 2003; pp. 1.1-8.

[5] Nilsson O, Baron J. Fundamental limits on longitudinal bone growth: growth plate senescence and epiphyseal fusion. Trends Endocrinol Metab 2004; 15(8): 370-4. [http://dx.doi.org/10.1016/j.tem.2004.08.004] [PMID: 15380808]

[6] Roberts GJ, Blackwood HJ. Growth of the cartilages of the mid-line cranial base: a radiographic and histological study. J Anat 1983; 136(Pt 2): 307-20. [PMID: 6682850]

[7] Proffit WR, Fields HW, Sarver DM. Contemporary orthodontics 5th. St. Louis, Mo, USA: Mosby 2013.

[8] Buschang PH, Baume RM, Nass GG. A craniofacial growth maturity gradient for males and females between 4 and 16 years of age. Am J Phys Anthropol 1983; 61(3): 373-81. [http://dx.doi.org/10.1002/ajpa.1330610312] [PMID: 6614151]

[9] Litsas G. Gh and craniofacial tissues. An Update. Open Dent J 2015; 9: 1-8. [http://dx.doi.org/10.2174/1874210601509010001] [PMID: 25674165]

[10] Petrovic A. Control of postnatal growth of secondary cartilages of the mandible by mechanisms regulating occlusion. Cybernetic model. Trans Eur Orthod Soc 1974; 69-75. [PMID: 4534981]

[11] Petrovic A, Stutzmann JJ, Oudet CL. Control processes in the postnatal growth of the condylar cartilage of the mandible.Determinants of mandibular form and growth, monograph 4, craniofacial growth series. Ann Arbor: Center for Human Growth and Development, The University of Michigan 1975.

[12] Bjork A. Cranial base development. Am J Orthod 1955; 41: 198-225. [http://dx.doi.org/10.1016/0002-9416(55)90005-1]

[13] Rakosi T, Jonas I, Graber T. Color atlas of dental medicine. Orthodontic Diagnosis. Stuttgart: Thieme Medical Publishers 1993.

[14] Scammon RE. The measurement of the body in childhood. The measurement of man. Minneapolis: University of Minnesota Press 1930.

[15] Stramrud L. External and internal cranial base. A cross sectional study of the growth and association in form. ActaOdontoScand 1959; 17: 239-66.

[16] Nie X. Cranial base in craniofacial development: developmental features, influence on facial growth, anomaly, and molecular basis. Acta Odontol Scand 2005; 63(3): 127-35. [http://dx.doi.org/10.1080/00016350510019847] [PMID: 16191905]

[17] VandeBerg JR, Buschang PH, Hinton RJ. Absolute and relative growth of the rat craniofacial skeleton. Arch Oral Biol 2004; 49(6): 477-84. [http://dx.doi.org/10.1016/j.archoralbio.2003.12.007] [PMID: 15099805]

[18] Vandeberg JR, Buschang PH, Hinton RJ. Craniofacial growth in growth hormone-deficient rats. Anat Rec A Discov Mol Cell Evol Biol 2004; 278(2): 561-70. [http://dx.doi.org/10.1002/ar.a.20051] [PMID: 15164344]

[19] Thilander B, Ingervall B. The human spheno-occipital synchondrosis. II. A histological and microradiographic study of its growth. Acta Odontol Scand 1973; 31(5): 323-34. [http://dx.doi.org/10.3109/00016357309002520] [PMID: 4520245]

[20] Houston WJ. A cephalometric analysis of Angle class II, division II malocclusion in the mixed dentition. Dent Pract Dent Rec 1967; 17(10): 372-6. [PMID: 5229343]

[21] James GA. Cephalometric analysis of 100 class II div 1 malocclusions with special reference to the cranial base. Dent Pract 1962; 14: 35-46.

[22] Nanda SK. Growth patterns in subjects with long and short faces. Am J Orthod Dentofacial Orthop 1990; 98(3): 247-58. [http://dx.doi.org/10.1016/S0889-5406(05)81602-6] [PMID: 2403077]

[23] Anderson D, Popovich F. Relation of cranial base flexure to cranial form and mandibular position. Am J Phys Anthropol 1983; 61(2): 181-7. [http://dx.doi.org/10.1002/ajpa.1330610206] [PMID: 6881319]

[24] Scott JH. The cartilage of the nasal septum (a contribution to the study of facial growth). Br Dent J 1953; 95: 37-43.

[25] Scott JH. Dentofacial development and growth. Oxford: Pergamon Press 1967.

[26] Melsen B, Melsen F. The postnatal development of the palatomaxillary region studied on human autopsy material. Am J Orthod 1982; 82(4): 329-42. [http://dx.doi.org/10.1016/0002-9416(82)90467-5] [PMID: 6961805]

[27] Dixon AD, Hoyte DA, Ronning O. Fundamentals of craniofacial growth. Boca Raton: CRC Press 1997.

[28] Silbermann M, Reddi AH, Hand AR, Leapman RD, Von der Mark K, Franzen A. Further characterisation of the extracellular matrix in the mandibular condyle in neonatal mice. J Anat 1987; 151: 169-88. [PMID: 3308801]

[29] Solem RC, Eames BF, Tokita M, Schneider RA. Mesenchymal and mechanical mechanisms of

secondary cartilage induction. Dev Biol 2011; 356(1): 28-39.
[http://dx.doi.org/10.1016/j.ydbio.2011.05.003] [PMID: 21600197]

[30] Winter RM. What's in a face? Nat Genet 1996; 12(2): 124-9.
[http://dx.doi.org/10.1038/ng0296-124] [PMID: 8563748]

[31] Cobourne MT. Construction for the modern head: current concepts in craniofacial development. J Orthod 2000; 27(4): 307-14.
[http://dx.doi.org/10.1093/ortho/27.4.307] [PMID: 11099568]

[32] Schell-Apacik C, Rivero M, Knepper JL, Roessler E, Muenke M, Ming JE. SONIC HEDGEHOG mutations causing human holoprosencephaly impair neural patterning activity. Hum Genet 2003; 113(2): 170-7.
[PMID: 12709790]

[33] Cendekiawan T, Wong RW, Rabie AB. Temporal expression of SOX9 and type II collagen in sphenooccipital synchondrosis of mice after mechanical tension stimuli. Angle Orthod 2008; 78(1): 83-8.
[http://dx.doi.org/10.2319/012507-36.1] [PMID: 18193955]

[34] Weinmann JP, Sichefr H. Bone and bones Fundamentals of bone biology. 2nd ed., St. Louis: CV Mosby Comp 1955.

[35] Moss ML, Salentijn L. The capsular matrix. Am J Orthod 1969; 56(5): 474-90.
[http://dx.doi.org/10.1016/0002-9416(69)90209-7] [PMID: 5261161]

[36] Moss ML, Salentijn L. The primary role of functional matrices in facial growth. Am J Orthod 1969; 55(6): 566-77.
[http://dx.doi.org/10.1016/0002-9416(69)90034-7] [PMID: 5253955]

第2章

面部软组织评估
Soft Tissue Evaluation

本章摘要：正畸的临床诊断及方案制订基于3个重要方面：面部软组织、骨骼及牙齿。近年来，面部、牙齿外貌、错殆畸形及其治疗对患者心理和功能健康的影响越来越受到临床医生和研究者的关注。然而，需要注意的是，我们关注的重点一直集中于正面和侧面的美学，其实和谐的面部比例要比刻板的标准数值更为重要。在正畸诊断中用于评价美学最常用的照片为正面像、侧面像、微笑像和45°微笑像，然而，在治疗方案的权衡中，我们还应考虑面部突度、唇部大小及位置、微笑弧度、牙龈暴露量及整体面部比例等因素。本章将以问答形式和临床病例展示来阐述面部的标志点、软组织头影测量点、面平面及面角。

关键词：面角；面平面；正畸诊断；软组织头影测量标志点

第1节　概述

通常面部的美观是患者极为关注的问题，因为它在人际交往中是最引人注目的。同时人的声音、形体及情感交流中也是非常重要的环节。无论是孩子还是家长都不仅仅将正畸治疗当成改善咬合、咀嚼、发音等功能的治疗手段，更希望通过正畸治疗获得更好的生活品质。正畸美学涉及微观美学、宏观美学、牙龈美学和面部美学。因此，正畸诊断和治疗计划中必须包括正面和侧面的面部美学评估（表1，表2）。

第2节　正面分析

1. Angle理论与软组织理论对正畸治疗目标的理解

表1　Angle理论与软组织理论的比较

	Angle理论	**软组织理论**
治疗目标	理想咬合及骨骼关系	理想软组织比例和功能性咬合
软、硬组织关系	理想的骨性、牙性关系即会产生理想的软组织比例	理想软组织比例决定理想骨性、牙性关系
诊断	牙齿模型和影像学检查	软组织的临床检查
治疗	达到理想牙性、骨性关系	确定理想软组织比例，再以之为目标改善牙颌位置

2. 初诊临床检查的3个必要方面

初诊临床检查[1-5]的重要内容：

（1）软组织及牙齿健康。

（2）面部及牙齿美学。

（3）颞下颌关节功能。

3. 在首次面诊检查中需要注意“面部美学及软组织健康”的以下方面

（1）面部形态及表情。

（2）面部对称性及比例。

（3）唇形态及微笑评估。

（4）是否存在基因缺陷（唇腭裂患者等）。

（5）侧貌评估[1-5]。

4. 面部的正面分析

通过正面像能够在二维层面对软组织进行水平向和垂直向检查，以利于对面部对称性及软组织特征的分析。上下颌骨的位置对上下颌牙列关系有着很大的影响。在正常人群中，均存在双侧面部的轻微不对称，我们称之为“普遍性不对称（ordinary asymmetry）”[6–8]。

5. 面部正面分析中重要的软组织标志点

从发际线到眉弓是前额所在的面上部（图1）。前额的形状由额骨的形状和皮肤肌肉下方的脂肪垫决定，通常为突起的形态。双侧眉弓之间的突起叫作**额点**。鼻根位于眉间中线下方、鼻额缝上方。鼻部起自**鼻根点**（或鼻根最凹陷处），向前、向下突出，并止于**鼻尖点**。**鼻翼**和**鼻孔**是鼻子最宽的部分，直通鼻前庭。在鼻翼和唇侧缘之间，有一道沟或褶皱结构将上唇与面颊区分开，此处称为**鼻唇沟**。连接鼻和上唇人中的结构称为鼻小柱。唇红与皮肤的交界处称为**唇红缘**。下唇和颏部之间的沟称为**颏唇沟**[9–10]。

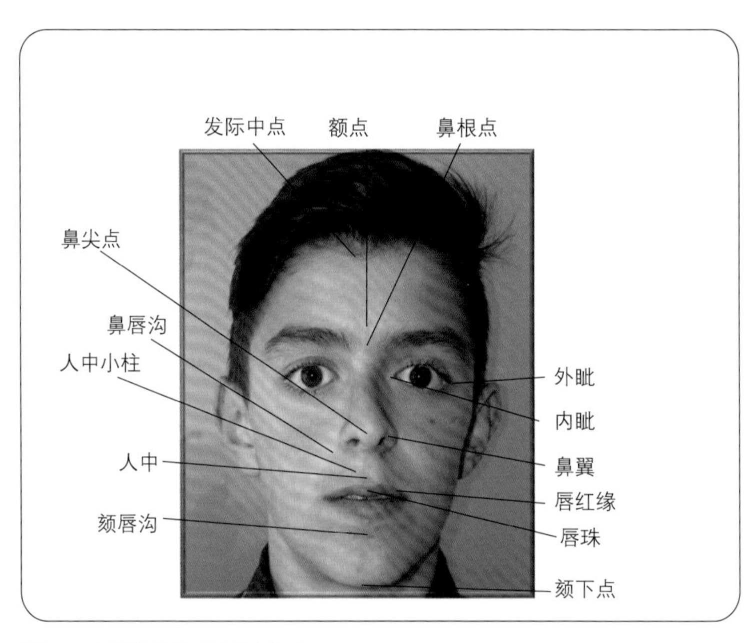

图1 正面像的软组织标志点

6. 正面像的横向评估

评估**面部对称性**（图2）。画一条经过发际线中点（Tr）、额点（G）、鼻尖点（Pn）、上唇红中点（F）和软组织颏下点（Me′）的线。评估上下颌的牙齿中线相对于面部中线是否存在偏斜，上下中线是否对齐[5–7,9]。左右侧不调可归为不对称：

（1）牙性不对称。

（2）骨性不对称。

（3）两者兼有。

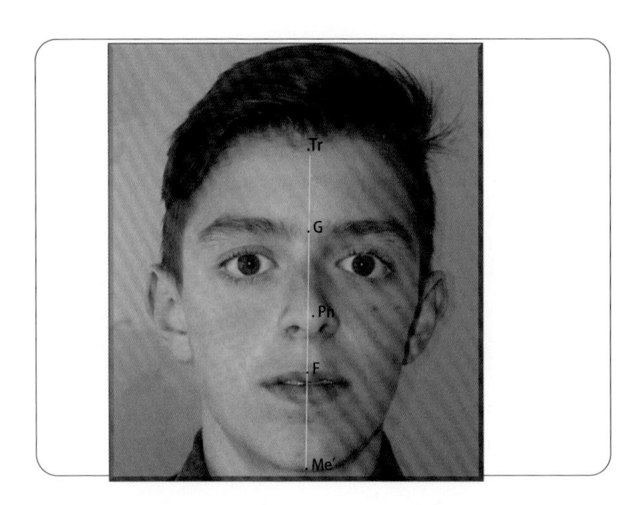

图2　评估面部对称性

正面面部分析（图3）。此方法分析了面部高度（从发际线中点到软组织颏下点间距离，Tr–Me′）与颧骨间宽度（Za–Za）或下颌角间宽度（Go–Go）之间的比例关系。理想情况下，面高度与双侧颧骨间宽度的比例为：男性1.35：1，女性1.3：1。下颌角间宽度约较颧骨间宽度小30%[5,11]。

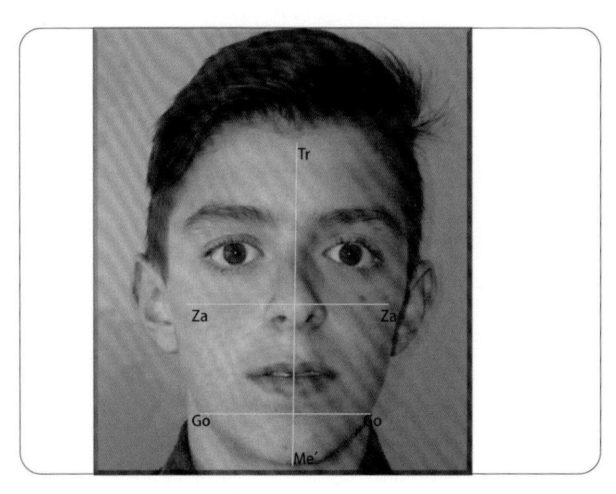

图3　正面面部分析

“五分法则”（图4，表2）评估面部的横向比例。面部分成五等分，每等分与眼睛的宽度大致相同[5,10–11]。所以，耳朵的突起程度对整体面部比例有重要影响，且各个种族之间鼻翼底部的宽度存在差异[7]。

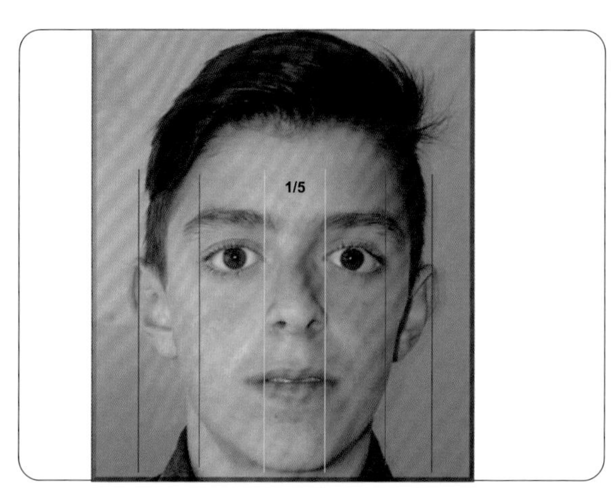

图4 “五分法则”

表2 基于“五分法则”的理想比例关系

外眦连线应与下颌角间宽度一致
内眦连线与鼻翼底部的宽度一致
瞳孔间连线与口裂宽度一致

7. 正面像的垂直向评估

“三分法则”评估面部垂直比例（图5）：分别过发际线中点（Tr）、额点（G）、鼻下点（Sn）和软组织颏下点（Me′）画4条水平线可以将面部分割为3份。面中部高度（Tr–Sn）应大致等于面下1/3（Sn–Me′），而面下1/3可再细分为上1/3（口角/唇高）和下2/3[1–2,5,11]。所以，具有完美比例的面部可以在水平向上五等分，在垂直方向上三等分。

8. 上唇的位置

上唇长度（Sn–Ls）与口裂高度相近。在骨骼垂直生长完成之后，嘴唇长度仍会增长，所以人中高度一般低于口裂高度2～3mm[12-14]。女性上唇长度为（20±2）mm，男性上唇长度为（22±2）mm。然而，线性测量的数值并不是临床上关注的重点，我们更为关注的是上唇长度或人中长度与口裂高度之间的关系（图6）。例如，相对于口裂高度而言，上唇长度过短就会形成反向的静态上唇曲线（图7）[14]。

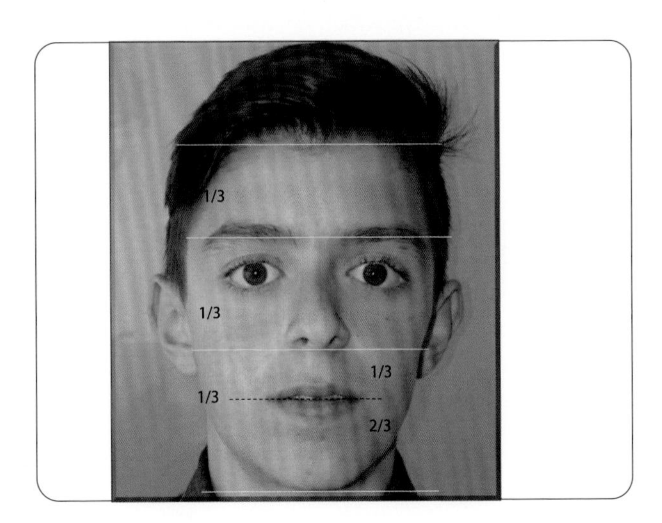

图5　“三分法则”

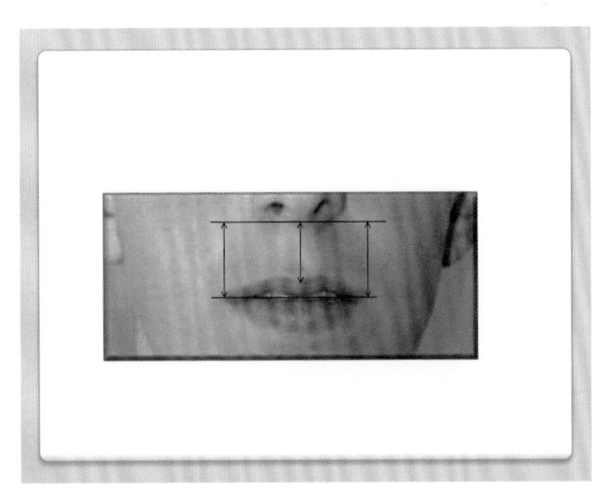

图6　正常上唇长度（Sn-Ls）

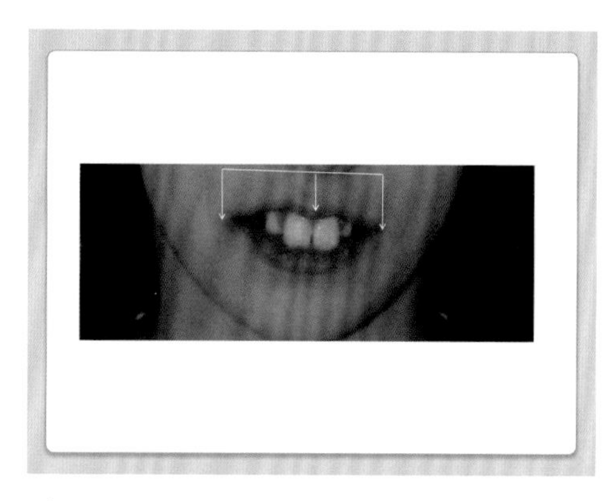

图7 上唇较短

9. 评估微笑像时的3个基本参数

（1）微笑弧线或微笑曲线。

（2）牙龈/牙齿暴露量。

（3）正面微笑像。

10. 微笑弧线

微笑弧线是微笑时上颌牙齿切缘所形成的曲线与下唇所形成的曲线之间的关系[14–16]。下面展示了3种微笑弧线：

- 协调的微笑弧线（图8）
- 平坦的微笑弧线（图9）
- 反微笑弧线（图10）[14–16]

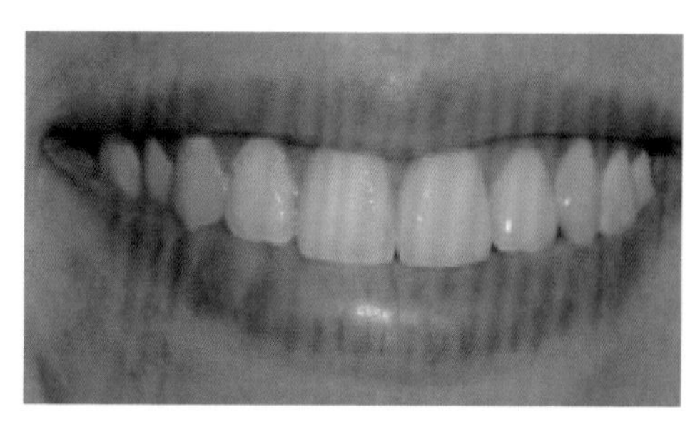

图8 协调的微笑弧线是指上颌切牙切缘形成的曲线平行于下唇曲线

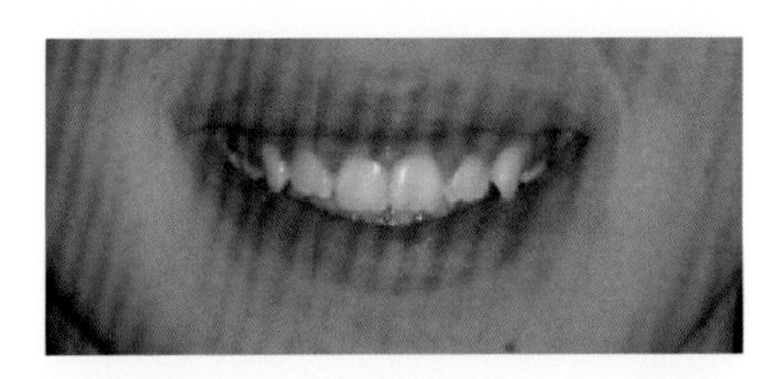

图9　平坦的微笑弧线是指与下唇曲线相比，上颌切牙切缘曲线较平

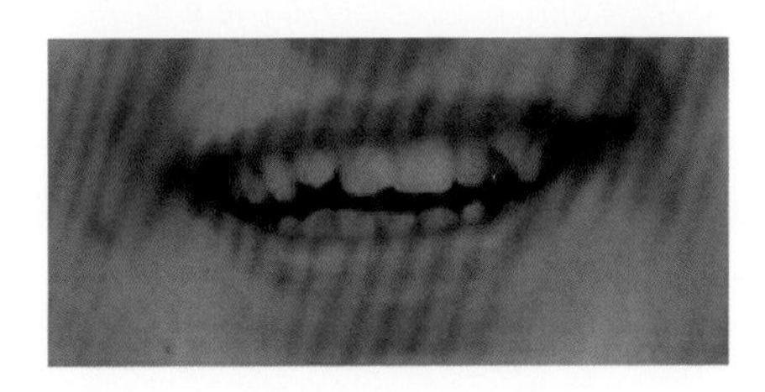

图10　反微笑弧线是指上颌切牙切缘曲线凹向下，与下唇唇缘曲线相反

11. 理想的牙龈和上颌前牙暴露量及其决定因素

理想的前牙暴露量为微笑时暴露全部的上颌前牙牙冠以及2mm的牙龈。

上颌前牙暴露量有以下影响因素[14–16]：

（1）上唇长度。

（2）上颌骨的垂直高度。

（3）嘴唇厚度。

（4）牙冠长度。

（5）上颌前牙的转矩。

12. “露龈笑”和笑线过低的相关因素

微笑时牙龈暴露量过大可能与以下因素有关（图11）：上颌的垂直高度；上唇

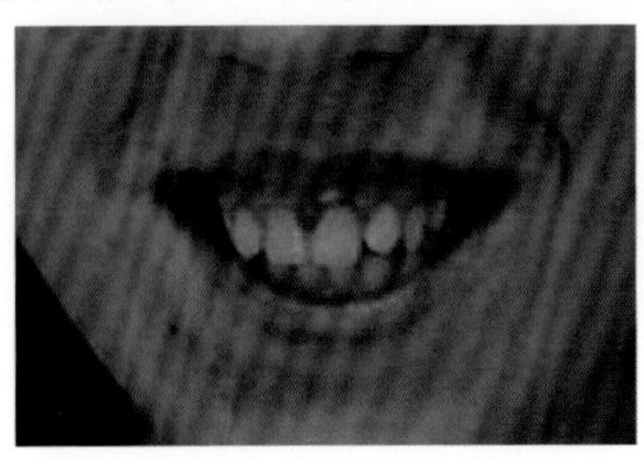

图11　露龈笑

过短或人中长度不足；上颌前牙舌倾；上唇运动异常。

相反，笑线过低会表现出微笑时上颌前牙暴露量小甚至没有暴露（图12），可能与骨性或因上颌骨发育不足而致的下面高（LFH）不足有关[14–16]。

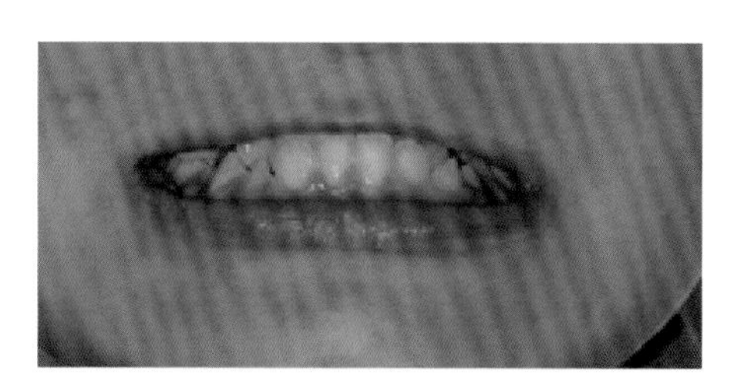

图12 笑线过低

13. 下唇曲线的重要性

在休息位时，下唇曲线体现了下唇和上颌切牙之间的垂直关系。在理想情况下，下唇位于上颌切牙的中1/3处[15–18]。唇部闭合可能有以下特点：

（1）完全闭合状态：在休息位时，不用力或稍用力即可达到唇部闭合。

（2）用力闭合状态：在矫正上颌切牙位置后即可达到唇部闭合。

（3）闭合不全状态：闭唇紧张，颏部肌肉过度收缩、颏唇角平坦。

14. 影响唇部闭合的因素

（1）下前面高过大。

（2）下颌后缩。

（3）上颌前牙唇倾。

（4）上唇过短[15–18]。

15. 影响微笑的横向因素

微笑时，口唇宽度会增加30%。所以当口唇横向过度增宽时，微笑时就会出现过宽的颊廊[14–16]。

影响微笑的横向因素：

（1）牙弓形态及牙弓宽度：牙弓宽度增加，则颊廊减小。

（2）上颌的前后位置：上颌位置越靠前，则颊廊越小。

（3）上颌殆平面的横向倾斜程度（磨牙/前磨牙的倾斜程度）。

（4）面颊部软组织厚度。

第3节　侧貌分析

1. 侧貌分析的意义

侧面像可以提供矢状向与垂直向的二维软组织分析，用以评估面部不对称性及软组织特征。面部侧貌分析可以使临床医生对患者面部美观程度以及牙齿和骨骼潜在结构有一个非常直观的印象[19-22]。患者需要在自然头位的基础上拍摄侧面像，这点非常重要。其中下颌相对于上颌的关系可以归类为（图13）：

（1）Class Ⅰ类：下颌在上颌后2 ~ 3mm。

（2）Class Ⅱ类：下颌相对上颌过度后缩。

（3）ClassⅢ类：下颌相对上颌过度前伸。

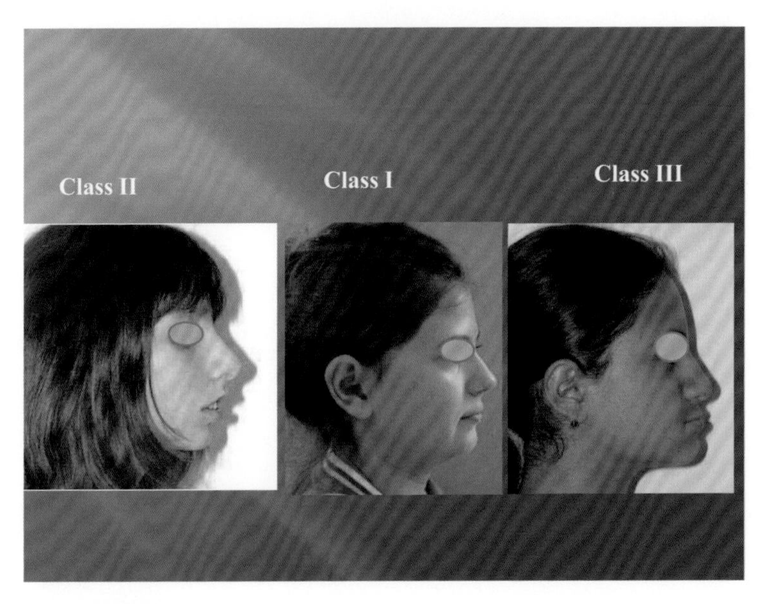

图13　侧面像

2. 侧貌分析中重要的软组织标志点

重要的软组织标志点（图14）[5, 10]有：

（1）额点（G）：眉间中线上最突出的部分。

（2）软组织鼻根点（N′）：位于中线上鼻根处。

（3）鼻尖点（Pn）：鼻部最突点。

（4）鼻下点（Sn）：鼻小柱与上唇的连接点。

（5）上唇突点（Ls）：上唇中线上唇红与皮肤的交界处。唇红与上唇皮肤在上唇缘中线的连接点。

（6）口点（St）：上下唇在面中线的交汇点。

（7）下唇突点（Li）：下唇中线上唇红边缘的点，下唇唇缘中点。

（8）颏上点（Sm）：下唇和颏部之间颏唇沟的中点。

（9）软组织颏前点（Pog′）：颏部最前点。

（10）软组织颏下点（Me′）：颏部最下方点。

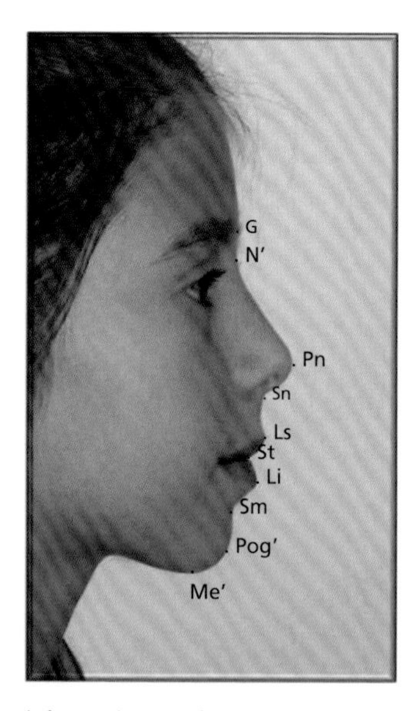

图14 软组织侧面标志点

3. 面部软组织平面

面部平面有：

（1）面平面：软组织鼻根点至软组织颏前点的连线（图15）。

（2）面上平面：额点到鼻下点的连线。

（3）面下平面：鼻下点至软组织颏前点的连线。

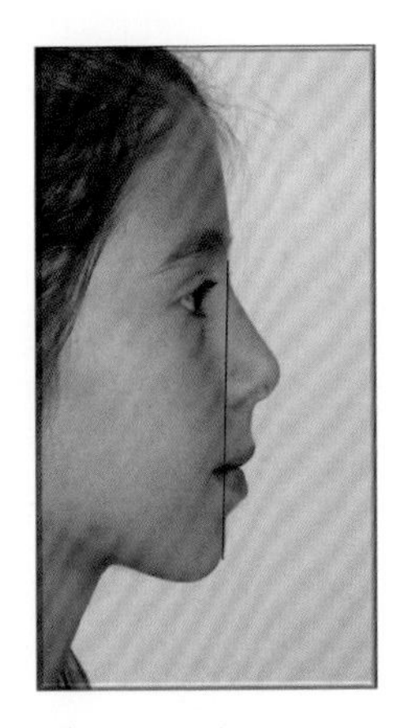

图15　面平面

（4）审美平面（E线）：软组织颏前点到鼻突点的连线。

4. 请描述下图中的各个角度

（1）面型角（图16）是额点（G）与鼻下点（Sn）连线和鼻下点（Sn）与软组织颏前点（Pog′）连线的下交角[19-24]，单纯的面型角异常不能说明畸形发生的部位。

①G–Sn为面上平面。

②Sn–Pog′为面下平面。

③面型角：男性均值为–11°±4°，女性均值为–13°±4°。

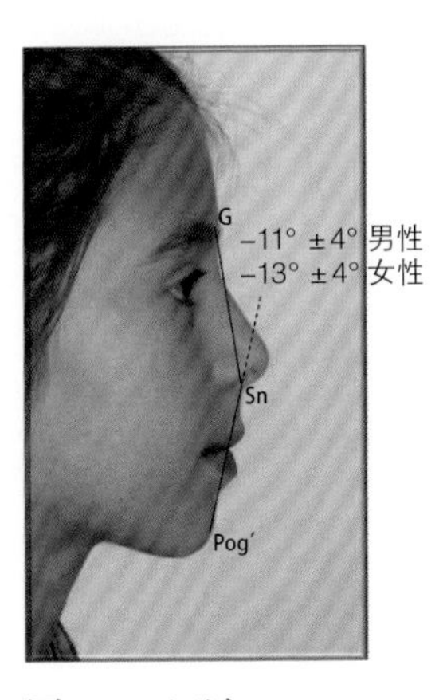

图16　面型角

④面突角（凸面型或凹面型；图17）。Class Ⅰ 侧貌：165° ~ 175° ；Class Ⅱ 侧貌：≤165° ；Class Ⅲ 侧貌：≥175° 。

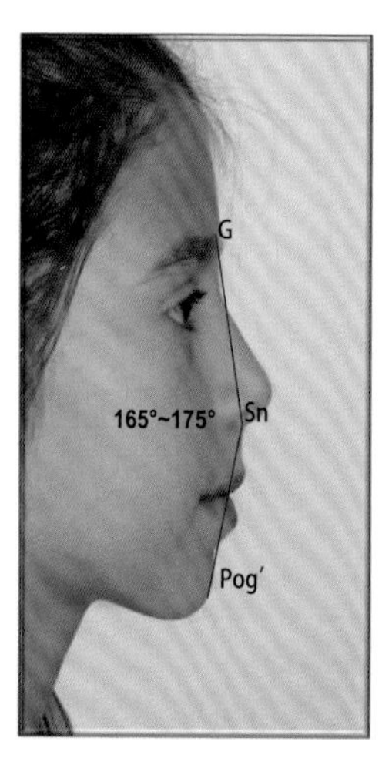

图17 面突角

（2）鼻唇角（图18）：鼻唇角是上唇和鼻小柱之间的夹角。男性的鼻唇角偏锐，上颌前牙前突患者的鼻唇角更小。在拔除上颌前磨牙解除拥挤的病例中，鼻唇角可以作为拔第一前磨牙还是第二前磨牙的参考标准[14,23,25]。

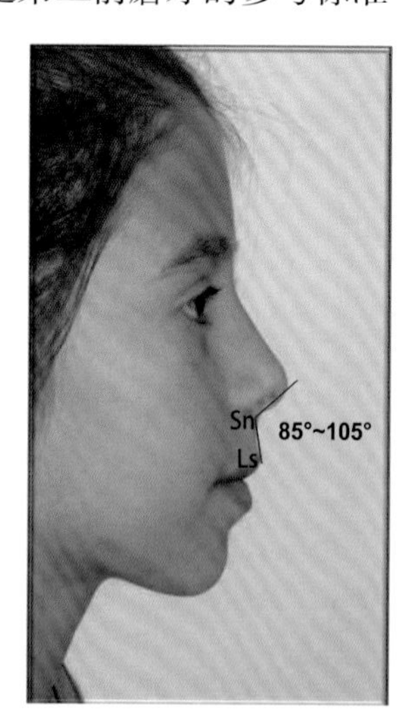

图18 鼻唇角

鼻唇角的影响因素：

①上颌前牙对上唇的支撑。

②鼻小柱的倾斜角度。

③上唇厚度。厚唇对牙齿移动的反应不如薄唇反应明显。

④唇紧张度。在肌肉放松时上唇会后移。

⑤前牙的覆盖大小。

（3）Merrifield Z角（图19）：软组织颏前点（Pog′）与上下唇最突点的连线[10]，与Frankfort平面（FH平面）所构成的夹角就是Merrifield Z角。Z角>80°表示下颌发育过度，而Z角<80°表示下颌发育不足[26]。

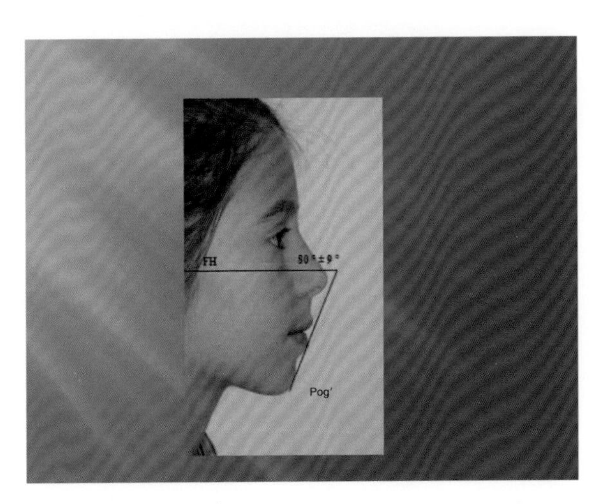

图19　Merrifield Z角

5. 软组织在矢状向上的测量方法

通过额点（G）作一条垂线。鼻下点（Sn）应该在此线前（6±3）mm。软组织颏前点（Pog′）应在该线后（1±4）mm（图20）。

面下平面（图21）：鼻下点（Sn）–软组织颏前点（Pog′）连线。上唇突点（Ls）和下唇突点（Li）到该线距离分别为（3±1）mm和（2±1）mm（图21），以上数据决定了唇突度。软组织颏前点（Pog′）位置的改变会导致唇部相对Sn–Pog′线的位置发生改变。例如，下颌后缩时下唇突点（Li）会相对更为靠前，而下颌前突患者下唇突点（Li）则会相对更靠后[21–23,27]。

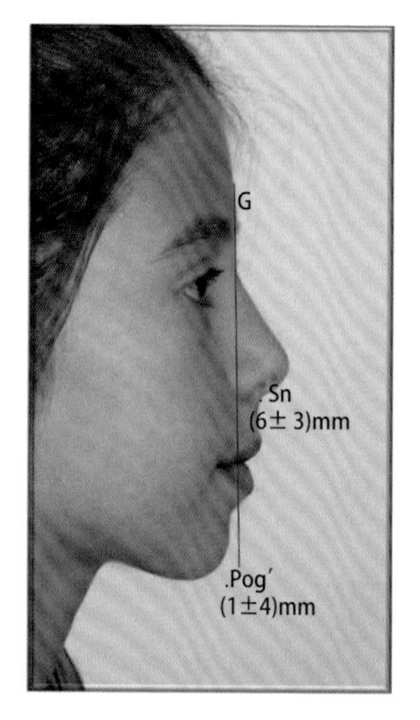

图20　上下颌矢状向位置关系

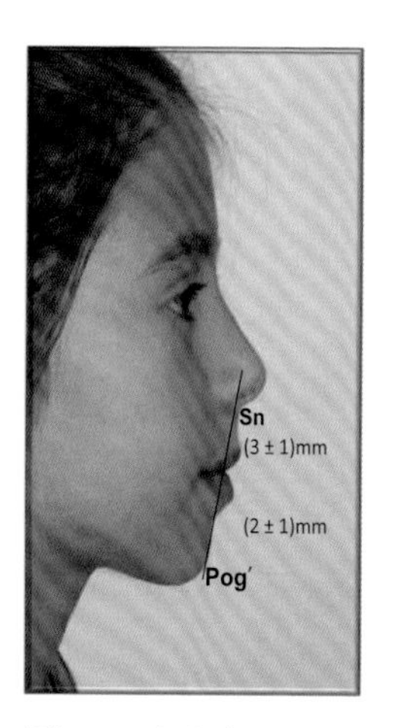

图21　面下平面

E线（Ricketts）：鼻尖点（Pn）至软组织颏前点（Pog′）的连线。上唇突点（Ls）应位于线后约4mm，下唇突点（Li）应位于线后约2mm（图22）[17]。

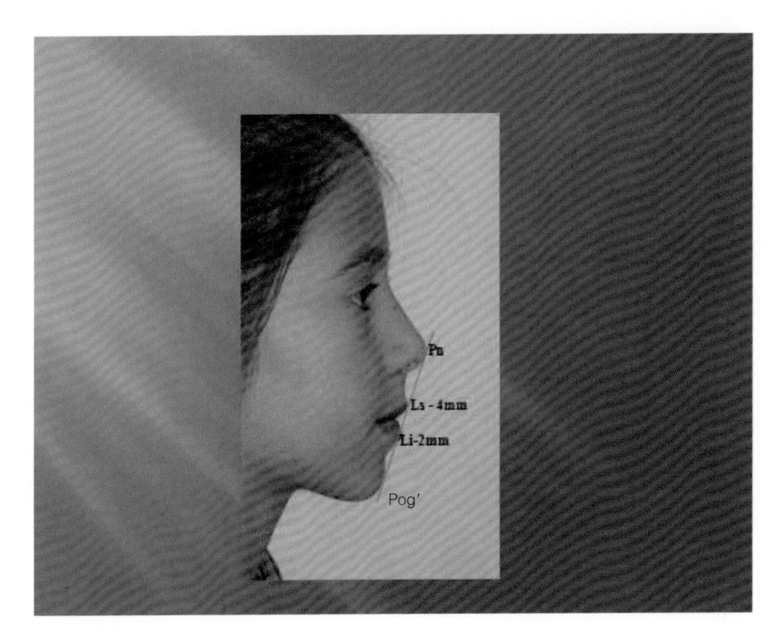

图22　E线

6. 侧貌垂直向的评估方法

软组织鼻根点（N′）到鼻下点（Sn）：面中1/3。

鼻下点（Sn）到软组织颏下点（Me′）：面下1/3。

两者间比例为45%/55%。在大多数的正颌病例中都存在面下1/3比例失调的问题[5, 14]（图23）。

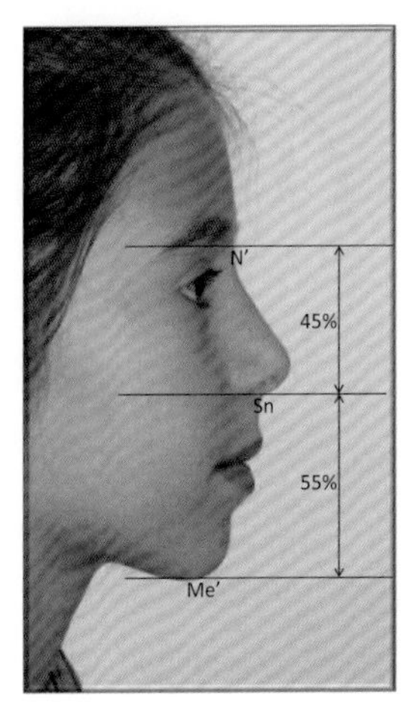

图23　侧貌垂直向分析

（1）面下1/3增加可能由于：

①上颌垂直向生长过度。

②下颌前面高度过高。

（2）面下1/3过短可能由于：

①上颌垂直向高度不足。

②下颌前面垂直向高度不足。

③牙性深覆殆。

面上1/3侧貌评估（图24）：

• 上唇长度（ULL）：鼻下点（Sn）到上唇突点（Ls）
• 下唇及颏部长度（LLL）：下唇突点（Li）到软组织颏点（Me′）
• ULL/LLL比值约为1：2
• 患者口唇放松时，上下唇间一般可见0～4mm的间隙

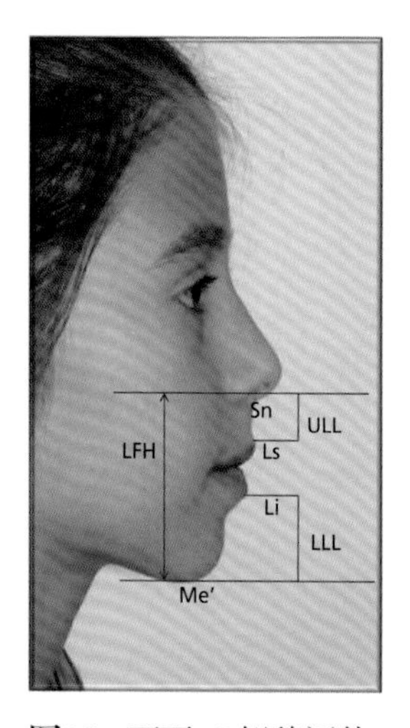

图24 面下1/3侧貌评估

第4节 临床病例

1. 病例1（图25）

（1）正面观：

• 面部基本对称

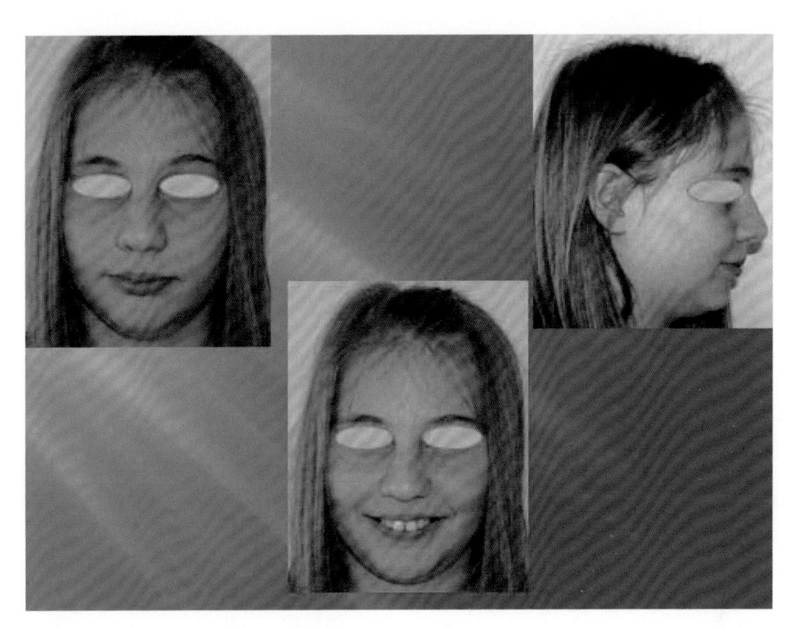

图25　正面像、微笑像、侧面像

- 鼻翼、鼻孔稍宽
- 下唇外翻
- 颏唇沟深
- 下颌发育不足
- 颏下脂肪堆积

（2）微笑评估：

- 微笑曲线连续，颊廊较宽
- 微笑时上颌切牙可以完全暴露，故不存在上颌垂直高度不足

（3）侧面观：

- 凸面型
- 鼻唇角正常
- 下唇外翻
- 颏唇沟深，颏唇角锐利
- 颏部发育不足

- 颏部至颈部距离小（颏部后缩）
- 颏颈线与下唇成钝角

2. 病例2（图26）

（1）正面观：

- 下面高不足
- 下颌角宽
- 颏唇沟深
- 下唇外翻
- 唇部闭合良好

（2）侧面观：

- 鼻部高挺
- 颏部形态明显
- 下面高短，低角面型
- 颏唇沟深
- 下唇卷曲

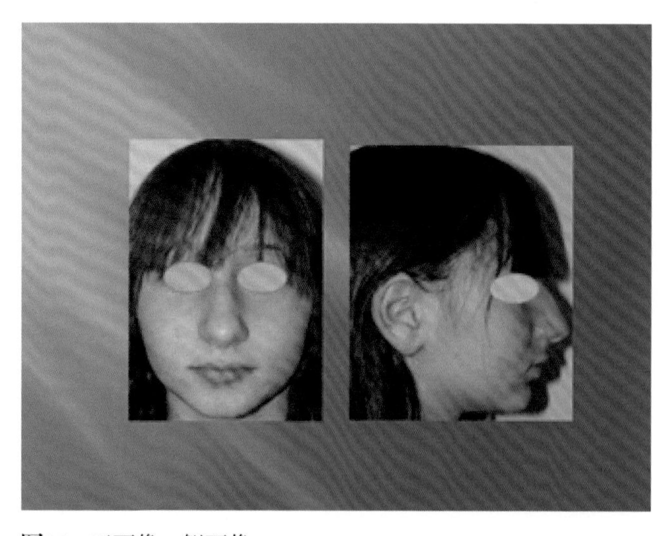

图26　正面像、侧面像

3. 病例3（图27）

（1）正面观：

- 面部基本对称
- 唇部闭合良好
- 下面高较短
- 颏唇沟深
- 下唇轻度外翻

（2）微笑评估：

- 露龈笑

（3）侧面观：

- 鼻部正常
- 鼻唇角钝
- 下面高度不足
- 下颌后缩
- 下唇轻度外翻

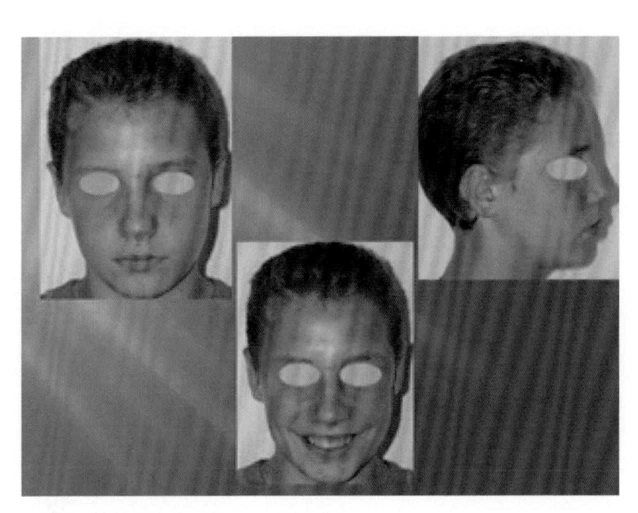

图27　正面像、微笑像、侧面像

4. 病例4（图28）

（1）正面观：

- 咬肌肥厚，方形脸
- 面中部发育不足
- 上颌垂直高度不足
- 鼻周扁平
- 上唇较薄、形态扁平；上唇红薄
- 嘴角下垂
- 下颌发育过度

（2）微笑评估：

- 上唇短
- 微笑时上颌前牙无暴露（上颌垂直向发育不足）

（3）侧面观：

- 凹面型
- 面下1/3、面中1/3短

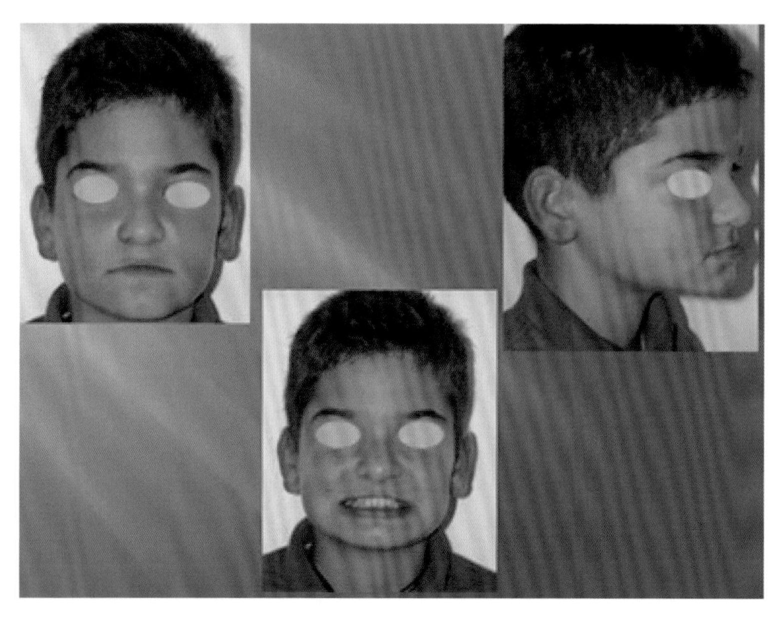

图28 正面像、微笑像、侧面像

- 上唇支撑不足、饱满性差
- 颏部发育过度
- 下唇相对于上唇更为靠前
- 鼻唇角锐
- 颏唇角钝

5. 病例5（图29）

（1）正面观：

- 鼻翼狭窄
- 面下1/3长，长面型
- 闭唇紧张（侧貌观更为明显）

（2）微笑评估：

- 上颌垂直向发育过度
- 露龈笑
- 颊廊宽

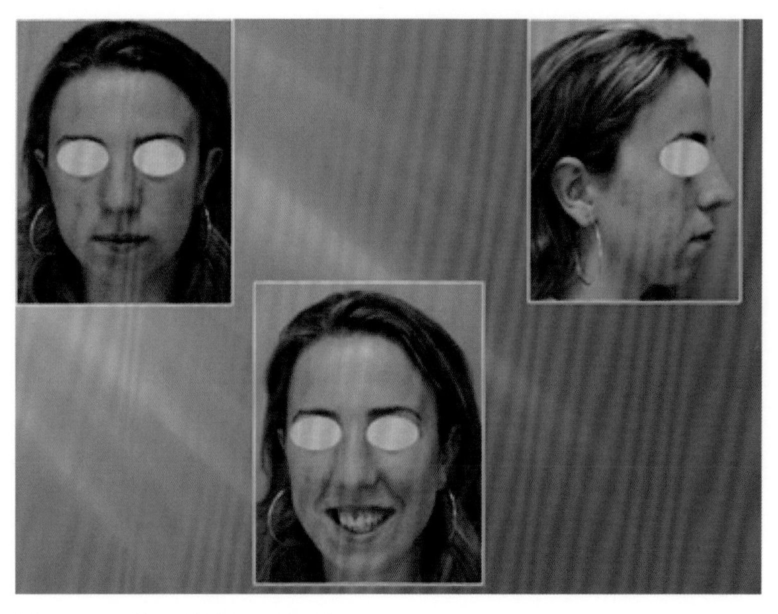

图29　正面像、微笑像、侧面像

（3）侧面观：

- 面高过大
- 凸面型
- 下颌后下旋转
- 闭唇紧张
- 双唇相对于颏部前突

第5节　结束语

如果将牙齿、颜面变得更美是患者想通过正畸治疗来改善生活的期待，那面部分析在整个的正畸诊疗中则是非常重要的一环。面部分析可以帮助我们从垂直及水平两个方向分析面部比例、颌骨位置、唇部突度及形态、牙齿位置、牙龈暴露量、鼻突度及上下颌关系等。尽管面部比例及形态会因年龄、性别、种族等因素发生变化，但临床上对面部的检查仍然是整个诊断环节中最为重要的方面。

参考文献

[1] Arnett GW, Bergman RT. Facial keys to orthodontic diagnosis and treatment planning. Part I. Am J Orthod Dentofacial Orthop 1993; 103(4): 299-312. [http://dx.doi.org/10.1016/0889-5406(93)70010-L] [PMID: 8480695]

[2] Arnett GW, Bergman RT. Facial keys to orthodontic diagnosis and treatment planning--Part II. Am J Orthod Dentofacial Orthop 1993; 103(5): 395-411. [http://dx.doi.org/10.1016/S0889-5406(05)81791-3] [PMID: 8480709]

[3] Bell WH. Modern practice in orthognathic and reconstructive surgery. WB Saunder 1992; 3: 2439-88.

[4] Biller JA, Kim DW. A contemporary assessment of facial aesthetic preferences. Arch Facial Plast Surg 2009; 11(2): 91-7. [http://dx.doi.org/10.1001/archfacial.2008.543] [PMID: 19289680]

[5] Sarver DM, Proffit WR, Ackerman JL. Evaluation of facial soft tissues.Contemporary Treatment of Dentofacial Deformity. St Louis, Mo: CV Mosby 2004; pp. 92-126.

[6] Farkas LG, Hreczko TA, Kolar JC, Munro IR. Vertical and horizontal proportions of the face in young adult North American Caucasians: revision of neoclassical canons. Plast Reconstr Surg 1985; 75(3): 328-38. [http://dx.doi.org/10.1097/00006534-198503000-00005] [PMID: 3883374]

[7] Iglesias-Linares A, Yáñez-Vico RM, Moreno-Manteca B, Moreno-Fernández AM, Mendoza-

Mendoza A, Solano-Reina E. Common standards in facial esthetics: craniofacial analysis of most attractive black and white subjects according to People magazine during previous 10 years. J Oral Maxillofac Surg 2011; 69(6): e216-24.
[http://dx.doi.org/10.1016/j.joms.2010.12.052] [PMID: 21470749]

[8] Riolo ML, Moyers RE, Ten Have TR, Mayers CA. Facial soft tissue changes during adolescencein Craniofacial Growth during Adolescence, D S Carlson and K A Ribbens, Eds, Monograph 20, Craniofacial Growth Series, Center for Human Growth and Development, University of Michigan, Ann Arbor, Mich, USA. 1987.

[9] Grummons DC, Kappeyne van de Coppello MA. A frontal asymmetry analysis. J Clin Orthod 1987; 21(7): 448-65.
[PMID: 3476493]

[10] Arnett GW, Jelic JS, Kim J, et al. Soft tissue cephalometric analysis: diagnosis and treatment planning of dentofacial deformity. Am J Orthod Dentofacial Orthop 1999; 116(3): 239-53.
[http://dx.doi.org/10.1016/S0889-5406(99)70234-9] [PMID: 10474095]

[11] Baker BW, Woods MG. The role of the divine proportion in the esthetic improvement of patients undergoing combined orthodontic/orthognathic surgical treatment. Int J Adult Orthodon Orthognath Surg 2001; 16(2): 108-20.
[PMID: 11482289]

[12] Burstone CJ. Lip posture and its significance in treatment planning. Am J Orthod 1967; 53(4): 262-84.
[http://dx.doi.org/10.1016/0002-9416(67)90022-X] [PMID: 5227460]

[13] Zachrisson BU. Esthetic factors involved in anterior tooth display and the smile: Vertical dimension. J Clin Orthod 1998; 32: 432-45.

[14] Proffit WR, Fields HM, Sarver DM. Contemporary Orthodontics. 5th ed., St Louis, Missouri, United States: Mosby 2013.

[15] Sarver DM. The importance of incisor positioning in the esthetic smile: the smile arc. Am J Orthod Dentofacial Orthop 2001; 120(2): 98-111.
[http://dx.doi.org/10.1067/mod.2001.114301] [PMID: 11500650]

[16] Sarver DM, Ackerman MB. Dynamic smile visualization and quantification: Part 2. Smile analysis and treatment strategies. Am J Orthod Dentofacial Orthop 2003; 124(2): 116-27.
[http://dx.doi.org/10.1016/S0889-5406(03)00307-X] [PMID: 12923505]

[17] Ricketts RM. Esthetics, environment, and the law of lip relation. Am J Orthod 1968; 54(4): 272-89.
[http://dx.doi.org/10.1016/S0002-9416(68)90278-9] [PMID: 5238879]

[18] Riedel RA. Esthetics and its relation to orthodontic therapy. Angle Orthod 1950; 20(3): 168-78.
[PMID: 14790327]

[19] Legan HL, Burstone CJ. Soft tissue cephalometric analysis for orthognathic surgery. J Oral Surg 1980; 38(10): 744-51.
[PMID: 6932485]

[20] Spradley FL, Jacobs JD, Crowe DP. Assessment of the anteroposterior soft-tissue contour of the lower facial third in the ideal young adult. Am J Orthod 1981; 79(3): 316-25.
[http://dx.doi.org/10.1016/0002-9416(81)90079-8] [PMID: 6938139]

[21] Holdaway RA. A soft-tissue cephalometric analysis and its use in orthodontic treatment planning. Part I. Am J Orthod 1983; 84(1): 1-28.
[http://dx.doi.org/10.1016/0002-9416(83)90144-6] [PMID: 6575614]

[22] Holdaway RA. A soft-tissue cephalometric analysis and its use in orthodontic treatment planning. Part II. Am J Orthod 1984; 85(4): 279-93.
[http://dx.doi.org/10.1016/0002-9416(84)90185-4] [PMID: 6585146]

[23] Burstone CJ. The integumental profile. Am J Orthod 1958; (44): 1-25.
[http://dx.doi.org/10.1016/S0002-9416(58)90178-7]

[24] Jacobson A. The “Wits” appraisal of jaw disharmony. Am J Orthod 1975; 67(2): 125-38.
[http://dx.doi.org/10.1016/0002-9416(75)90065-2] [PMID: 1054214]

[25] Chaconas SJ. A statistical evaluation of nasal growth. Am J Orthod 1969; 56(4): 403-14.
[http://dx.doi.org/10.1016/S0002-9416(69)80007-2] [PMID: 5258936]

[26] Merrifield LL. The profile line as an aid in critically evaluating facial esthetics. Am J Orthod 1966; 52(11): 804-22.
[http://dx.doi.org/10.1016/0002-9416(66)90250-8] [PMID: 5223046]

[27] Chaconas SJ, Bartroff JD. Prediction of normal soft tissue facial changes. Angle Orthod 1975; 45(1): 12-25.
[PMID: 1054930]

第3章

颌骨及牙列关系评估
Hard Tissue Evaluation and Dental Relationship Assessment

本章摘要：了解错殆畸形的病因，才能重点关注和预防错殆畸形的发生。Angle医生根据上下恒磨牙之间的矢状向关系，首次提出评估上下颌牙齿关系的简单方法。自从引入头颅侧位片以来，通过头影测量分析对硬组织进行评价已经成为制订正畸治疗计划中不可或缺的一部分。头影测量分析可以为我们提供患者的骨骼大小、位置、比例和对称性等信息，进而评估是否存在骨骼发育不调。本章将介绍骨骼和牙齿关系的诊断及其在正畸治疗中的意义。

关键词：头影测量分析；锥形束计算机断层扫描；牙齿关系；线角测量

第1节　概述

头影测量分析在正畸的临床诊断、治疗和教学中得到广泛的应用。在头颅侧位片上进行的线角测量对于评估严重的骨性错殆畸形和正畸诊疗计划制订具有重要意义。时至今日，头影测量仍然是临床上最为常规的诊断方法。尽管头影测量分析对正畸治疗的诊断和计划制订的真正作用存在很多不确定性，但许多学者仍然认为，如果不对正畸治疗前后的头颅侧位片进行比较分析，就无法进行正确的诊断和治疗。此外，通过骨骼和牙齿关系的动态评价，头影测量分析也可以帮助诊断和监测多种生长发育异常（表1 ~ 表4）。

George Litsas

第2节　头影测量分析

1. 儿童正畸治疗中头影测量分析的要点

头影测量分析的目标[1–3]是：

（1）评估颅颌面部比例并阐明错殆畸形诊断的解剖学基础。

（2）评估颅底、上颌骨、下颌骨、上颌牙列、下颌牙列的矢状向和垂直向关系。

（3）明确生长模式和生长方向。

（4）指出治疗计划的可行性和局限性。

（5）预测治疗计划中硬组织和软组织的变化。

我们的观点认为，头影测量分析最重要的目的是区分骨性错殆畸形和牙性错殆畸形，以利于制订更明确的治疗计划。

2. 头影测量标志点的4种类型

4种类型头影测量标志点[1,3]：

（1）解剖学：代表实际的解剖结构。

（2）构造点：从解剖结构上构造的点。

（3）单侧点：来源结构落在正中矢状面（例如，蝶鞍点）。

（4）双重点：出现在面部两侧的结构（例如，眶下点、耳点、关节突点）。

3. 头影测量硬组织标志点

最常用的硬组织标志点（图1）[1,3,5–10]：

- 蝶鞍点（S）：代表垂体窝或蝶鞍影像的中心，是一个构造点
- 鼻根点（N）：鼻骨和额骨交界处的最前点
- 眶点（Or）：眶下缘的最低点
- 耳点（Po）：外耳道上轮廓的最上点（解剖耳点）
- 关节点（Ar）：下颌升支与枕骨基底的交叉处。为下颌髁突颈后缘与颅底下缘的交点

- 前鼻棘（ANS）：上颌骨鼻基底的最前点
- 后鼻棘（PNS）：翼上颌裂前壁与腭骨后缘的交界处
- 上齿槽座点（A点）：前鼻棘和上颌牙槽缘点间的骨部最凹点
- 上中切牙根尖点（U1A）：上颌中切牙根尖处
- 下齿槽座点（B点）：从颏部到下牙槽的骨性弯曲的最凹点。即下牙槽突缘点与颏前点间的骨部最凹点
- 下中切牙根尖点（L1A）：下颌中切牙根尖处
- 颏前点（Pog）：下颌联合的最前点
- 颏下点（Me）：下颌联合的最低点
- 颏顶点（Gn）：位于颏前点和颏下点弧线之中点，下颌联合曲线上最外侧的点
- 下颌角点（Go）：位于下颌升支平面和下颌平面交界处的构造点
- 颅底点（Ba）：枕骨大孔前缘中点
- 翼上颌裂（Ptm）：上颌粗隆的后缘

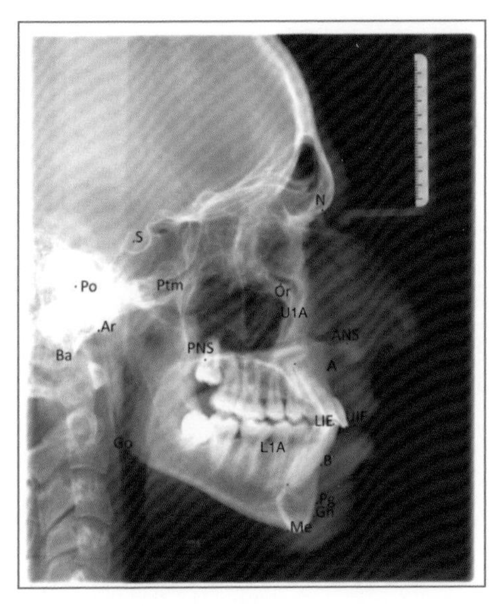

图1　头影测量中的硬组织标志点

4. 头影测量分析中常用的参考平面

参考平面（图2）指两个标志点间的连线。

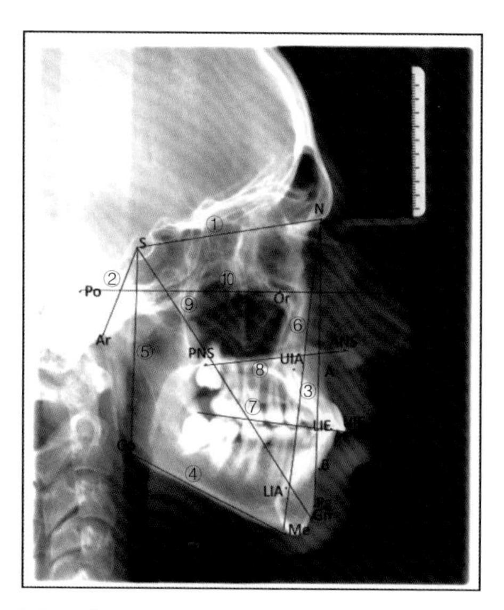

图2 参考平面

最常见的参考平面如下[1,3,5–10]：

- 前颅底平面：蝶鞍点（S）和鼻根点（N）的连线
- 侧颅底平面：蝶鞍点（S）和关节点（Ar）的连线
- 面平面：鼻根点（N）和颏前点（Pog）的连线
- 下颌平面：下颌角点（Go）和颏下点（Me）的连线
- 后面高：蝶鞍点（S）和下颌角点（Go）的连线
- 前面高：鼻根点（N）和颏下点（Me）的连线
- 殆平面：前牙覆殆中点与最远端磨牙咬合接触点的连线
- 腭平面（PP）：前鼻棘（ANS）与后鼻棘（PNS）的连线
- Y轴（Y）：蝶鞍点（S）与颏顶点（Gn）的连线
- 眼耳平面（FH平面）：耳点（Po）和眶点（Or）的连线

5. 头影测量分析中常见的分析误区

（1）标志点的确定：头颅侧位二维影像来源于头颅的三维结构——左侧、右侧结构在正中矢状面的重叠影像，这使在进行头影测量分析时定点较为困难[12-13]。由于两侧结构的标志点不重合或标志点本身位置的原因，一些解剖标志点的定位容易出错。如耳点（Po）、髁状突（Co）、眶点（Or）、下颌角点（Go）、前鼻棘（ANS）、后鼻棘（PNS）和下中切牙根尖点（L1A）。位于曲线上的标志点在确定时的误差一般更大，而在具有解剖结构所形成的边缘标志点则较容易识别[14]。另外，牙齿标志点往往比骨骼标志点的准确性更差。

（2）放大率：射线源和图像接收器之间的距离与患者拍摄时头部的位置，会导致一定程度的放大或者失真[11]。

（3）描记和测量：头影测量分析中角度和线性的测量，可用于确定诊断目标和制订正畸治疗计划。而标志点定位不准确可能会导致诊断和治疗计划的错误。然而，小于1mm或小于2° 的误差通常不会对治疗计划产生显著影响[14-15]。

6. 头影测量的两种基本方法

度量法：此方法使用特定的线性测量和角度测量。因为角度测量几乎不会因个体之间的大小和年龄差异而变化，所以经常优先使用角度测量。而使用线性参数时应注意其个体差异性。

图解法：将患者的X线片覆盖在参考模板图上，并检查其差异程度[5]。

7. Downs分析法和Steiner分析法中的标志性参考平面

Downs分析法[5]：FH平面。面角就是基于此平面确定的（FH平面及面平面所形成的角度（图2）。面角代表下颌相对于上颌的位置关系：后缩、正常、前突。

在Steiner分析法中[8-9]，前颅底平面，蝶鞍点（S）与鼻根点（N）连线（SN平面）为参照面（图2）。Riedel[4]强调，因为耳点（Po）定位较困难，会影响FH平面的确定（Downs分析法）。另外，使用蝶鞍点（S）和鼻根点（N）的另一优势在于前颅底平面（SN）在患者6～7岁后的变化很小。Riedel从鼻根点（N）连接一条线至上齿槽座点（A点）和下齿槽座点（B点），从而创建了SNA和SNB两个角度。

8. SNA角、SNB角、ANB角和下颌平面角的意义

（1）SNA角：82°±3°。

用于评估上颌骨相对于前颅底的前后向位置关系。数值偏高表示上颌位置相对靠前，而数值偏低则表示上颌位置相对后缩[8,10]。

（2）SNB角：80°±3°。

用于评估下颌骨相对于前颅底的前后向位置关系。此数值<80°表示下颌后缩，而此数值>80°则表示下颌前突[8-10]。

（3）ANB角：2°。

表示上下颌之间位置关系，但不是绝对差异[30-31]。

（4）下颌平面角（SN-GoGn）：32°。

Steiner将下颌平面角（SN-GoGn）作为其分析的中心部分。下颌平面角过高或过低提示可能存在不良的生长型[8-10]。

9. SNA角、SNB角、ANB角的不足之处

为了有效地平衡这些变量，前颅底平面（SN）相对于FH平面的倾斜度通常为6°。例如，如果SN与FH夹角为10°，则应在Steiner分析法各项测量项目中加上4°来平衡误差，否则将出现错误的结果[6]。

10. 请举出另一种分析法，能够可靠评估上下颌及前颅底之间的关系

（1）上颌骨：过鼻根点（N）作垂线（McNamara）[6]是一条可以确定上颌位置的可靠的定位线，除以下情况：

①Ⅲ类错𬌗畸形，前颅底较短。

②Ⅱ类2分类错𬌗畸形，上颌前牙过度舌倾。

混合牙列期A点落在过鼻根点垂线上，成年后A点距其1mm（图3）。

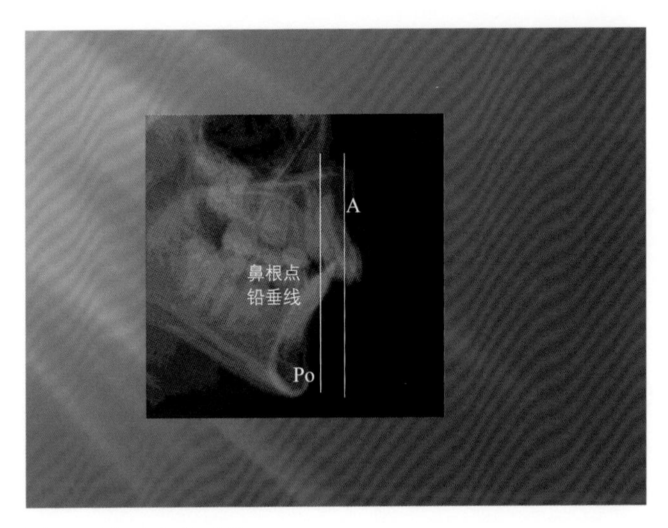

图3　过鼻根点作垂线

（2）下颌骨：下颌骨相对于颅底的关系可以通过测量颏前点（Pog）到鼻根点垂线的距离来确定（图3）。面部协调的儿童，颏前点（Pog）位于鼻根点垂线的后方（-8mm至-6mm），而成人颏部位置通常是-2mm至2mm。

11. 从下图中可以得到哪些信息

Steiner强调应综合分析诠释头影测量的各项指标，而不是简单地比较数字（图4）[10]。他提出，即使在不能达到理想的ANB角的情况下，改变切牙的位置，也能获得正常的咬合。Steiner分析法认为，不是所有病例都可以达到理想的比例和咬合关系，但仍然可以通过正畸来最大化地改善美观。因此，他提出了"臂章"分析，代表理想状态和可接受的牙齿代偿状态（例如，当ANB为2°，上颌中切牙到NA线距离4mm，角度22°；下颌中切牙到NB线距离4mm，角度25°）。

12. Steiner"臂章"分析的生物学基础

牙槽（牙齿）代偿：这种生物学机制经常用来掩饰患者的骨性畸形，所以在治疗计划的制订上要将其纳入考量。对于骨性错殆畸形矫正，减少或去除牙槽代偿是非常必要的，尤其是那些处于生长发育期、需要进行生长改良的患者。另外，为了达到可接受的治疗结果，在治疗中有时需要保持甚至加大这种牙槽代偿[10]。

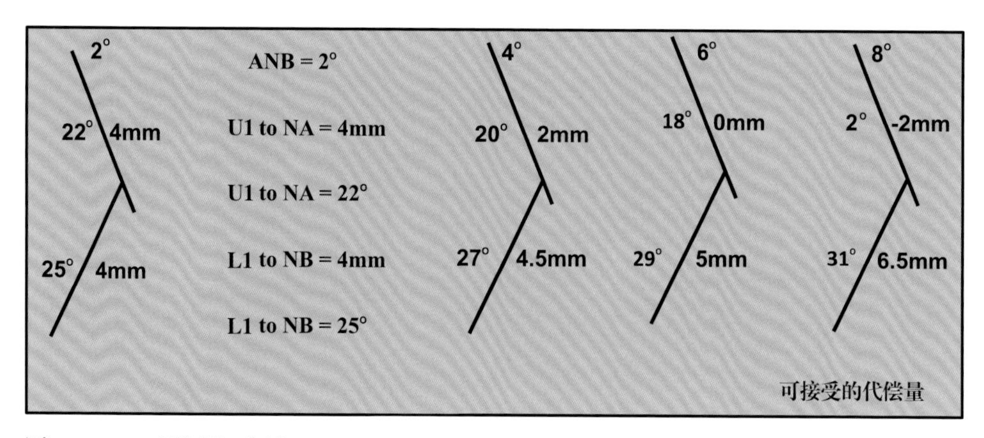

图4 Steiner“臂章”分析

13. 从下图中可获得哪些信息？试述儿童矫治的重要性

Holdaway下切牙比例（图5）[16-17]：此比例可用于评估下颌切牙相对于骨性颏部的突出程度。Holdaway认为，下颌中切牙唇面到NB线的距离应和颏前点（Pog）到NB线的距离相等。

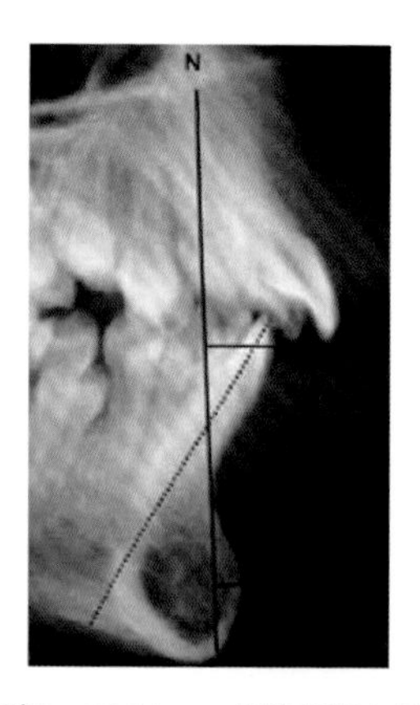

图5 Holdaway下切牙比例

（1）如果此比例为2∶1（可接受），则意味着下颌切牙相对于颏部更为唇倾。

（2）若不调超过3mm（不可接受），则提示需要正畸干预，例如，拔牙矫治或生长改良治疗。

14. 这是什么分析法？为什么该分析法多用于儿童正畸治疗

（1）Bjork–Jarabak多边形分析法（图6）[18]包括两个方面：

①鞍角（N–S–Ar）、关节角（S–Ar–Go）和下颌角（Ar–Go–Me）3个角度的总和可以预测下面部生长变化的方向。

②采用多边形法可以评价前面高与后面高之间、前颅底长度与下颌体长度、后颅底长度与升支高度之间的关系。

（2）Bjork–Jarabak多边形分析法在儿童正畸治疗中的应用：

①面部各部分之间高度相关，它们在矢状向和垂直向上的变化会影响牙–牙槽骨的关系，从而影响整体的咬合关系。如果3个角度的总和超过396°，则会有“顺时针”旋转的生长趋势，表明前面高的增长速度较后面高更快；如果3个角度的总和小于396°，则有“逆时针”的生长趋势[7,19]。

②对生长模式异常患者的生长方向进行早期预测。

我们应该始终牢记对患者进行个性化诊断，才可以正确地解决其问题[6,23]。

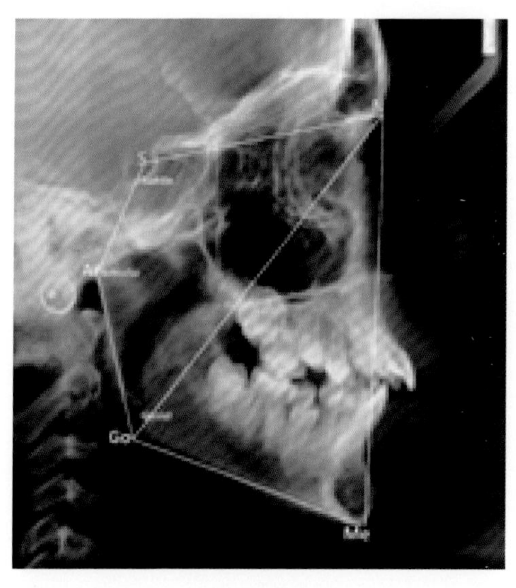

图6　Bjork–Jarabak多边形分析法

15. Bjork–Jarabak多边形分析鞍角与关节窝位置之间的关系；关节角高值和低值之间的区别；下颌角高值和低值之间的区别

（1）鞍角与关节窝位置之间的关系。

鞍角较低提示颅底后部垂直向生长多，导致关节窝下移位，下颌骨前移位（短面生长型）。鞍角较高则提示关节窝位置向下、向后移位，使得下颌位置向远中移位（长面生长型）[3,18–19]。

（2）关节角高值和低值之间的区别。

关节角较大提示长面生长型、下颌后缩、升支较短。关节角较小则表示可能为短面生长型并伴有下颌前突。

（3）下颌角高值和低值之间的区别。

下颌角大提示患者是长面生长型，侧貌表现为下颌后缩，而下颌角小则提示是短面生长型，侧貌更为平直且下颌骨更偏方形。

16. “Tweed三角”是指哪些？如何测量

- FH平面与下颌平面的夹角（FMA，25°）。它表明下面部的生长方向，在矢状向和垂直向上的生长。FMA≤25°，表示水平生长模式；而FMA≥25°，则表示垂直生长模式（图7）[20]
- FH平面–下颌切牙角（FMIA，65°）

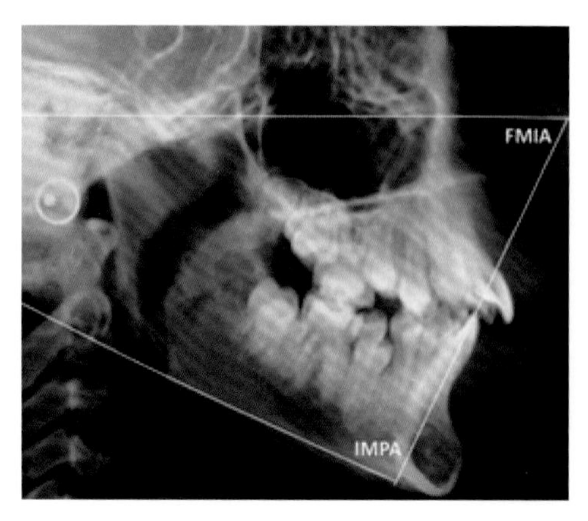

图7 “Tweed三角”

• 下颌切牙-下颌平面角（IMPA，85°～95°）

17. Steiner分析法中上颌切牙到NA线的距离及角度体现了上颌切牙的位置及轴倾度

（1）如果此距离>4mm、<4mm，或此角度>22°、<22°，分别提示了怎样的骨性关系？

①如果距离>4mm，则可能是Ⅰ类或Ⅱ类错殆畸形或双颌前突。

②如果距离<4mm，则可能是Ⅱ类2分类错殆畸形。

③如果此角度>22°，则可能是存在牙性代偿的安氏Ⅱ类1分类或安氏Ⅲ类错殆畸形。

④如果此角度<22°，则可能是Ⅱ类2分类错殆畸形。

（2）如果下颌切牙与NB线所成角度>25°、<25°，又提示了怎样的骨性关系呢？

①如果所成角度>25°，则可能是Ⅱ类1分类错殆畸形。

②如果所成角度<25°，则可能是Ⅱ类2分类或安氏Ⅲ类错殆畸形。

头影测量分析在错殆畸形中有着重要的作用，可以帮我们分析与咬合问题相关的区域或结构。但是，这些数字为我们提供的仅仅是指导或参考，并不可以将其作为整体的治疗目标。

18. 预测骨性颏部的生长潜力的意义

确定颏部的生长量是非常有意义的，通过此方法可以预测下颌切牙的最终位置。若下颌切牙与颏前点到NB的距离比是1∶1，那么通常会获得稳定的咬合及较好的面貌。

19. 从头影测量分析中如何确定牙列拥挤度

（1）首先核对患者的年龄。

（2）对照颏前点生长表。

（3）最后确定下颌切牙位置。

（4）下颌切牙到NB线的距离减小或增大1mm，牙弓长度就减小或增大2mm[10]（表1）。

表1 颏前点生长表

年龄（岁）	男性（mm）	女性（mm）
10	—	3～4mm
11	—	2～3mm
12	3～5mm	1～2mm
13	2～4mm	0.5～1mm
14	1～2mm	—
15	0.5～1.5mm	—
16	—	—

20. 在儿童正畸治疗中最常用的影像片还有哪些

（1）全口曲面断层片。

（2）正前位片。

（3）根尖片或殆翼片。

（4）三维软硬组织扫描。

21. 全口曲面断层片对于儿童正畸的重要性

（1）可以获得未萌牙、阻生牙、多生牙、缺失牙的信息。

（2）判断是否存在根尖周病损、牙根吸收、牙齿形态异常等状况。

（3）估测牙龄。

（4）判断牙齿萌出方式、牙齿实际尺寸、是否存在颌骨大小异常。

22. 正前位片中的标志点及参考平面

常用的硬组织标志点及参考平面有（图8）[21-22]：

（1）标志点。

• 下颌中点（m）

• 下颌角点（ag）：角前切迹的最高点

• 乳突点（ma）：乳突的最低点

• 上颌磨牙点（um）：上颌第一恒磨牙颊面上最突出的点

- 上颌骨点（mx）：上颌牙槽突与上颌颧突轮廓线的交点
- 下切牙点（iif）：下颌切牙切缘中点
- 上切牙点（isf）：上颌切牙切缘中点
- 梨状孔外侧点（lpa）：梨状孔外侧面的点
- 颧弓点（za）：颧弓外侧面的点
- 颧额内侧缝（mzmf）
- 颧额外侧缝（lzmf）
- 眶侧点（lo）：眼眶侧边轮廓与无名线的交点
- 眼眶内侧缘上的点（mo）
- 眶中点（om）：眶侧点连线在鼻中隔顶部于鼻嵴底部的投影
- 鼻中隔上点（tns）：鼻中隔上方的最高点
- 前鼻棘（ANS）

（2）参考平面。

- 面中部对称线：通过鼻嵴与双侧颧弓（za）连线的垂线
- 鼻腔宽度线：两侧梨状孔外侧点（lpa）的连线

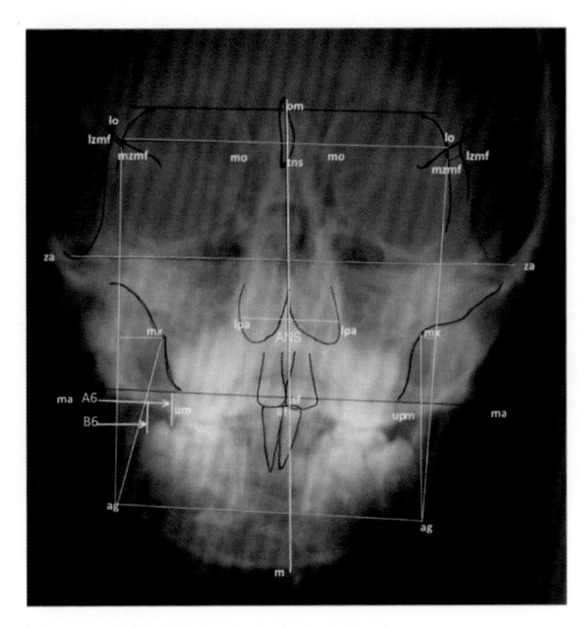

图8　正前位片的标志点和参考平面

- 上下颌宽度关系：将左右下颌角点（ag）的连线定义为下颌宽度线。而上颌宽度则可以依据下颌宽度进行定义，即由双侧颧额内侧缝（mzmf）到下颌角点（ag）做两条连线，上颌骨点（mx）到相应侧连线的垂直距离可以用于确定上下颌宽度之间的关系。
- 牙列对称线：下切牙点（iif）和上切牙点（isf）的连线

23. 从正畸的角度分析CBCT的优缺点

表2 CBCT的优缺点[3, 23–24]

优点	缺点
可将面部及颅部的形态以三维形式呈现出来，在面部不对称的病例中可将畸形程度定量化（图9）	相对于传统X线检查而言放射剂量更大
对于阻生牙的定位准确（图10）	在三维模式下很难呈现出曲线
对于牙根吸收的诊断较准确	很难呈现出软组织结构，所以对于一些依据软组织确定的标志点定位困难
对于TMJ骨性几何结构及上气道形态构建精确	相对缓慢，可能出现扫描图像的失真
颊侧和舌侧的牙槽骨形态锐利清晰	成本较高

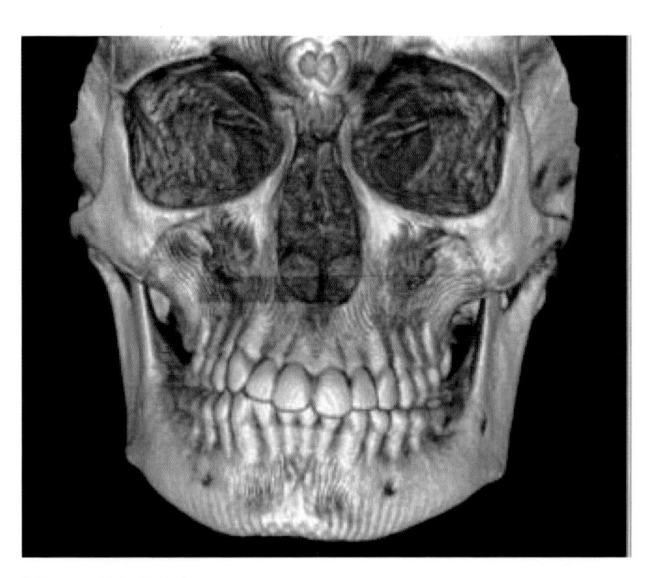

图9 面部不对称

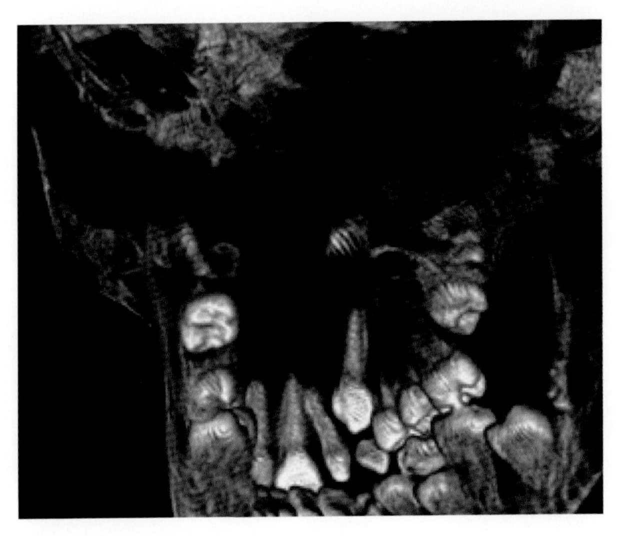

图10　尖牙阻生，侧切牙牙根异位

24. CBCT、多层CT及传统放射片的有效放射剂量（单位：mSv）

表3　不同影像产生的放射剂量[3, 23-24]

检查	**有效剂量（mSv）**
颅面部CBCT（FOV>15cm）	52~1073
面部CBCT（FOV10~15cm）	61~603
关节CBCT（FOV<10cm）	18~333
多层CT	426~1160
全口曲面断层片	2~10
头侧片	2~10

25. 请列出哪些正畸治疗建议使用CBCT检查

表4　建议用CBCT检查的病例类型[3,23-24]

年龄越小，越不建议行CBCT检查（唇腭裂患者除外），建议16岁以上患者行CBCT检查
CBCT扫描对于诊断和治疗有其优势，能检查出颅面部严重畸形，例如面中部、下颌骨的畸形
TMJ紊乱患者，CBCT能获得关节窝及髁状突的清晰影像
对于阻生牙及邻牙牙根吸收的问题，CBCT检查能让正畸医生在诊断和制订治疗计划时有更大的信心

续表

CBCT适用于牙周病患者需要评估颊舌侧牙槽骨的情况，或需要设计骨性支抗的患者
由于CBCT中软组织标志点的可靠性、可重复性低，因此，并没有足够证据表明CBCT对于评估正颌患者的有效性

第3节　牙性错骀分类

1. 正常咬合、错骀及病因

（1）什么是正常咬合？

正常咬合是指在理想咬合可接受的偏差范围内，不构成美学或功能问题的咬合。

（2）什么是错骀?

错骀是指影响外貌或妨碍功能的畸形，若外貌、功能缺陷影响患者的身体或情感健康，则需要治疗。

（3）错骀的病因是什么？

至少在两个方面存在很大的遗传因素：

①牙齿大小——形态学。

②上颌骨和下颌骨的生长模式。长期以来，由于面部特征的家族倾向性（Hapsburg家族的颌骨问题），遗传因素一直被认为是错骀病因中很重要的一环。由于牙列在周围环境系统中处于平衡状态，错骀可以认为是大量遗传因素和环境因素之间复杂且相互作用的关联结果。

2. 对错骀畸形进行分类的意义

（1）将广泛的范围进行划分，将大范围归类为小群组。

（2）沟通过程中提供统一的语言和图及描述。

（3）简化文件。

（4）帮助选择治疗方式。

3. 安氏（Angle）分类

简述安氏Ⅰ、Ⅱ、类错殆。

正常咬合[3]:上颌磨牙近中颊尖咬在下颌磨牙颊沟上，所有牙齿咬合面形成光滑的曲线（图11）。

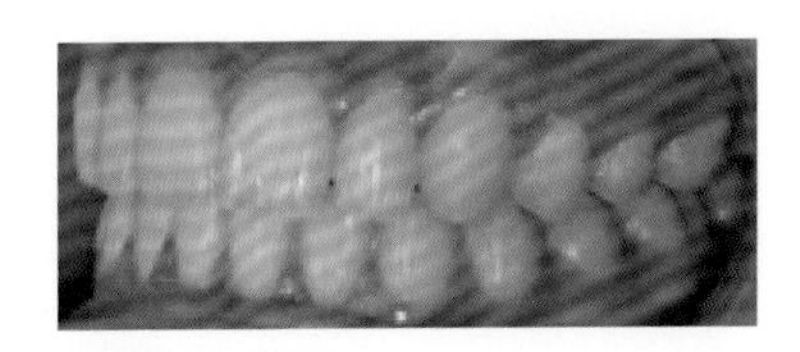

图11 正常咬合

Ⅰ类错殆[3]：磨牙关系正常，由于牙齿扭转、异位、错位，导致殆曲线不正常（图12）。

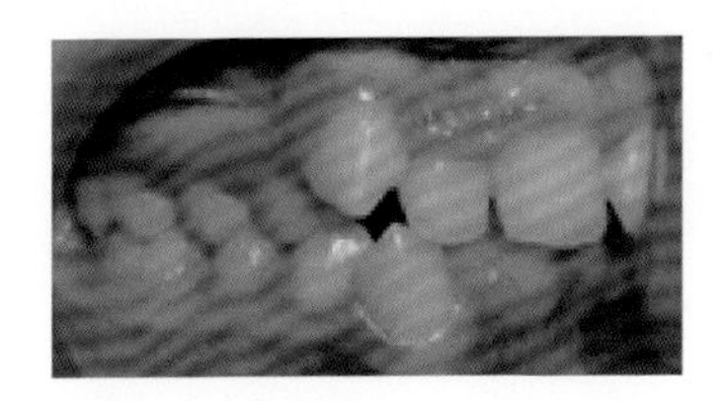

图12 Ⅰ类错殆

Ⅱ类错殆[3]：下颌磨牙相对于上颌磨牙为远中关系，超过牙尖宽度的一半。Angle根据上颌中切牙的倾斜程度将Ⅱ类错殆又分为两类[25]：

①Ⅱ类1分类错殆（图13）：特点是上颌切牙唇侧倾斜，深覆盖伴深覆殆或者开殆。Ⅱ类1分类亚类，一侧咬合关系正常，另一侧为Ⅱ类。

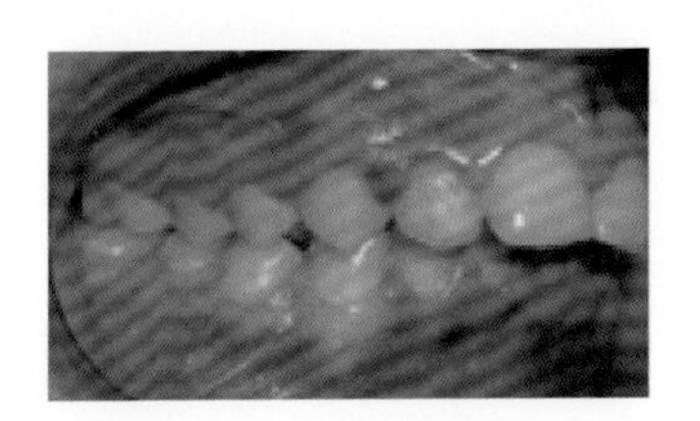

图13 Ⅱ类1分类错殆

②Ⅱ类2分类错殆（图14）：下颌第一磨牙颊沟位于上颌第一磨牙近颊尖的远中。临床特点为上颌中切牙过度舌倾，并伴有深覆殆和小覆盖。

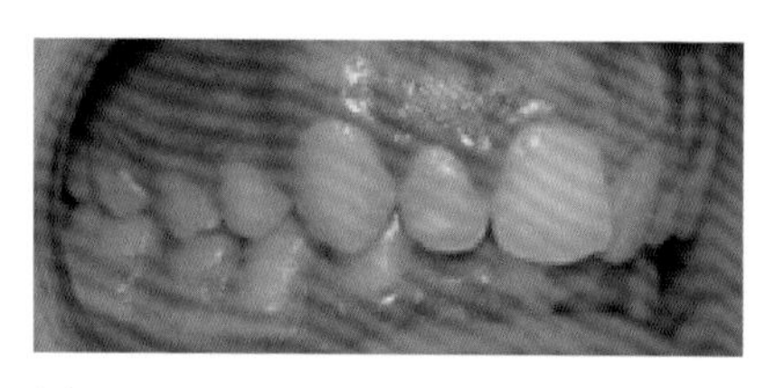

图14　Ⅱ类2分类错𬌗

Ⅲ类错𬌗（图15）：上颌第一磨牙近中颊尖咬于下颌第一磨牙和第二磨牙之间。伴有上颌前牙拥挤和下颌前牙舌倾。Ⅲ类错𬌗亚类指一侧咬合关系正常，另一侧为Ⅲ类咬合关系。

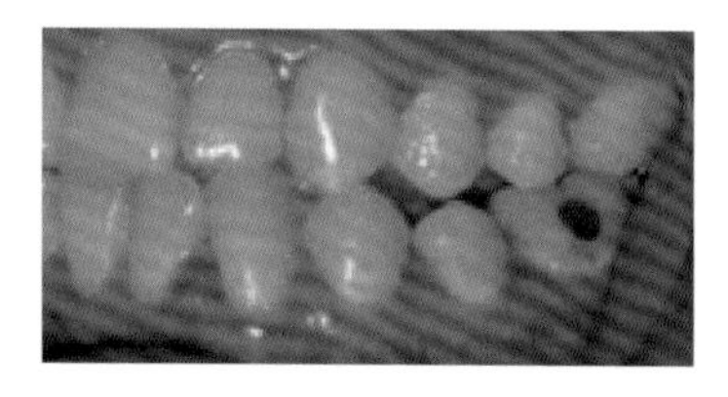

图15　Ⅲ类错𬌗

4. Ⅱ类2分类的Van-Deer-Linden分型

（1）A型：上颌中切牙和侧切牙舌倾（图16）。

（2）B型：上颌侧切牙与舌倾的上颌中切牙重叠（图17）。

（3）C型：上颌中切牙和侧切牙舌倾，与上颌尖牙重叠（图18）[26]。

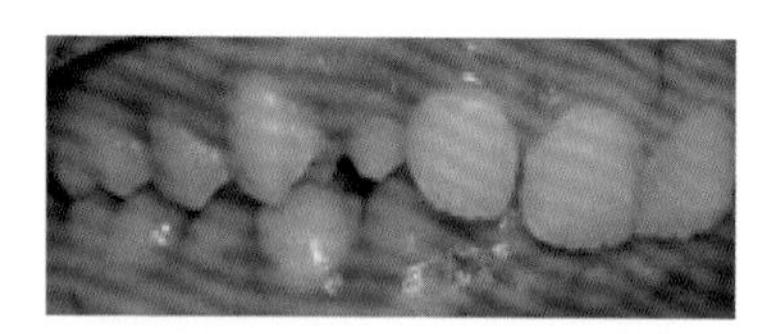

图16　A型

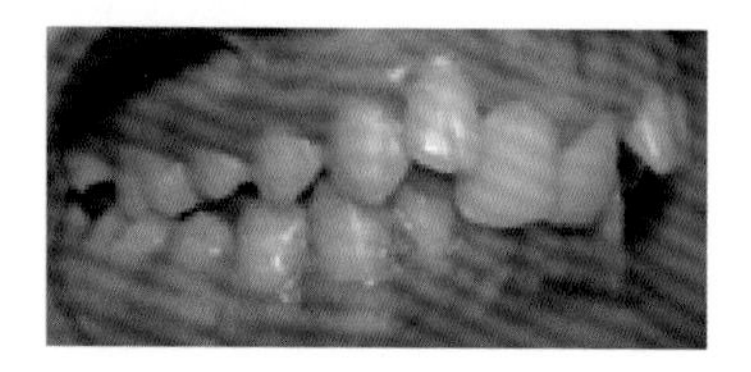

图17　B型

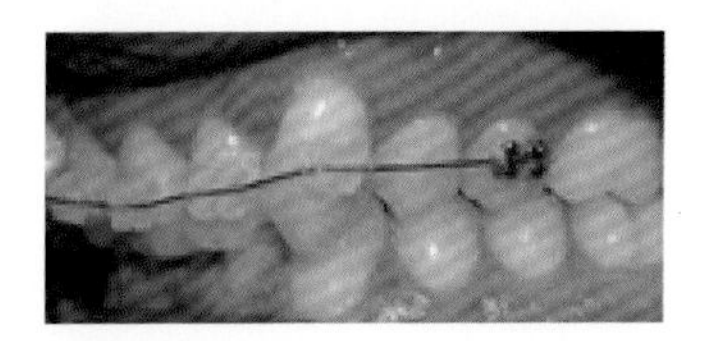

图18　C型

5. 为什么安氏分类不足以描述Ⅱ类及Ⅲ类错𬌗畸形

Ⅱ类、Ⅲ类错𬌗的病因来源于骨骼、功能和牙齿等因素，这些因素可能相互独立也可能相互关联。安氏分类仅体现了牙齿某些方面的问题。虽然Angel分类法已经使用了很多年，但其对错𬌗畸形的病因和诊断提出的假设缺乏确凿的证据。

6. Andrews“正常咬合六项标准”及Roth的“理想”咬合

（1）Andrews“正常咬合六项标准”[27]。

①**磨牙关系**：上颌第一恒磨牙的近颊尖咬于下颌第一磨牙近中颊沟上。此外，上颌第一磨牙的远颊尖应与下颌第二磨牙的近颊尖相接触。

②**冠角（Tip，轴倾角）**：所有临床冠长轴（FACC）与𬌗平面所成角度应为正值。上颌所有牙冠长轴的龈缘高点应位于该轴的远中。

③**牙冠倾斜度（Torque，转矩）**：指牙冠的唇舌向或颊舌向倾斜度。如果牙冠的龈端位于切端的舌侧，转矩为正；相反，当牙冠的龈端位于切端的唇侧，转矩为负。

④**无扭转牙**。

⑤**无牙列间隙**。

⑥**𬌗平面**：𬌗平面应较为平直或略有曲度。

（2）Roth的“理想”咬合是基于功能性运动中咬合的动态特征，在Andrews提出的“六项标准”基础上又增加了一些要素：

①正中关系和正中咬合应协调一致。

②前伸𬌗时，下颌切牙切缘沿上颌切牙腭侧运动（切牙引导），后牙咬合分离。

③在侧方运动时，尖牙引导向工作侧运动，此时工作侧除尖牙外其余牙齿、非

工作侧所有牙齿均处于咬合分离状态。

④当牙齿处于正中咬合位时，颊面双侧牙齿应有均等咬合接触。

7. IOTN、ICON、PAR指数

（1）正畸治疗需求指数（index of orthodontic treatment need，IOTN）由两部分组成：牙齿健康部分（dental health component，DHC）和美学部分（aesthetic component，AC）。该指数取决于畸形的存在和严重程度，畸形包括以下5种类型：缺失牙、覆盖、覆殆、反殆、解剖接触点移位。IOTN十分有用，它能够根据咬合异常的严重程度，将患者是否需要正畸治疗分为5类：不需要治疗、轻微治疗需求、中度/边缘治疗需求、需要治疗和明确的治疗需求[28]。

（2）复杂度、结果和需求指数（index of complexity, outcome and need，ICON），是一个多用途的咬合指数，可以用来评估正畸治疗的需求和正畸治疗的复杂性，也可以用来评估正畸治疗后的改善情况[29–30]。

（3）同行评估评分指数（peer assessment rating，PAR）是近年来发展起来的评估矫治效果的指标，是评价正畸治疗后稳定性的一种简单、客观、可靠的方法。PAR指数认为咬合的5个组成部分是正畸治疗应获得的重要结果[30–31]。

①**邻接点评估**：评估牙列前段的整齐程度时，会对前牙的错位程度进行评分（在混合牙列中，使用平均宽度来计算间隙不调程度）。

②**颊侧牙列关系**：记录左右两侧三维方向的颊侧牙列关系，并计算每个颊侧段的情况。

③**覆盖**：前牙反覆盖应该一并记录。

④**覆殆**：评估覆殆时，记录4颗切牙中最严重的深覆盖或反覆盖。

⑤牙齿**中线**不调也要进行评估。

第4节　结束语

自头颅侧位片及头影测量分析问世以来，已经成为正畸诊断分析的标准化工具，但仍然有很多经验丰富的正畸医生在不参考头影测量X线片的情况下，对自己的诊断很有信心。患者的临床评估是最重要的，但放射学检查及评估也必不可少，尤其是对于那些严重骨性畸形的患者。X线片可为我们提供患者骨骼的大小、位

置、比例和对称性等信息，通过这些我们才能评估骨性不调。此外，与传统正畸的二维成像相比，CBCT可以为我们提供治疗所需要的更多信息。

参考文献

[1] Athanasiou AE. Orthodontic cephalometry. Maryland Heights, MI, USA: Mosby-Wolfe 1995.

[2] Burstone CJ, James RB, Legan H, Murphy GA, Norton LA. Cephalometrics for orthognathic surgery. J Oral Surg 1978; 36(4): 269-77.
[PMID: 273073]

[3] Proffit WR, Fields HM, Sarver DM, Eds. 2013. United States, St Louis, Missouri: Mosby. Contemporary Orthodontics.

[4] Riedel RA. Esthetics and its relation to orthodontic therapy. Angle Orthod 1950; 20(3): 168-78.
[PMID: 14790327]

[5] Downs WB. Analysis of the dentofacial profile. Angle Orthod 1956; 26: 191-212.

[6] McNamara JA Jr. A method of cephalometric evaluation. Am J Orthod 1984; 86(6): 449-69.
[http://dx.doi.org/10.1016/S0002-9416(84)90352-X] [PMID: 6594933]

[7] Ricketts RM, Roth RH, Chaconas SJ, Schulhof RJ, Engle GA. Orthodontic diagnosis and planning. USA: Rocky Mountain Data Systems 1982.

[8] Steiner CC. Cephalometrics for you and me. Am J Orthod 1953; 39: 729-55.
[http://dx.doi.org/10.1016/0002-9416(53)90082-7]

[9] Steiner CC. Cephalometrics in clinical practice. Angle Orthod 1959; 29: 8-29.

[10] Steiner CC. The use of cephalometrics as an aid to planning and accessing orthodontic treatment. Am J Orthod 1960; 46: 721-35.
[http://dx.doi.org/10.1016/0002-9416(60)90145-7]

[11] Adenwalla ST, Kronman JH, Attarzadeh F. Porion and condyle as cephalometric landmarks--an error study. Am J Orthod Dentofacial Orthop 1988; 94(5): 411-5.
[http://dx.doi.org/10.1016/0889-5406(88)90130-8] [PMID: 3189243]

[12] Chen YJ, Chen SK, Huang HW, Yao CC, Chang HF. Reliability of landmark identification in cephalometric radiography acquired by a storage phosphor imaging system. Dentomaxillofac Radiol 2004; 33(5): 301-6.
[http://dx.doi.org/10.1259/dmfr/85147715] [PMID: 15585806]

[13] Durão AR, Pittayapat P, Rockenbach MI, et al. Validity of 2D lateral cephalometry in orthodontics: a systematic review. Prog Orthod 2013; 14: 31.
[http://dx.doi.org/10.1186/2196-1042-14-31] [PMID: 24325757]

[14] Miloro M, Borba AM, Ribeiro-Junior O, Naclério-Homem MG, Jungner M. Is there consistency in cephalometric landmark identification amongst oral and maxillofacial surgeons? Int J Oral Maxillofac Surg 2014; 43(4): 445-53.
[http://dx.doi.org/10.1016/j.ijom.2013.08.007] [PMID: 24055177]

[15] da Silveira HL, Silveira HE. Reproducibility of cephalometric measurements made by three radiology clinics. Angle Orthod 2006; 76(3): 394-9.
[PMID: 16637717]

[16] Holdaway RA. A soft-tissue cephalometric analysis and its use in orthodontic treatment planning. Part I. Am J Orthod 1983; 84(1): 1-28.
[http://dx.doi.org/10.1016/0002-9416(83)90144-6] [PMID: 6575614]

[17] Holdaway RA. A soft-tissue cephalometric analysis and its use in orthodontic treatment planning. Part II. Am J Orthod 1984; 85(4): 279-93.
[http://dx.doi.org/10.1016/0002-9416(84)90185-4] [PMID: 6585146]

[18] Björk A. Prediction of mandibular growth rotation. Am J Orthod 1969; 55(6): 585-99.
[http://dx.doi.org/10.1016/0002-9416(69)90036-0] [PMID: 5253957]

[19] Jarabak JR, Fizzel JA. Technique and treatment with lightwire appliances. St Louis: CV Mosby 1972.

[20] Tweed CH. The Frankfort – mandibular incisor angle (FMIA) in orthodontic diagnosis, treatment planning and prognosis. Angle Orthod 1954; 24: 121-69.

[21] Ricketts RM, Grummons D. Frontal cephalometrics: practical applications, Part I. World J Orthod 2003; 4: 297-316.

[22] Grummons DC, Kappeyne van de Coppello MA. A frontal asymmetry analysis. J Clin Orthod 1987; 21(7): 448-65.
[PMID: 3476493]

[23] American Academy of Oral and Maxillofacial Radiology. Clinical recommendations regarding use of cone beam computed tomography in orthodontics. [corrected]. Position statement by the American Academy of Oral and Maxillofacial Radiology. Oral Surg Oral Med Oral Pathol Oral Radiol 2013; 116(2): 238-57.
[http://dx.doi.org/10.1016/j.oooo.2013.06.002] [PMID: 23849378]

[24] Alqerban A, Jacobs R, Fieuws S, Nackaerts O, Willems G. Comparison of 6 cone-beam computed tomography systems for image quality and detection of simulated canine impaction-induced external root resorption in maxillary lateral incisors. Am J Orthod Dentofacial Orthop 2011; 140(3): e129-39.
[http://dx.doi.org/10.1016/j.ajodo.2011.03.021] [PMID: 21889061]

[25] Angle EH. Classification of malocclusion. Dental Cosmos 1899; 4: 248-64.

[26] Van der Linden . Development of the Human Dentition 2014.

[27] Andrews LF. The six keys to normal occlusion. Am J Orthod 1972; 62(3): 296-309.
[http://dx.doi.org/10.1016/S0002-9416(72)90268-0] [PMID: 4505873]

[28] Daniels C, Richmond S. The development of the index of complexity, outcome and need (ICON). J Orthod 2000; 27(2): 149-62.
[http://dx.doi.org/10.1093/ortho/27.2.149] [PMID: 10867071]

[29] Brook PH, Shaw WC. The development of an index of orthodontic treatment priority. Eur J Orthod 1989; 11(3): 309-20.

[http://dx.doi.org/10.1093/oxfordjournals.ejo.a035999] [PMID: 2792220]

[30] Richmond S, Shaw WC, Roberts CT, Andrews M. The PAR Index (Peer Assessment Rating): methods to determine outcome of orthodontic treatment in terms of improvement and standards. Eur J Orthod 1992; 14(3): 180-7.
[http://dx.doi.org/10.1093/ejo/14.3.180] [PMID: 1628684]

[31] Templeton KM, Powell R, Moore MB, Williams AC, Sandy JR. Are the peer assessment rating index and the index of treatment complexity, outcome, and need suitable measures for orthognathic outcomes? Eur J Orthod 2006; 28(5): 462-6.
[http://dx.doi.org/10.1093/ejo/cji120] [PMID: 16648208]

第4章

殆的发育

Development of the Occlusion

本章摘要：混合牙列期是指乳牙和恒牙同时存在的一个时期。这一时期牙齿发育需要乳牙牙根吸收、牙槽骨发育和继替恒牙萌出这几个过程相互协调。临床医生需要深刻认识牙弓大小随生长发育而发生的变化，这对于临床工作极为重要。本章将以问答的形式，深入探讨从混合牙列向恒牙列过渡的过程中，牙齿萌出与牙弓变化之间的关系。本章的第3节将通过临床病例和基于问题的学习方法，对牙齿萌出顺序、牙齿萌出异常、牙弓间隙丢失等问题进行阐述。

关键词：牙弓长度；牙间隙不足；晚期近中漂移；剩余间隙；混合牙列；牙齿发育

第1节　概述

咬合发育过程经历了3个阶段：乳牙期、混合牙列期以及恒牙期。从最开始的无牙颌，乳牙开始萌出；混合牙列早期时，恒中切牙和恒侧切牙萌出，取代乳中切牙和乳侧切牙，同时第一恒磨牙在第二乳磨牙远中萌出；混合牙列晚期时，恒尖牙及恒前磨牙取代乳尖牙和第一乳磨牙、第二乳磨牙。混合牙列期是影响上下牙弓形成正常咬合关系最关键的时期。

第2节　牙齿萌出及牙弓变化

1. 什么是牙齿萌出及牙齿出龈

牙齿萌出是指牙齿穿过牙槽骨及其上覆黏膜，萌出到口内直到与对颌牙建殆的过程[1]。因受到生长激素的影响，牙齿的萌出会出现昼夜节律现象[2]。**出龈**是牙齿于口内萌出的第一个表现[1,3–4]。

2. 牙齿萌出的几个阶段

（1）萌出前阶段：牙齿萌出的准备期。这一阶段始于牙冠发育完成，牙根开始形成前。牙槽骨吸收以及乳牙牙根形成是本阶段的必要条件[2-3]。

（2）功能萌出前阶段：始于牙根开始形成，止于牙齿萌出至咬合有接触。随着牙根形成，牙齿𬌗向移动，一般在牙根长度发育到2/3时，牙齿会突破牙龈，显露于口腔中，在这以后的阶段，牙齿萌出速度会较快[2-4]。

（3）功能萌出阶段：在此阶段牙齿萌出不会停滞，而是继续萌出直至与面部垂直高度相适应[2-4]。

3. 乳牙发育的重要时间点

（1）胚胎发育5个月时，乳牙牙冠开始钙化。

（2）1岁时（11～12个月），牙冠发育完成。

（3）2岁半时，乳牙完全萌出。

（4）4岁时，乳牙牙根发育完成[5-7]。

4. 乳牙萌出的时间点

尽管乳牙萌出的时间有很大的个体差异，但大多数儿童遵循“六/四”原则（The “six/four” rule），即每6个月，就会有4颗乳牙萌出。

乳牙萌出的“六/四”原则：

（1）6个月：4颗牙齿（上、下乳中切牙）。

（2）12个月：8颗牙齿（+上、下乳侧切牙）。

（3）18个月：12颗牙齿（+上、下第一乳磨牙）。

（4）24个月：16颗牙齿（+上、下乳尖牙）。

（5）30个月：20颗牙齿（+下、上第二乳磨牙）。

在大多数儿童中，上、下乳牙萌出的顺序是一致的[8,13-14]。

5. 恒牙萌出的顺序及评估牙齿萌出时间的标准

（1）恒牙萌出的顺序是什么？

最常见的上下恒牙萌出的顺序和时间如表1所示。通常下颌牙齿先于同名上颌牙齿萌出。上颌尖牙和下颌第二前磨牙通常是最后萌出的牙齿，萌出于第一磨牙近中，所以这两者易出现位置异常[1,7]。若有足够的萌出空间，萌出顺序错乱也并不一定会导致牙齿的错位。

表1 恒牙萌出的顺序和时间

颌骨	牙齿	萌出时间（岁）	牙根发育完成（岁）	萌出顺序
上颌	1	7～8	10	4
	2	8	10～11	6
	3	11～13	14～15	12
	4	10～12	12～14	8
	5	10～12	13～14	10
	6	6～7	9～10	2
	7	11～13	15～16	14
	8	17～20	18～25	16
下颌	1	6～7	9	3
	2	7～8	9～10	5
	3	8～10	12～13	7
	4	10～12	12～14	9
	5	11～13	14～15	11
	6	6～7	9～10	1
	7	11～13	14～15	13
	8	17～20	18～25	15

（2）评估牙齿萌出时间的标准是什么？

评估恒牙萌出时间的一般标准[2,5,8]是：

①现有牙齿数量：一般来说，口内现有牙齿的数量与患者的实际年龄有一定关系。可以将现有牙齿数量与标准数值比较，但这样会忽视了个体成熟的差异性。

②牙齿成熟度：评估儿童牙齿萌出时间最可靠的方法是观察牙齿萌出前的成熟程度。研究发现，相较于年龄因素而言，牙齿萌出与牙根形成阶段更为密切。当牙根长度发育到2/3时，牙齿开始萌出。

③局部因素：有些牙齿的萌出会受到个别因素的影响。例如，错殆畸形、乳牙早失或滞留、邻牙过早脱落而缺乏萌出诱导、炎症、殆板的使用等（例如，与牙冠粘接的间隙保持器）。

6. 评估牙齿成熟度的方法

牙齿成熟度可以由牙齿萌出程度或牙齿形成程度来判断，但牙齿萌出在一定程度上是不可靠的。例如，牙列间隙、牙粘连，以及乳牙早失或滞留，都会影响继替恒牙的萌出。多种影像学方法可以通过恒牙的钙化程度来评估牙齿成熟度[6]。

7. 评估牙龄的Demirjian方法

Demirjian等[6]通过对法裔加拿大儿童左下前7颗牙齿的研究，提出了一种简化的牙齿成熟度的评分系统，每颗牙齿从A到H进行评分，代表其成熟度，并有性别差异。男孩和女孩有各自的表格与曲线，将牙齿所得分数相加，总分来评估牙龄。

这个方法有两个主要缺点：

（1）尽管该方法使用简单、重复性高，但描述牙齿发育的8个钙化阶段是基于肉眼识别的牙齿形成的变化，而不是将牙齿形成阶段划分为相等的时间间隔。这意味着牙齿从一个阶段发育到下一个阶段所需的时间并不相同，影响了年龄估计的准确性。

（2）过去几十年可能存在数据的变化，以及法裔加拿大儿童和受试组之间存在种族差异。

8. 牙齿根骨粘连、个别牙缺失、多颗牙缺失及多生牙

（1）牙齿根骨粘连，即牙槽骨和牙骨质的直接结合，是牙齿萌出过程中的异常表现。牙齿根骨粘连可能由于代谢紊乱所致。乳牙较恒牙好发（10：1），下牙比上牙好发（2：1）。第一、第二乳磨牙最常受累，且第二乳磨牙根骨粘连时会造成更大的影响[10]。由于邻牙的萌出、建殆，根骨粘连处垂直向的咬合丧失（下沉）

是主要临床表现（图1）。通常，牙齿根骨粘连与第二恒前磨牙先天缺失有关。临床上，粘连牙齿位于殆平面以下，而相邻牙齿及牙槽骨却继续沿垂直向生长。此时，根骨粘连牙齿为错殆畸形的隐患，造成邻牙倾斜、间隙丧失等。因此，其治疗方法为早期拔除患牙[2,4,9]。

（2）个别牙缺失：人类牙齿发育中最常见的是一颗或两颗恒牙先天缺失。除第三磨牙外，牙齿发育不全的患病率为4.3%～7.8%，下颌第二前磨牙是最常见的缺失牙，其次是上颌侧切牙和上颌第二磨牙。乳牙列缺牙的患病率很低（0.3%）[10]。

（3）多颗牙缺失：超过6颗恒牙缺失。通常，其他外胚层起源的器官也会受累（外胚层发育不良）[11]。

（4）多生牙：恒牙列中存在一颗多出来的牙齿，叫作“多生牙”，这是最常见的牙齿数目过多畸形。多生牙一般位于上颌中切牙区域，患病率为0.15%～1.9%。多生牙与牙板活动异常的一系列综合征有关，例如Apert综合征、Crouzon综合征、Gardner综合征、Down综合征，腭裂患者中也常有出现。有时，在上颌侧切牙区域也可以观察到多生牙[10-11]。

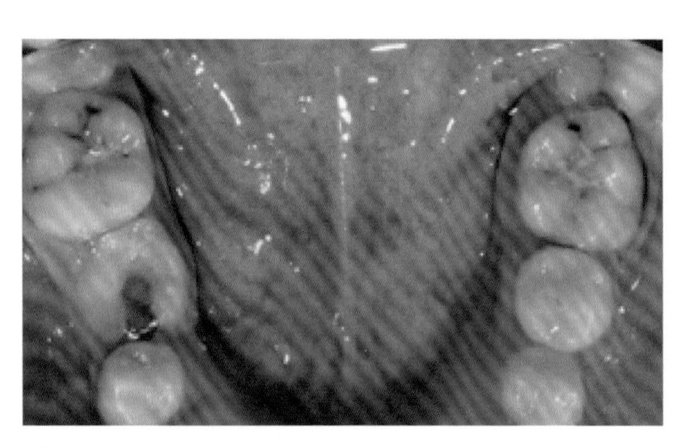

图1 牙齿根骨粘连

9. 名词解释

（1）中切牙间间隙：恒中切牙萌出后，两牙之间的间隙。该间隙在此阶段为正常现象[2-3]，但需满足以下条件：

①<2mm。

②没有多生牙或锥形侧切牙。

③没有不良吮指习惯。

④没有唇系带附着过低（图2）。

（2）“丑小鸭”期：若侧切牙萌出后唇倾，或向远中倾斜，牙中缝持续存在，这一发育阶段被称为“丑小鸭”期（图3）。中切牙间间隙通常在上颌尖牙萌出后慢慢地减小[2–3]。

（3）切牙债务：对于下颌牙列，侧切牙萌出后，由于乳切牙、恒切牙体积差异，4颗下颌恒切牙的现有间隙比应有间隙少约1.6mm，差值则称为“切牙债务”或“生理性拥挤”[2]。

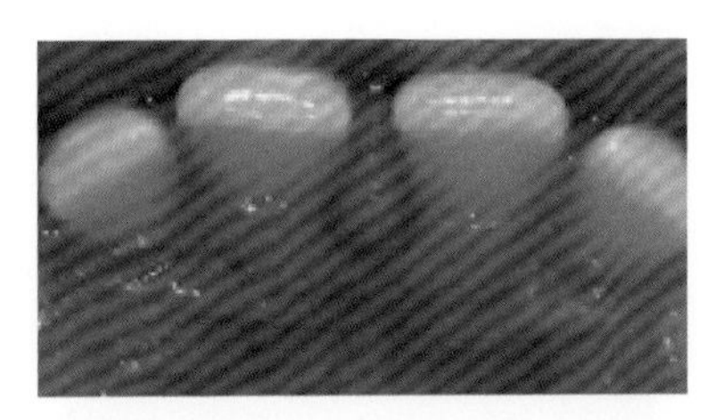

图2　因唇系带附着过低导致的中切牙间间隙

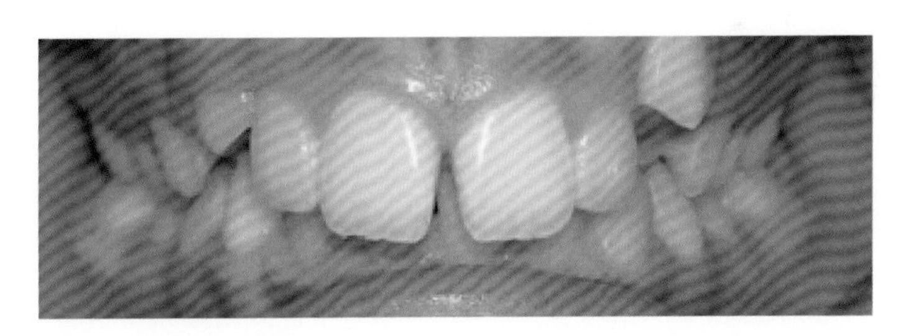

图3　“丑小鸭”期

10. Baume将乳牙列分为几类？请描述几种常见的类型

根据Baume的分类，乳牙的类型有：

Ⅰ型：间隙型牙列（70%）；Ⅱ型：闭合型牙列。

Ⅰ型：乳切牙间存在间隙，在牙槽骨中较为直立。其中最大的间隙，称为灵长间隙（primate space），位于下颌乳尖牙远中及上颌乳尖牙近中。此类型的覆𬌗、覆盖较浅，上下乳磨牙远中末端平面在一条直线。若乳牙列没有间隙，例如Ⅱ型闭合型牙列，甚至出现拥挤，那么恒牙列不可避免地会出现牙列拥挤[12-13]。

11. 下列病例中末端平面（terminal plane）的关系如何？如何预测恒牙列的磨牙关系

（1）下列病例中末端平面（terminal plane）的关系如何？

末端平面是上下第二乳磨牙的远中平面。这是恒牙萌出前对上下颌牙列矢状向关系的描述。鉴于第一恒磨牙是在第二乳磨牙引导下萌出，那么通过乳磨牙的末端平面即可确定初始恒磨牙关系。末端平面的分类[2-3]有：垂直型（图4）、近中型（图5）和远中型（图6）。

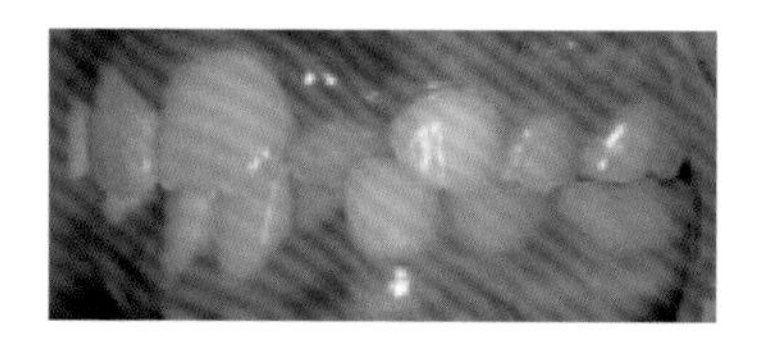

图4 垂直型

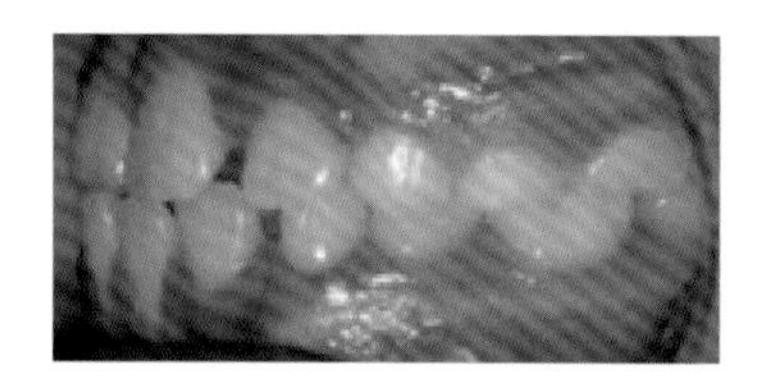

图5 近中型

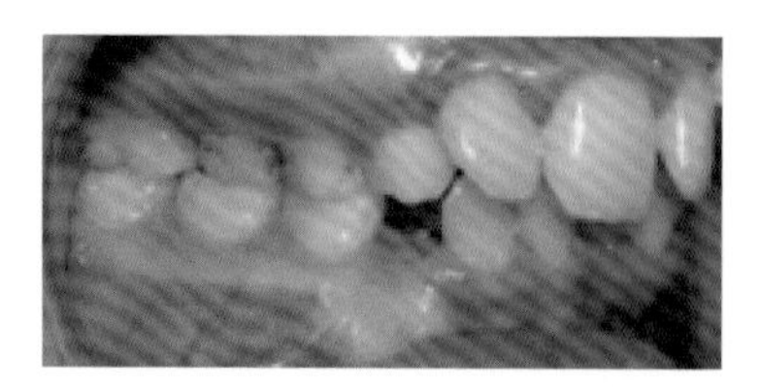

图6 远中型

（2）如何预测恒牙列的磨牙关系？

平齐的末端平面（垂直型）将导致Ⅰ类或Ⅱ类恒磨牙关系，这取决于：①上下颌的生长量差异；②第二乳磨牙脱落后第一恒磨牙的近中移动。近中型，其上下末端之差>2mm时，20%会发展为Ⅲ类磨牙关系；若其上下末端之差<2mm，则80%会发展成Ⅰ类磨牙关系。远中型，则更容易发展为Ⅱ类磨牙关系[2,14–16]。

12. 下图中可获得哪些信息？这些理论的主要缺点是什么

（1）下图中可获得哪些信息？

图7代表“早期近中漂移”。根据早期近中漂移理论：在乳牙列存在间隙，且末端平面为垂直型时，下颌乳磨牙在萌出过程中向其近中漂移，占据灵长间隙，因此在混合牙列早期，末端平面关系可能会从垂直型变为近中型[12–13]。

图8代表“晚期近中漂移”。学者认为晚期近中漂移是一种矢状向关系改变的

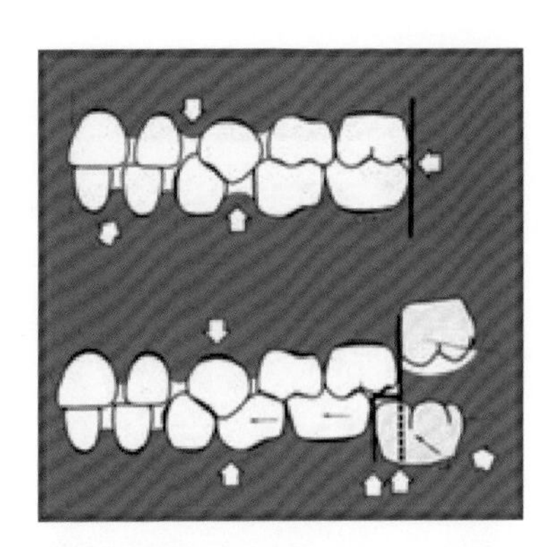

图7　早期近中漂移

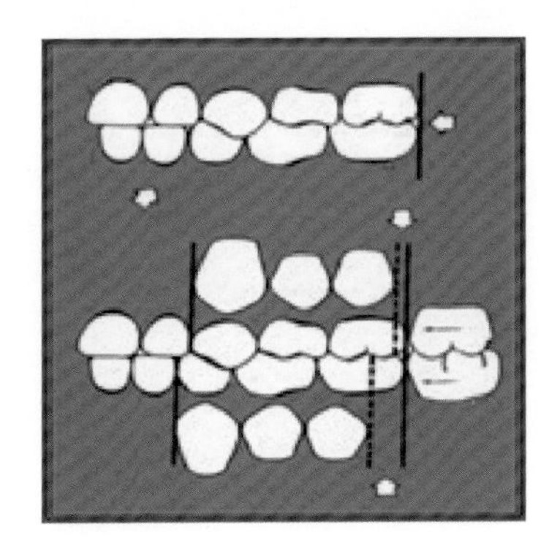

图8　晚期近中漂移

机制，混合牙列中的第一磨牙末端对末端关系可以变为恒牙列的Ⅰ类咬合关系。与上颌相比，下颌剩余间隙（leeway space）较大，所以会允许磨牙更多的近中移动量，从而获得正常的咬合关系[12-13]。

（2）这些理论的主要缺点是什么？

这两种理论都有相应的模型研究作为支持，但这些研究并不能揭示在咬合发展过程中，骨骼生长和牙齿移动相对于基骨的作用[12-15]。

早期近中漂移：头影测量研究表明，较大的（宽5～6mm）继替恒尖牙会导致下颌乳尖牙的远中漂移，占据下颌灵长间隙。下颌过度生长量似乎可以解释近中漂移和Ⅰ类磨牙关系的原因[16-20]。

晚期近中漂移：根据头影测量研究发现，尽管在下颌第二乳磨牙脱落后，第一恒磨牙会发生前移（上颌同样如此）。但事实上，影响牙弓颊段的咬合调整主要因素是上颌骨和下颌骨的差异生长[21-22]。

13. 对下图中的牙列发育阶段进行分类

第一过渡阶段（6～8岁）：第一恒磨牙和4颗恒切牙萌出。第一阶段之后是为期2年的中间期（图9，图10）。

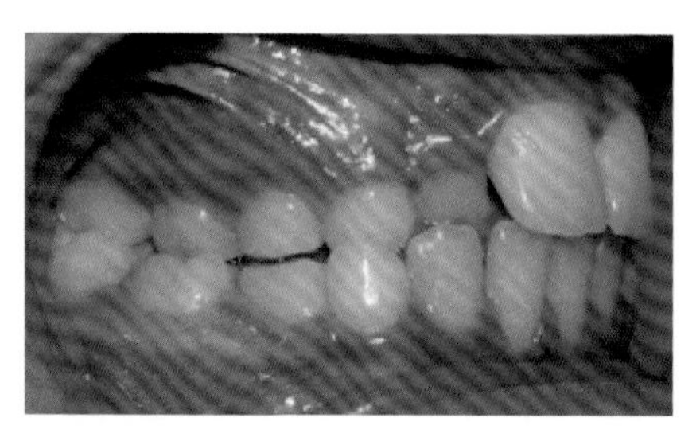

图9 第一过渡阶段1

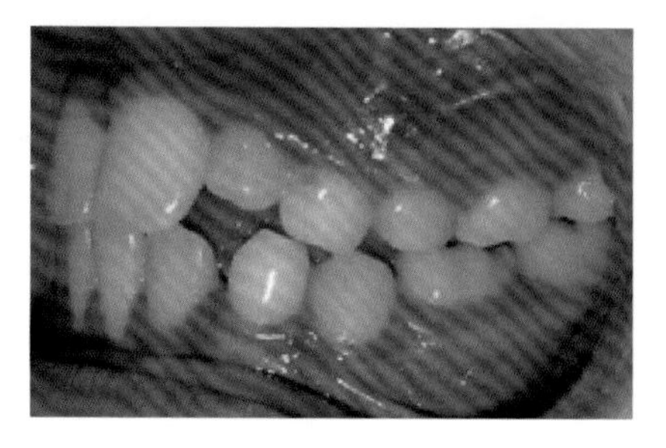

图10 第一过渡阶段2

第二过渡阶段（10～12岁）：前磨牙、尖牙在此阶段相继萌出（图11，图12）。

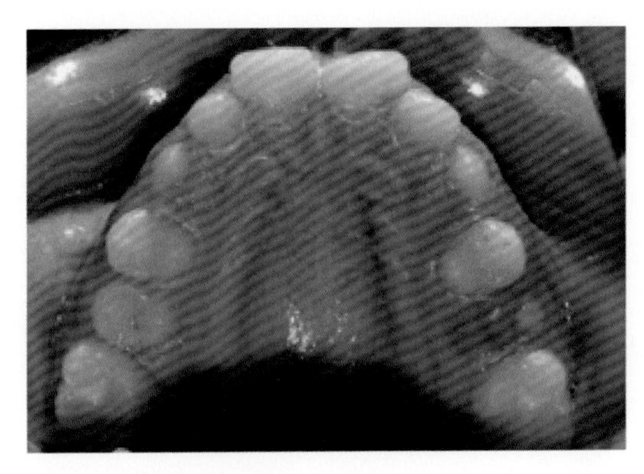

图11　第二过渡阶段1

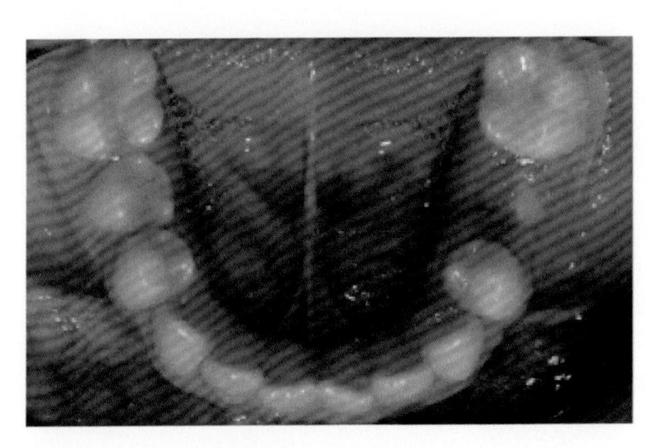

图12　第二过渡阶段2

14. 剩余间隙（leeway space）及其临床意义

（1）什么是剩余间隙（leeway space）？

乳尖牙、乳磨牙与相应恒牙之间的大小差异称为“剩余间隙”。下颌每侧约2.5mm，上颌每侧约1.5mm。剩余间隙可允许磨牙近中移动，以达到正常咬合关系[2-4,21-22]。

（2）剩余间隙在临床上代表什么特征？请描述上下牙弓的大小差异（mm）。

由于乳尖牙和第一乳磨牙的近远中径（13.64mm）与恒尖牙和第一前磨牙的近远中径（13.85mm）大致相等，因此，剩余间隙代表了第二乳磨牙和第二恒前磨牙近远中径的差异（E-space）[21-22]。

15. 剩余间隙的转归的决定因素

（1）混合牙列中，第一恒磨牙的咬合。

（2）上下颌乳磨牙的脱落及萌出顺序。

（3）骨性生长模式[16-22]。

16. “牙弓长度”从乳牙列到恒牙列发生怎样的变化

牙弓长度：从中切牙唇侧中线最突点到双侧第一恒磨牙近中点连线的垂直距离（图13）。

上颌牙弓长度：在第一过渡阶段时，由于上恒切牙的唇侧萌出，上颌牙弓长度增加（中切牙萌出时为0.5mm，侧切牙萌出时为1mm）。在第二过渡阶段时，由于乳磨牙和乳尖牙被恒前磨牙和恒尖牙所取代，每侧减少约1.5mm。乳牙期与恒牙期相比，上颌牙弓长度会略微增加[23]。

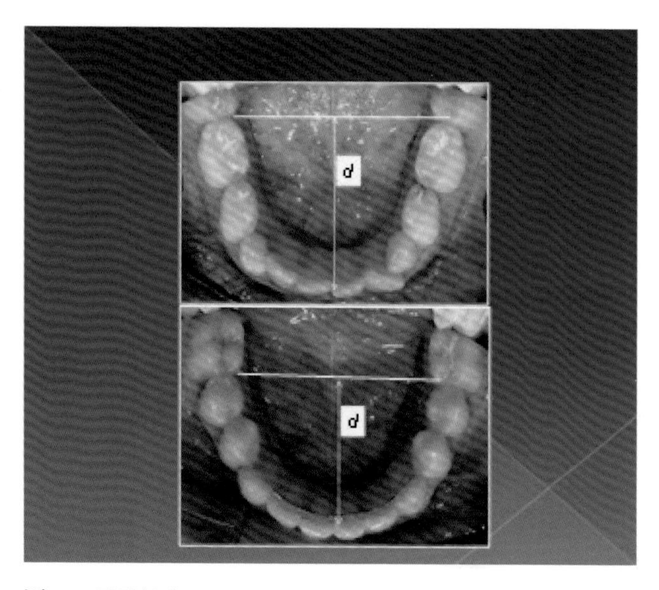

图13 牙弓长度

下颌牙弓长度：由于恒切牙萌出位置与乳切牙位置几乎相同，所以在第一过渡阶段，下牙弓长度没有明显变化，或略有增加。第二过渡阶段由于第一恒磨牙在乳磨牙替换过程中的近中漂移，使牙弓长度减少了2.6～3.3mm。乳牙期、恒牙期相比，下颌牙弓长度减少2～3mm；另外，在15～26岁之间减少了大约3mm[24-25]。

17. 请描述下图中上颌及下颌牙弓长度在45岁前的变化

（1）上颌（图14）：3～13岁男性、女性上颌牙弓长度均明显增加[4]（男性4mm，女性2.4mm）。此后直到45岁，上颌牙弓长度显著减少[4]（男性5.7mm，女性4.6mm）。

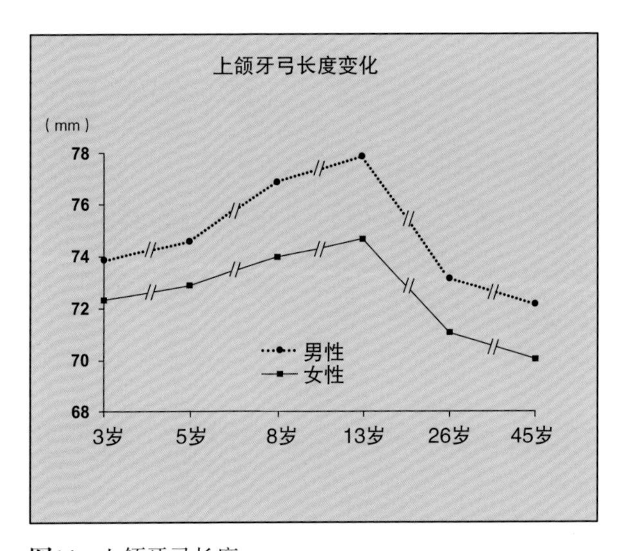

图14　上颌牙弓长度

（2）下颌（图15）：下颌牙弓长度在8岁之前显著增加（男性1.9mm，女性2mm），在接下来的5年（8～13岁）内显著减少。在13～45岁之间显著减少（男性7.4mm，女性8.3mm）[23]。

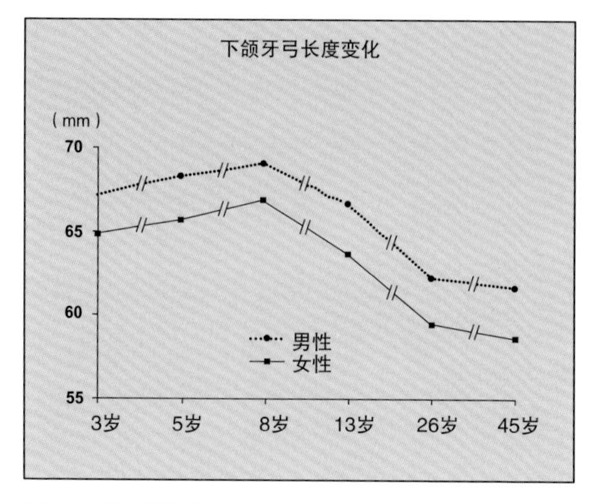

图15 下颌牙弓长度

18. “尖牙间宽度”从乳牙列到恒牙列发生怎样的变化

尖牙间宽度：指尖牙牙尖顶端之间的距离（图16）。

下颌尖牙间宽度：在恒切牙萌出时开始增大，并在乳尖牙脱落时达到最大值。当恒尖牙完全萌出时，牙尖间宽度保持不变或略有减小。此后，从11岁或12岁开始，一直到18岁，此宽度略有减小[20–25]。

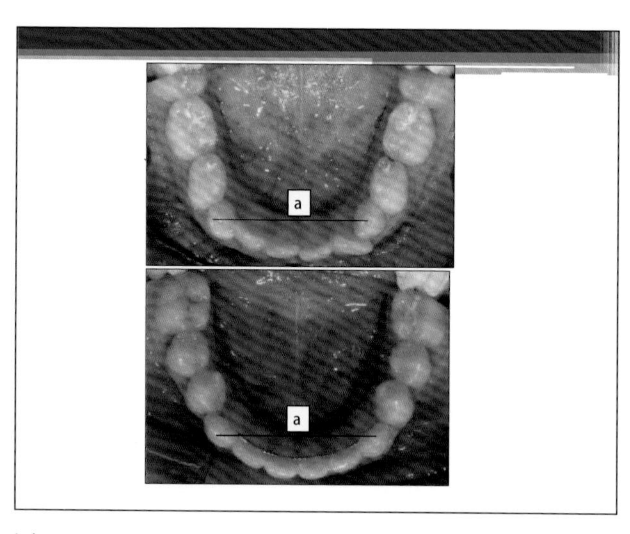

图16 尖牙间宽度

总体而言，在2～18岁，下颌尖牙间宽度男性增加3mm，而女性增加2.5mm。

上颌尖牙间宽度：在6～9岁切牙萌出时增加了约3mm。侧切牙萌出后、乳尖牙脱落前，其宽度保持稳定；恒尖牙萌出后，增加2.5mm，此时尖牙间宽度最大。在18岁[20-25]前会有小幅减少。

总体而言，在6～16岁，上颌尖牙间宽度男性增加5mm，而女性增加4mm。

19. 依据Moorrees的研究，描述下图中牙尖间宽度的改变

（1）上颌：尖牙间宽度（图17）在6岁以后增加，也就是恒侧切牙萌出时。此时，乳尖牙向远中移动并宽度不断增加，直到恒尖牙萌出[2-3,5]。

（2）下颌：尖牙间的宽度在6岁之前保持不变，6岁时随着恒切牙萌出而显著增加。下颌尖牙间宽度在8～10岁之间没有明显变化，而在12岁后略有下降[2-3,5]。

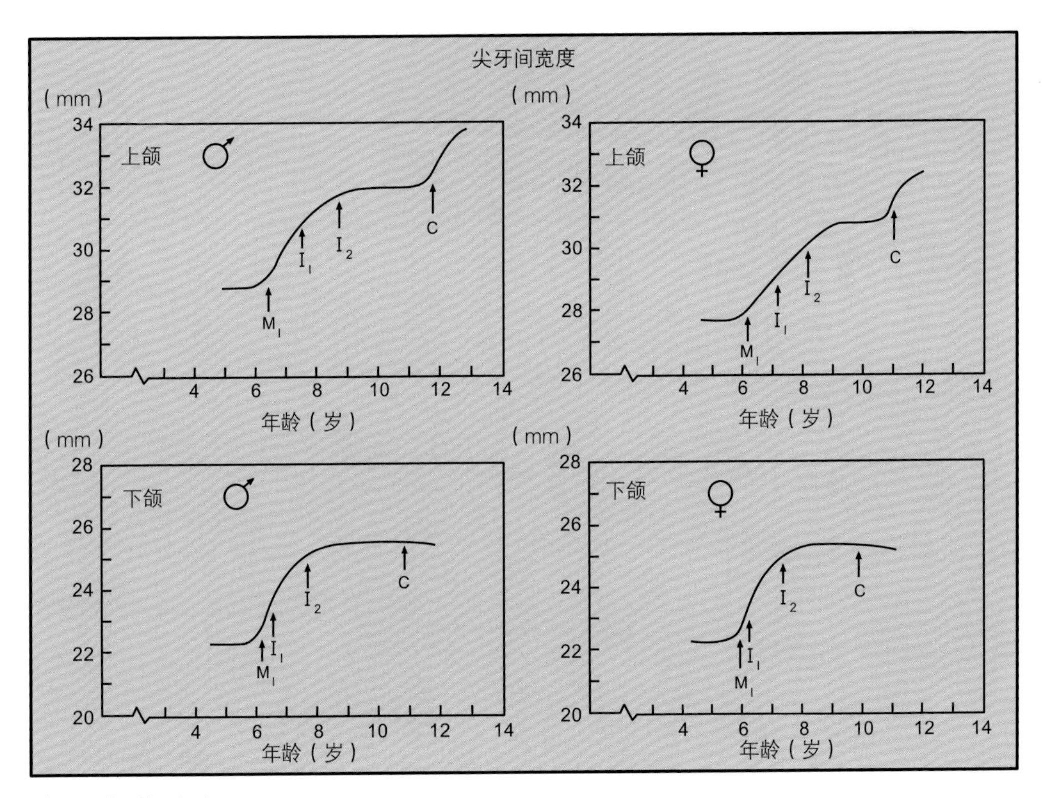

图17　尖牙间宽度

20. 下图中的黑色线段代表什么？从乳牙列到恒牙列发生怎样的变化

代表牙弓周长。其测量方式是通过两侧后牙的邻接点与切牙切缘的连线（图18）。上下牙弓的前段，即从尖牙到中切牙中线处，在切牙萌出期时增加并在乳尖牙脱落后达到最大。牙弓后段（尖牙到第二前磨牙或第二乳磨牙远中），由于剩余间隙的存在[20-25]，上下牙弓都会出现缩短。

（1）上颌：6 ~ 11岁增加4 ~ 5mm，11 ~ 16岁减少3 ~ 4mm。

（2）下颌：在第一过渡阶段时增加约2.5mm。在第二过渡阶段显著减少，原因是：①下颌骨后期的生长变化。②由于下颌切牙被上颌切牙所覆盖，下颌骨体积的增大及向前的生长会使下颌切牙更加直立[20-25]。

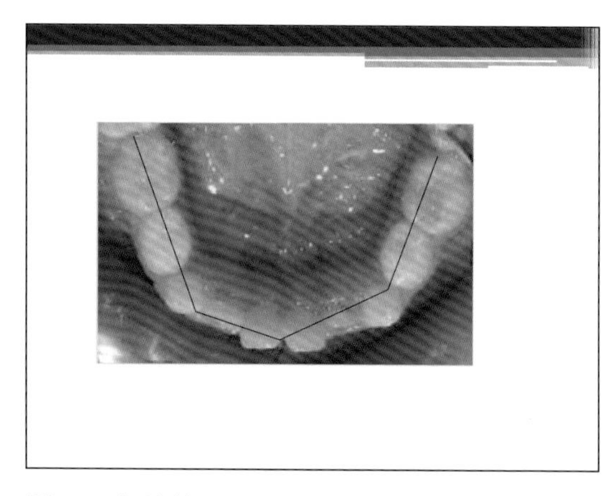

图18 牙弓周长

21. “磨牙间宽度”从乳牙列到恒牙列发生怎样的变化

磨牙间宽度：通过测量第一恒磨牙近中舌尖之间的距离获得（图19）。在下颌，由于磨牙向舌侧倾斜萌出，因此6 ~ 11岁时宽度没有增加。由于牙槽骨的重塑、颌骨的横向生长，以及上颌第一磨牙的位置处于最远中且萌出方向偏颊向，因此在6 ~ 12岁之间上颌磨牙间磨牙宽度稳定增加，男女均约5mm [20,25]。

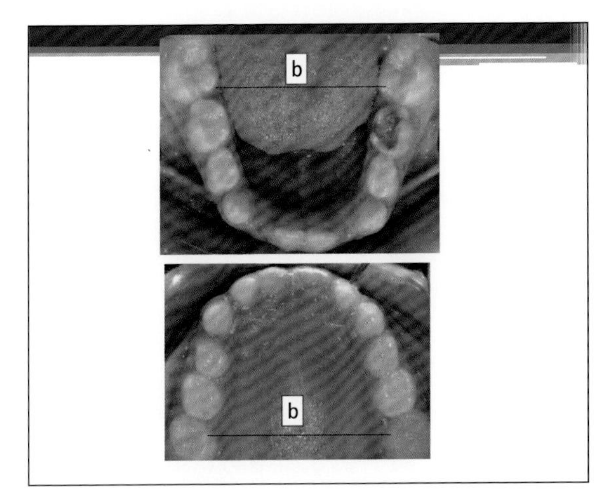

图19　磨牙间宽度

22. 请描述Sillman所述的牙弓横向变化

（1）出生至4岁：颌骨的横向发育基本完成（图20）。

（2）4～8岁：生长增量不明显。

（3）8～12岁：上颌骨的变化程度大于下颌骨。

（4）16～20岁：横向尺寸减小[26]。

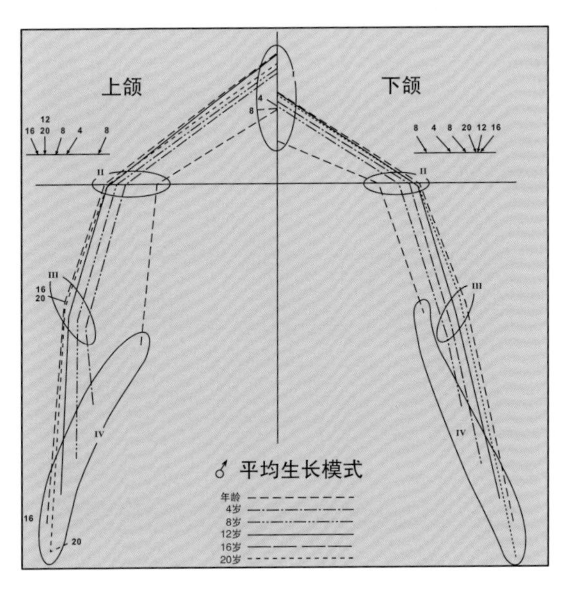

图20　Sillman牙弓横向变化

第3节 临床病例

1. 病例1

（1）该儿童处于牙齿发育的哪个阶段？

混合牙列早期。

（2）试述下颌切牙的萌出路径。

下颌：中切牙已萌出，下颌侧切牙的萌出间隙足够（图21，图22）。侧切牙牙根向下颌中线倾斜。下颌和上颌中切牙萌出后，下颌侧切牙继而萌出，侧切牙此时的萌出空间足够（图23）。当恒侧切牙萌出时，会使乳侧切牙牙根从舌侧开始吸收。与乳牙的垂直萌出不同，恒侧切牙萌出路径更为倾斜、偏向唇侧。因为侧切牙比中切牙更大，并且更倾向于舌侧，而更容易出现萌出障碍，所以侧切牙的萌出是否正常，很大程度上依赖于能否获得足够的空间。

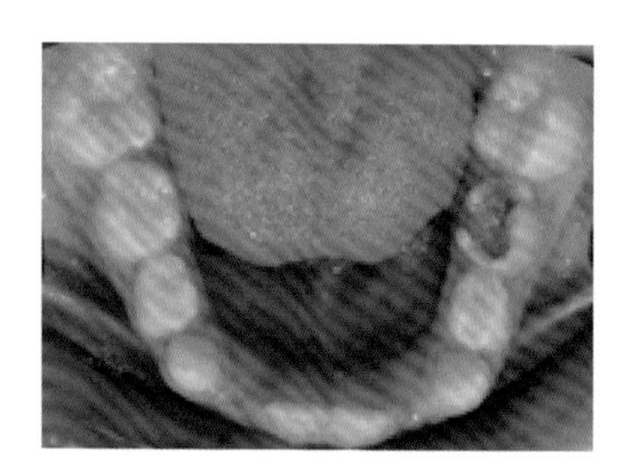

图21 下颌殆面像

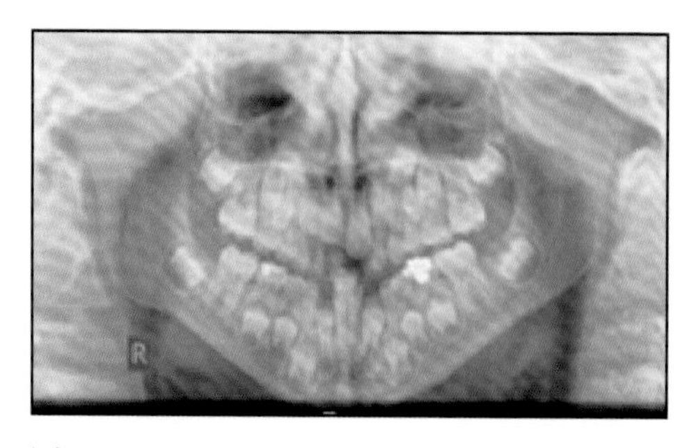

图22 全口曲面断层片

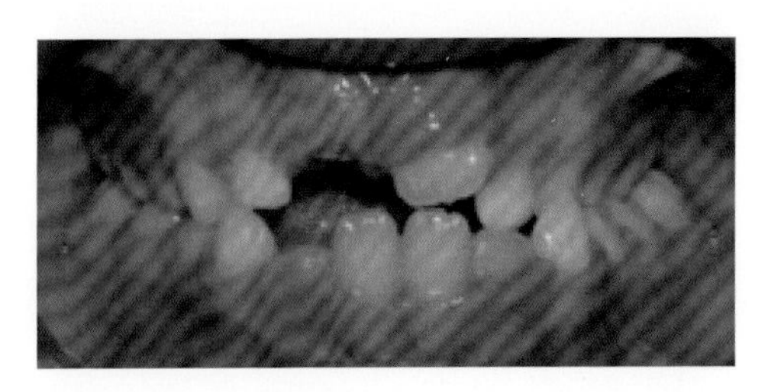

图23 咬合正面像1

如果空间不足，萌出的侧切牙往往会将乳尖牙推向远中，占据灵长间隙，若灵长间隙丧失，则可能会出现舌侧萌出或引起乳尖牙牙根吸收、过早脱落。

（3）试述上颌切牙的萌出路径。

上颌：左侧中切牙萌出向远中倾斜（图23）（该年龄段为正常现象）。上颌灵长间隙不足，与下颌中切牙相比，上颌中切牙（图24）更容易出现唇侧倾斜和牙冠远中倾斜（该年龄段正常），形成中切牙间间隙。

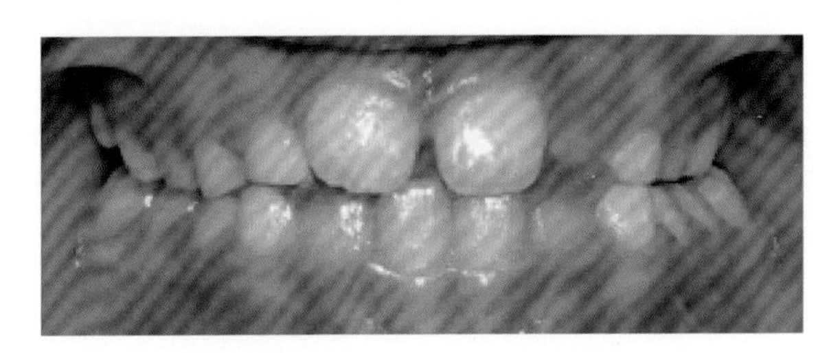

图24 咬合正面像2

2. 病例2

在上下切牙萌出过程中，上颌需要7～8mm间隙、下颌需要5～6mm间隙，这些间隙是如何获得的?

上颌通过以下方式获得额外间隙：

（1）乳牙的散在间隙。

（2）恒牙的唇倾度增大。

（3）位于尖牙近中的灵长间隙。

（4）上颌骨横向生长。

下颌切牙的萌出方向较为直立，一般不会使牙弓周长增大，也不会发生横向宽度的增大。下颌间隙可由以下几个方面提供：

（1）乳牙的散在间隙。

（2）灵长间隙。萌出时由于“推力效应”，尖牙被推向远中，占据灵长间隙。

3. 病例3

（1）该儿童处于牙齿发育的哪个阶段？

混合牙列早期。

（2）存在什么异常？

恒中切牙未萌出（图25）。

（3）这种错𬌗发生的可能原因有哪些？

多生牙是最有可能导致恒中切牙未萌出的原因（图26）。多生牙一般位于上颌中切牙区，患病率在0.15%~1.9%。多生牙常会干扰上颌切牙的萌出和排齐。

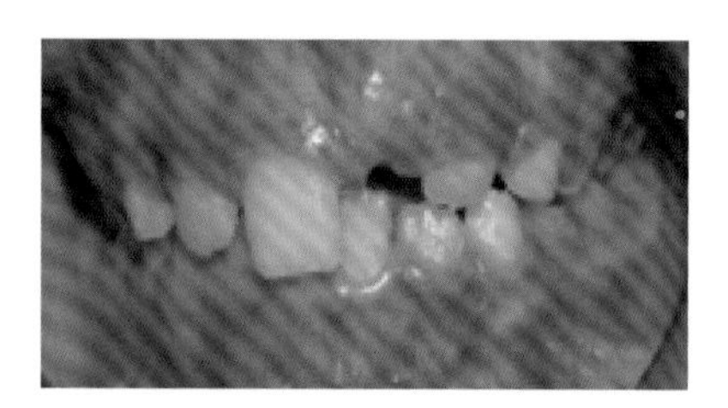

图25 正面咬合像

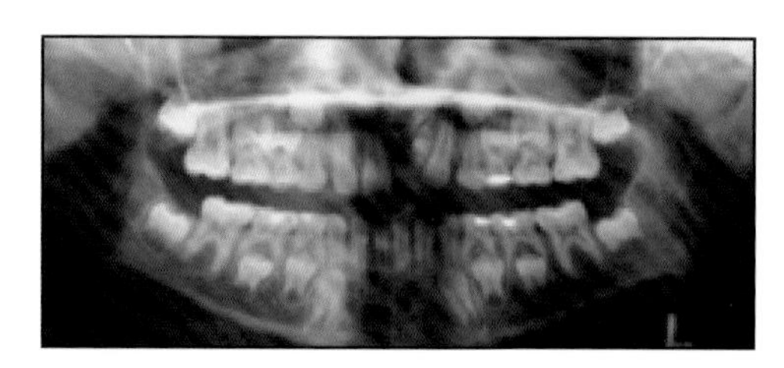

图26 全口曲面断层片

4. 病例4

（1）该儿童处于牙齿发育的哪个阶段？

恒牙期。

（2）这名患者有哪些问题?

恒中切牙未萌出，牙列拥挤（图27）。

（3）出现错殆畸形最可能的原因是什么？如何进行正畸治疗?

上颌中切牙区存在多颗多生牙（图28），这可能会导致一颗或两颗恒中切牙的异位萌出、阻生、扭转或唇侧移位。需要拔除多生牙后接受专业的正畸治疗。

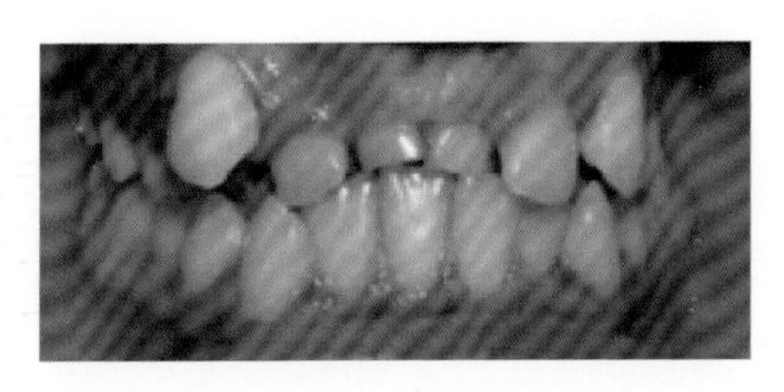

图27　正面咬合像

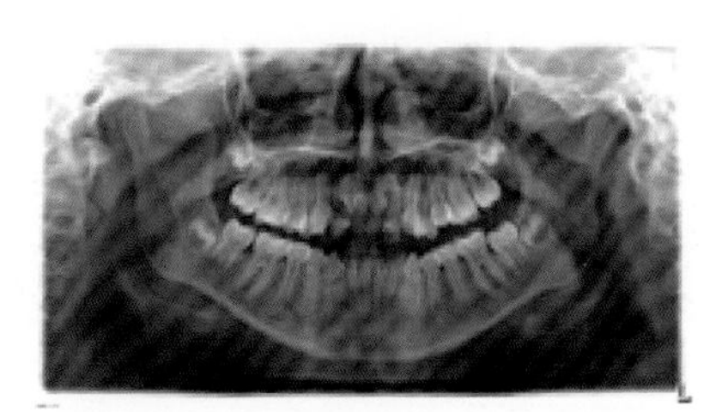

图28　全口曲面断层片

5. 病例5：此患者为 I 类骨面型，外貌较为协调

（1）该儿童处于牙齿发育的哪个阶段？观察到什么异常?

混合牙列早期（图29），2颗上中切牙与3颗下颌切牙反殆（图30）。

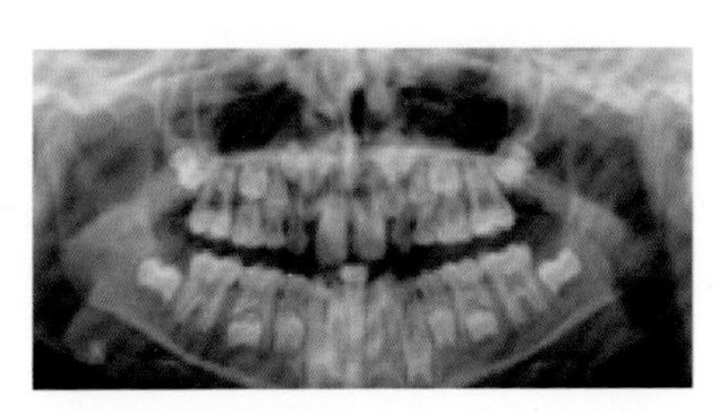

图29　全口曲面断层片

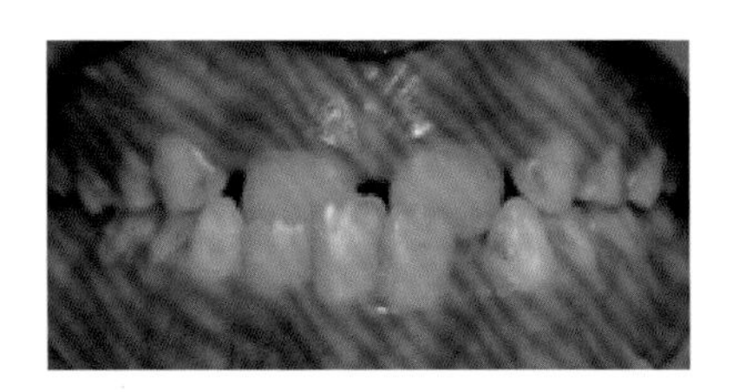

图30 正面咬合像

（2）这种前牙的错𬌗畸形可能是由什么原因导致的？

出现前牙反𬌗的原因是上颌前牙轴倾度的异常。

关于上颌切牙腭侧萌出的病因，已有很多相关的报道，例如：

①上颌乳切牙在创伤后导致恒牙胚舌侧移位。

②有多生牙或牙瘤。

③乳牙滞留（乳切牙滞留）。

如果恒切牙萌出时呈现切对切关系，患者大多数会通过前伸下颌来避免咬合创伤，但这会加重错𬌗畸形。

（3）何时进行干预？如何干预？

应尽快使用活动矫治器进行正畸干预，早期阻止下颌切牙的牙龈发生退缩，改善上下前牙的唇倾度，同时可以开辟间隙并引导上颌侧切牙萌出。对于此患者的治疗有很多矫治器可以选择，例如联合螺旋扩弓器的后牙𬌗板型矫治器。

6. 病例6：下图存在什么问题？如何进行治疗

（1）口内片显示右侧恒侧牙区的多生牙以及牙列拥挤（图31，图32）。

（2）需要拔除多生牙，接受全面的正畸治疗。

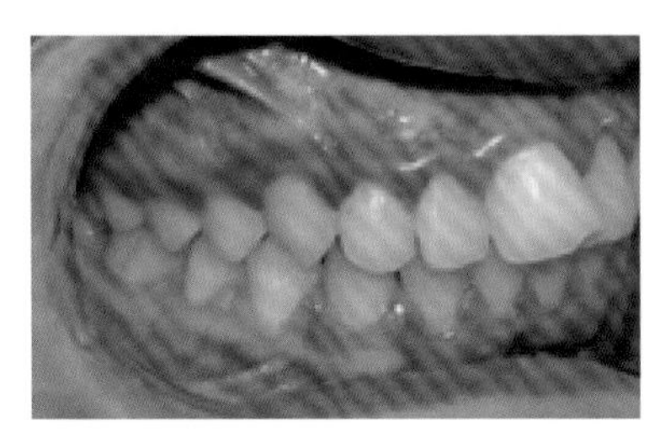

图31 右侧咬合像

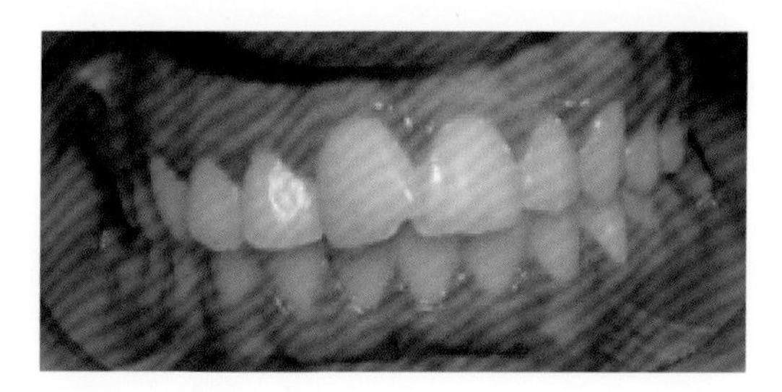

图32　正面咬合像

7. 病例7：下图存在什么异常

（1）下颌：恒中切牙先天缺失（图33，图34）。侧切牙萌出时向近中移动，占据中切牙的位置。侧切牙引导尖牙向近中萌出，占据侧切牙的位置。

（2）上颌：右上侧切牙先天缺失。导致右上尖牙萌出时近中移动占据侧切牙的位置。

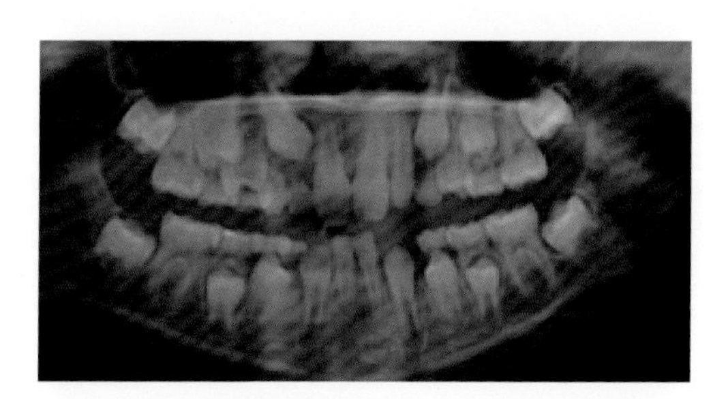

图33　全口曲面断层片1

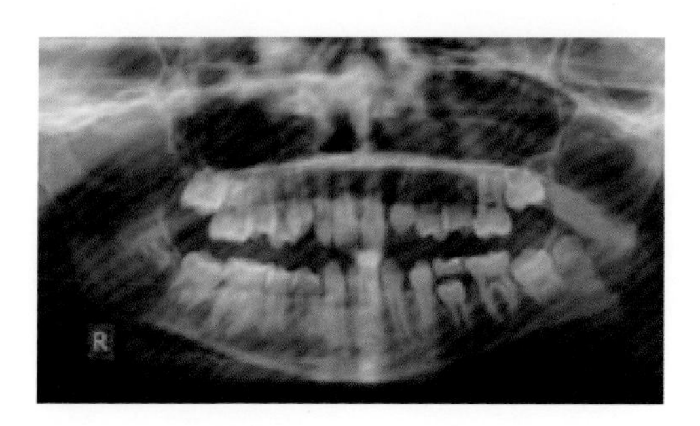

图34　全口曲面断层片2

8. 病例8

（1）上颌前段牙弓存在哪些问题？

萌出方向异常，侧切牙腭侧萌出和尖牙位置向近中颊侧移动（图35，图36）。

（2）造成上颌侧切牙位置异常的可能原因是什么？

侧切牙的位置可能受到以下因素的影响：

①乳侧切牙的牙根位置异常。

②混合牙列早期萌出方向过于直立。

③缺乏足够的萌出空间以致腭侧萌出。

（3）描述上颌尖牙的位置。

在大多数情况下尖牙在牙弓的位置是由侧切牙的位置决定的。在本病例中，侧切牙并未引导尖牙萌出至正确的位置，而是偏向近中颊侧。

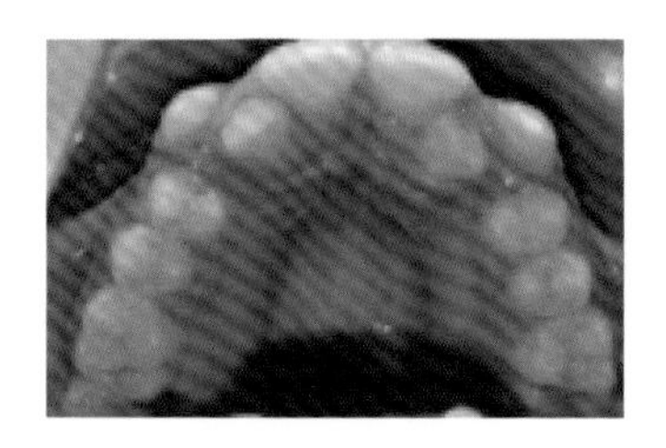

图35　上颌殆面像

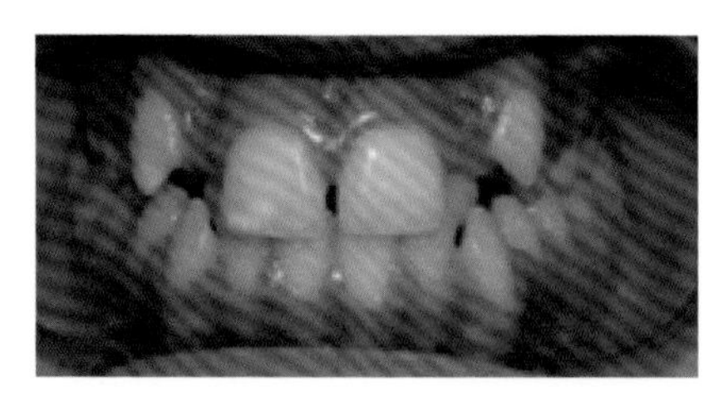

图36　正面咬合像

9. 病例9

（1）患者是哪种错殆畸形？

安氏Ⅱ类2分类（图37，图38）。

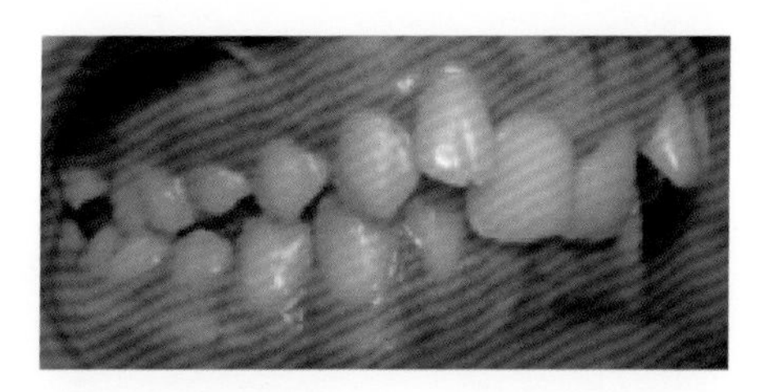

图37　右侧咬合像

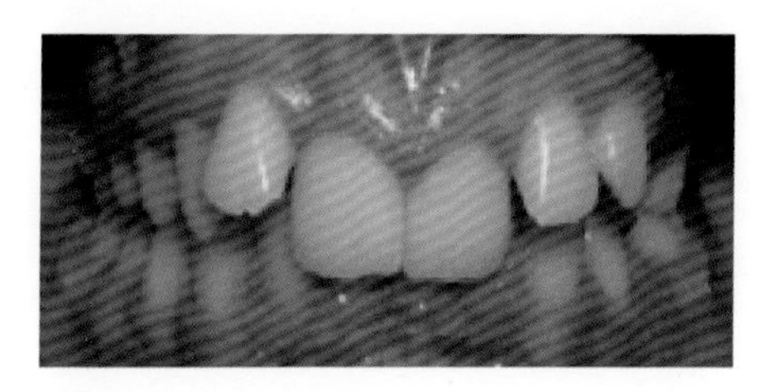

图38　正面咬合像

（2）导致侧切牙位置异常的可能原因是什么?

侧切牙唇向位的可能原因是在切牙发育过程中，侧切牙牙胚在牙槽骨内的位置不佳。

（3）描述上颌尖牙的位置。

恒尖牙的位置不受影响，因为侧切牙的远中部分仍然能够引导尖牙萌出至正确的位置。

10. 病例10

（1）该儿童处于牙齿发育的哪个阶段?

混合牙列早期。

（2）下列全口曲面断层片分别是患者哪个年龄段做的检查?

8岁时拍摄的全口曲面断层片（图39）；9岁时拍摄的全口曲面断层片（图40）。

（3）请描述尖牙的萌出路径。

下颌尖牙在颌骨内沿着恒侧切牙根远中侧向近中、舌侧移动；而上颌恒尖牙则是在侧切牙根尖部远中处垂直向下生长（图39）。

恒尖牙的正常萌出路径需要注意的是，上颌和下颌尖牙在侧切牙的远中位置（图40）。

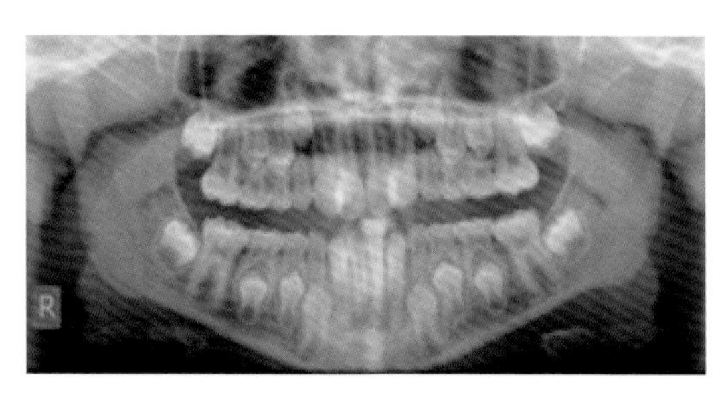

图39 全口曲面断层片1

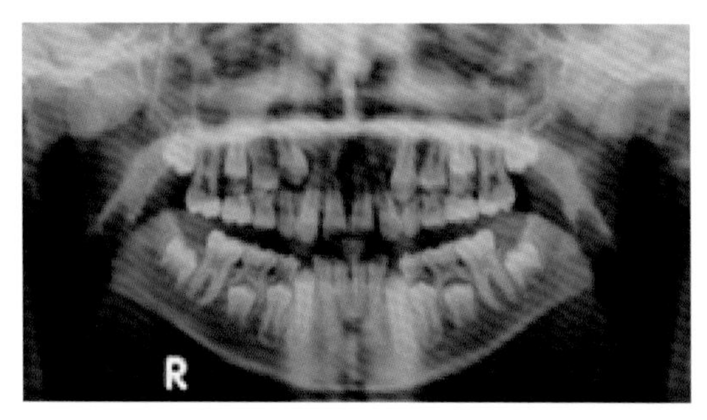

图40 全口曲面断层片2

11. 试述下图中尖牙的萌出方式

恒侧切牙的位置决定了恒尖牙的位置（图41）。侧切牙舌侧位会导致尖牙的唇颊向萌出，此时则需要间隙分析以及正畸干预。

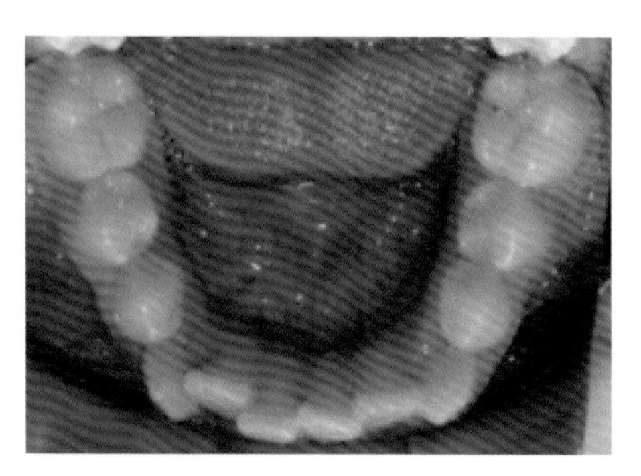

图41 下颌㕡面像1

图42中由于侧切牙舌侧异位并且朝向近中，因此恒尖牙的萌出缺乏正确引导，从而萌出路径异常。侧切牙舌侧位的主要原因是在萌出时未能获得正常的唇侧通道（例如，乳侧切牙滞留等），这种情况需要进行间隙分析及正规的正畸治疗。

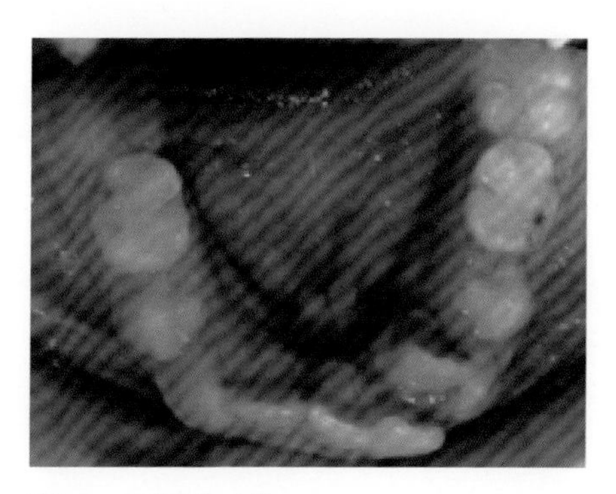

图42　下颌殆面像2

上颌尖牙颊侧异位：上颌尖牙颊侧异位的主要原因是间隙不足（图43，图44），上颌尖牙的萌出比其他任何牙齿都要困难。它位于上颌骨的高位，其牙冠偏近中，并略偏向舌侧。在萌出时，尖牙向殆平面移动并逐渐直立，直至触及侧切牙牙根远中。随后尖牙萌出更直立并偏近中。

尖牙腭侧异位（palatal canine displacement，PDC）：在预计的萌出时间之前，尖牙在颌骨内位置异常（图45）。大多数情况下，上颌尖牙的腭侧异位会导致其阻生（详见第7章）。

尖牙腭侧阻生：在预计萌出时间之后，尖牙仍处于颌骨内，且位置异常（图46）。

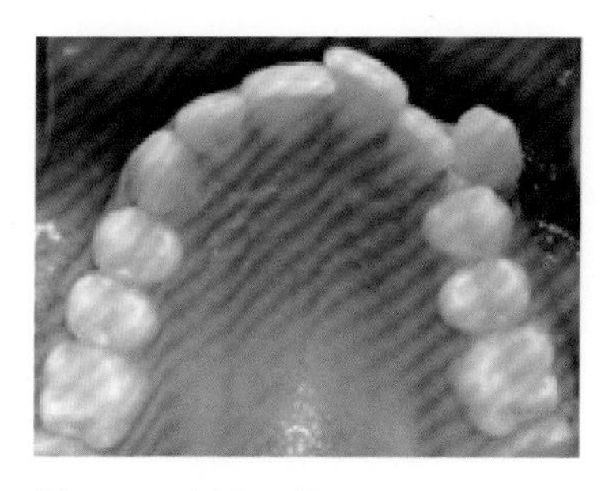

图43　上颌殆面像

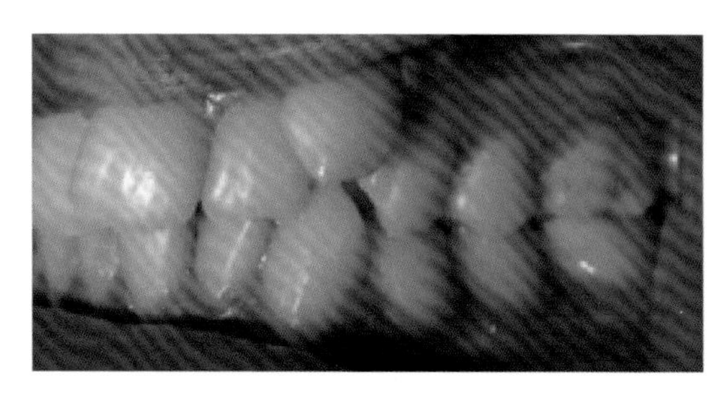

图44 左侧咬合像

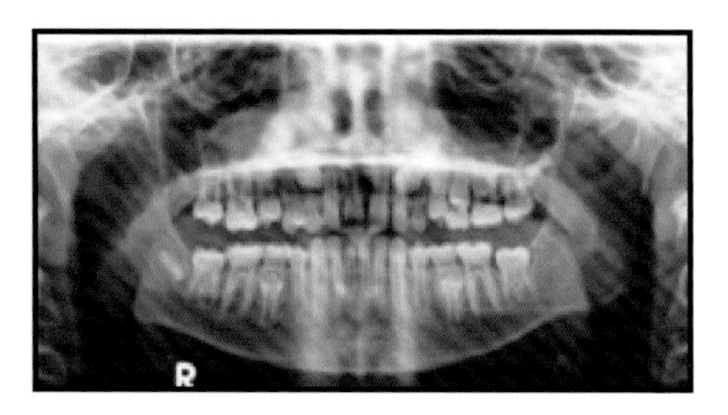

图45 全口曲面断层片1

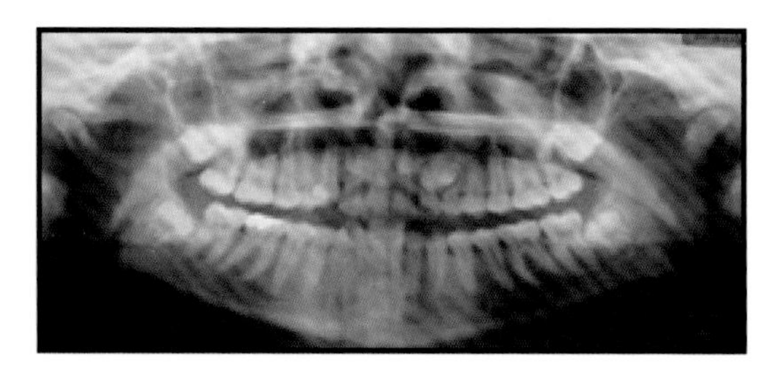

图46 全口曲面断层片2

12. 根据下图描述前磨牙的萌出路径

图47：下颌第二前磨牙的萌出有着特殊的意义。第二前磨牙的萌出使第二乳磨牙远中根吸收，并于靠近第一恒磨牙的近中面萌出。这是在替牙过程中，最节省间隙、最安全的萌出路径。

图48：第二前磨牙向近中萌出，使乳磨牙近中根吸收；右侧第一前磨牙在萌出过程中受到第二乳磨牙近中根的干扰，而第二前磨牙的萌出又受到第一前磨牙的影响。此为下颌第二前磨牙最不理想的萌出路径。

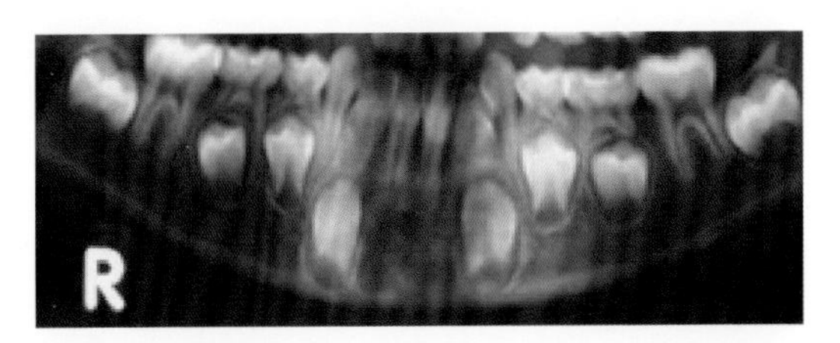

图47　下颌X线片1

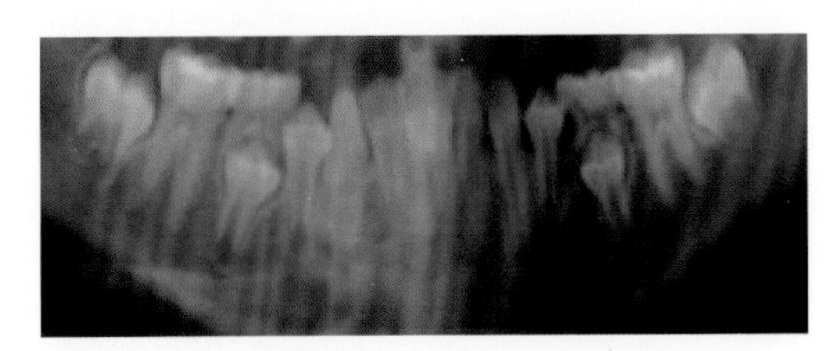

图48　下颌X线片2

图49，图50：左侧下颌第二乳磨牙早失（在第一恒磨牙萌出后）会导致第一恒磨牙近中倾斜；第一前磨牙的远中萌出以及第二前磨牙的阻生。然而，若第一恒磨牙的萌出缺乏第二乳磨牙的正确引导，可能会造成相当大的牙弓长度丢失。据报道，上颌骨的间隙丧失可能超过8mm，而下颌骨的间隙丧失可达4～6mm。

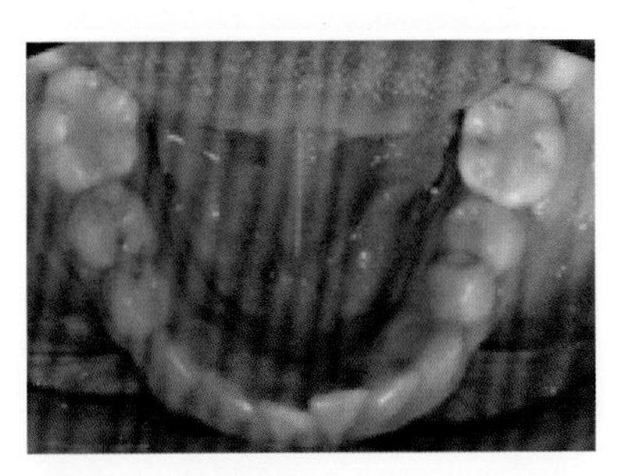

图49　下颌𬌗面像

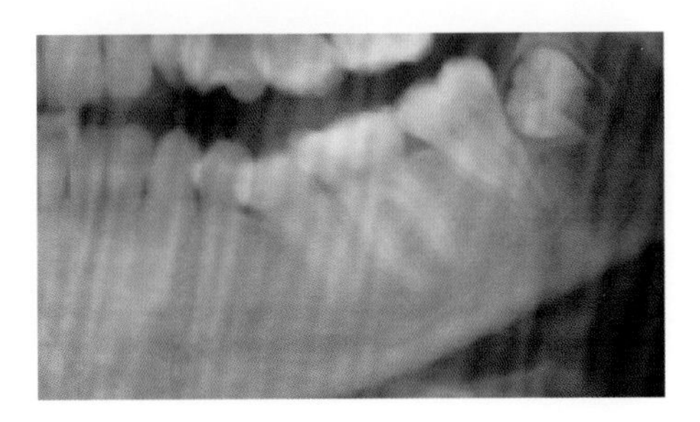

图50　下颌左侧X线片

图51，图52：第一乳磨牙早失，剩余间隙丧失；前磨牙萌出顺序异常；第一前磨牙的萌出受恒尖牙和第二前磨牙的阻挡。

图53：单侧（上颌右侧）第二乳磨牙早失。第一恒磨牙牙冠近中移动并围绕腭根旋转；第一乳磨牙的远中倾斜；上颌第二前磨牙埋伏阻生。

图54：双侧上颌第二乳磨牙过早脱落。第一恒磨牙牙冠近中移动并围绕腭根旋转；第一乳磨牙远中倾斜；上颌第二前磨牙埋伏阻生。

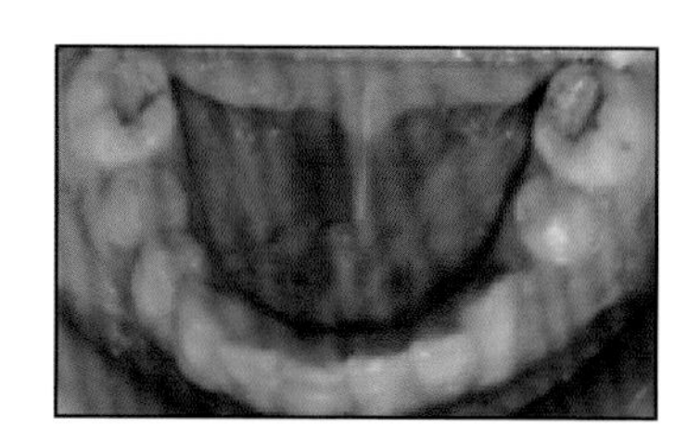

图51 下颌𬌗面像

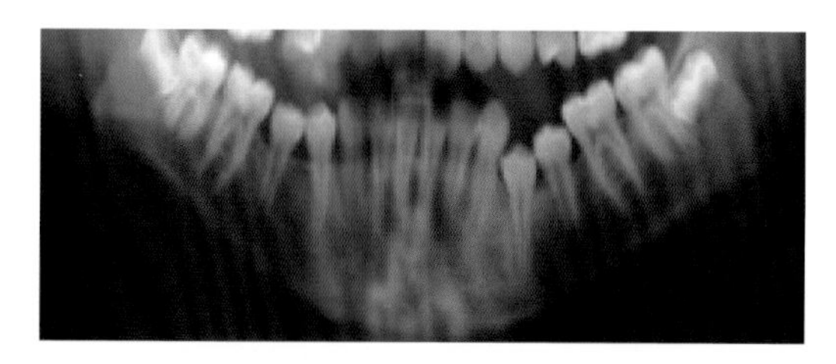

图52 下颌X线片

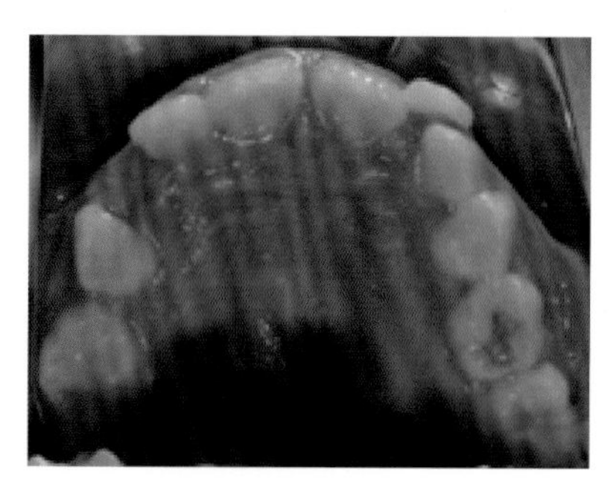

图53 上颌𬌗面像

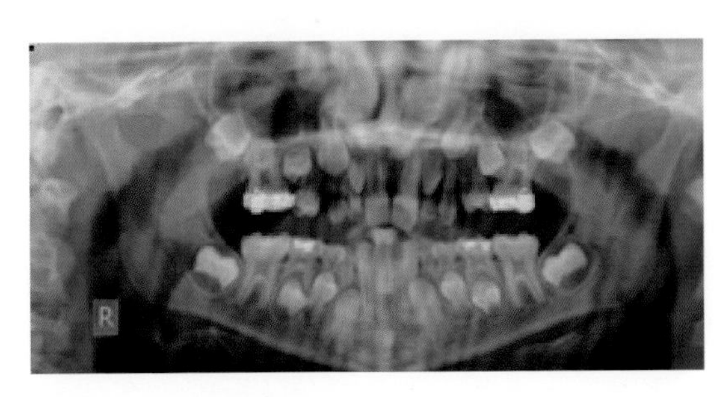

图54　全口曲面断层片

图55：上颌第一乳磨牙早失。在乳磨牙早失后1年内，乳尖牙向远中移动；上颌第一磨牙可能会向近中移动（取决于牙齿脱落的年龄和缺牙持续时间），第一前磨牙可能会因为第二乳磨牙的近中移动而向近中萌出。

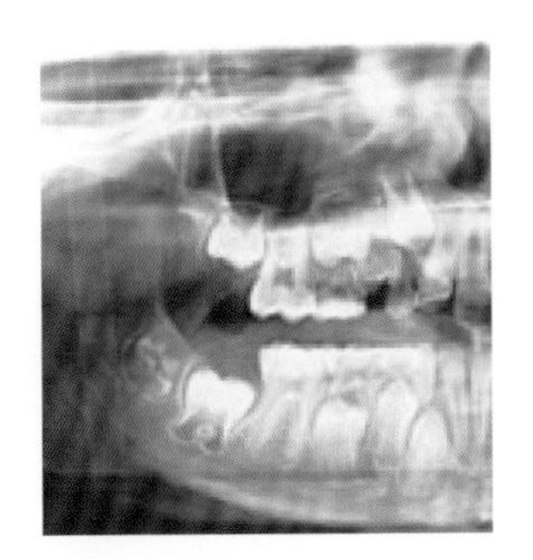

图55　左侧X线片

第4节　结束语

殆的发展及建立始于乳牙期的形成，经历了混合牙列期，最后结束于恒牙期。对于正常发育的患者而言，从混合牙列到恒牙期的咬合调整很大程度上依赖剩余间隙的合理利用。

参考文献

[1] Nolla CM. Development of the permanent teeth. J Dent Child 1960; 27: 254.
[2] Proffit W. Contemporary Orthodontics. 4th ed., St. Louis: Mosby 2007.
[3] Moyers RE. Handbook of Orthodontics. 3rd ed., Chicago: Year Book Medical Publishers 1973.
[4] Moyers RE, Van der Linden FP, Riolo ML, et al. Standards of Human Occlusal Development Monograph 5 Craniofacial Growth Series. Ann Harbor, MI: Center of Human Development, the University of Michigan 1976.

[5] Moorrees CF, Grøn AM, Lebret LM, Yen PK, Fröhlich FJ. Growth studies of the dentition: a review. Am J Orthod 1969; 55(6): 600-16.
[http://dx.doi.org/10.1016/0002-9416(69)90037-2] [PMID: 4890736]

[6] Demirjian A, Goldstein H, Tanner JM. A new system of dental age assessment. Hum Biol 1973; 45(2):211-27.
[PMID: 4714564]

[7] Garn SM, Smith BH. Developmental communalities in tooth emergence timing. J Dent Res 1980;59(7): 1178.
[http://dx.doi.org/10.1177/00220345800590072501] [PMID: 6929821]

[8] Nanda S. The development basis of occlusion and malocclusion. Chicago: Quintessence Publishing Co. 1982.

[9] Dugoni SA. Comprehensive treatment during mixed dentition period. Am J Orthod Dentofacial Orthop 1998; 113: 75-84.
[http://dx.doi.org/10.1016/S0889-5406(98)70278-1] [PMID: 9457021]

[10] Brook AH, Jernvall J, Smith RN, Hughes TE, Townsend GC. The dentition: the outcomes of morphogenesis leading to variations of tooth number, size and shape. Aust Dent J 2014; 59 (Suppl. 1): 131-42.
[http://dx.doi.org/10.1111/adj.12160] [PMID: 24646162]

[11] Arte S, Nieminen P, Apajalahti S, Haavikko K, Thesleff I, Pirinen S. Characteristics of incisorpremolar hypodontia in families. J Dent Res 2001; 80(5): 1445-50.
[http://dx.doi.org/10.1177/00220345010800051201] [PMID: 11437217]

[12] Baume LJ. Physiological tooth migration and its significance for the development of occlusion; the biogenesis of accessional dentition. J Dent Res 1950; 29(3): 331-7.
[http://dx.doi.org/10.1177/00220345500290031301] [PMID: 15428568]

[13] Baume LJ. Physiological tooth migration and its significance for the development of occlusion; the biogenesis of the successional dentition. J Dent Res 1950; 29(3): 338-48.
[http://dx.doi.org/10.1177/00220345500290031401] [PMID: 15428569]

[14] Paulsen HU. Changes in sagittal molar occlusion during growth. Tandlaegebladet 1971; 75(12): 1258-67.
[PMID: 5290992]

[15] Clinch LM. An analysis of serial models between three and eight years of age. Dent Rec (London) 1951; 71(4): 61-72.
[PMID: 24540970]

[16] Brin I, Kelley MB, Ackerman JL, Green PA. Molar occlusion and mandibular rotation: a longitudinal study. Am J Orthod 1982; 81(5): 397-403.
[http://dx.doi.org/10.1016/0002-9416(82)90077-X] [PMID: 6960726]

[17] Kim YE, Nanda RS, Sinha PK. Transition of molar relationships in different skeletal growth patterns. Am J Orthod Dentofacial Orthop 2002; 121(3): 280-90.

[http://dx.doi.org/10.1067/mod.2002.119978] [PMID: 11941342]

[18] Kerr WJ. A longitudinal cephalometric study of dento-facial growth from 5 to 15 years. Br J Orthod 1979; 6(3): 115-21.
[http://dx.doi.org/10.1179/bjo.6.3.115] [PMID: 297456]

[19] Lundström A, McWilliam JS. Dento-alveolar compensation for antero-posterior variations between the upper and lower apical bases. Eur J Orthod 1984; 6(2): 116-22.
[http://dx.doi.org/10.1093/ejo/6.2.116] [PMID: 6587968]

[20] Nanda RS, Merrill RM. Cephalometric assessment of sagittal relationship between maxilla and mandible. Am J Orthod Dentofacial Orthop 1994; 105(4): 328-44.
[http://dx.doi.org/10.1016/S0889-5406(94)70127-X] [PMID: 8154458]

[21] Bishara SE, Hoppens BJ, Jakobsen JR, Kohout FJ. Changes in the molar relationship between the deciduous and permanent dentitions: a longitudinal study. Am J Orthod Dentofacial Orthop 1988; 93(1): 19-28.
[http://dx.doi.org/10.1016/0889-5406(88)90189-8] [PMID: 3422119]

[22] Bishara SE, Treder JE, Jakobsen JR. Facial and dental changes in adulthood. Am J Orthod Dentofacial Orthop 1994; 106(2): 175-86.
[http://dx.doi.org/10.1016/S0889-5406(94)70036-2] [PMID: 8059754]

[23] Bishara SE, Jakobsen JR, Treder J, Nowak A. Arch length changes from 6 weeks to 45 years. Angle Orthod 1998; 68(1): 69-74.
[PMID: 9503137]

[24] DeKock WH. Dental arch depth and width studied longitudinally from 12 years of age to adulthood. Am J Orthod 1972; 62(1): 56-66.
[http://dx.doi.org/10.1016/0002-9416(72)90125-X] [PMID: 4503706]

[25] Burdi AR, Moyers RE. Development of the dentition and occlusion. Handbook of orthodontics. 4th ed., Chicago: Year Book Medical Publishers 1988.

[26] Sillman JH. Dimensional changes of the dental arches: Longitudinal study from birth to 25 years. Am J Orthod 1964; 50(11): 824-42.
[http://dx.doi.org/10.1016/0002-9416(64)90040-5]

第5章

阻断性治疗
Interceptive Treatment

本章摘要： 无论从长期还是短期的角度而言，早期诊断和早期矫治对于咬合、功能、美观等方面都有着十分重要的意义。对于儿童正畸患者，牙齿萌出的正确引导和恒牙列的健康发育是口腔保健中不可或缺的部分。正确的引导有助于恒牙列处于稳定、功能和美学相协调的咬合关系，也有助于颅颌面的正常发育。本章内容通过问答的形式，提出在混合牙列期进行适当咬合诱导、预防错𬌗畸形的发生，以及阻断性矫治的治疗原则。本章的第3节将展示以正畸阻断性治疗为主的临床病例。

第1节　概述

咬合发育中的间隙管理是口腔健康维护及口腔疾病预防的重要组成部分。间隙的维持包括使用矫治器将牙齿处于适当的位置，从而允许继替恒牙萌出且在牙弓中处于理想的位置，然而这取决于口内所有牙齿的正常萌出及排列。牙齿或牙体结构的早失，若未进行治疗，可能会由于邻牙移位和（或）漂移而导致牙弓长度的减小、拥挤，进而形成错𬌗畸形。在混合牙列期，排齐的机制之一是保留剩余间隙（leeway space），大多临床医生都希望正畸阻断性治疗能够纠正错𬌗，避免后期治疗中进行拔牙矫治。

第2节　混合牙列的间隙管理

1. 间隙管理和牙列拥挤

间隙保持包括使用矫治器将牙齿处于适当的位置，从而允许继替恒牙萌出且在牙弓中处于理想的位置，形成良好的咬合。牙列拥挤是牙弓中应有间隙和现有间隙的差异引起的，常见的形式是牙齿大小不调与牙弓长度不调。

现有间隙不足会导致拥挤，而现有间隙过多则会在牙齿之间留有间隙[1-2]。牙列

George Litsas

拥挤是最常见的错殆畸形之一，也是患者寻求矫治最常见的原因[3]。

2. 混合牙列期模型分析的重要性

评估混合牙列期的模型[4-5]能够：

（1）评估牙弓形态。

（2）评估牙齿解剖形态。

（3）检查牙尖交错殆状态。

（4）分析间隙。

3. 简述Moyers、Tanaka-Johnston分析法，分析下颌切牙作为参考牙的原因，以及这些分析法的优缺点

Moyers分析法（图1）：用下颌恒切牙的牙冠宽度总和，以及相应的预测表来获得未萌牙齿的宽度[4]。该方法准确度高，并考虑了不同的概率水平。不需要X线片进行参考。

Tanaka-Johnston分析法（图2）：使用回归方程来预测未萌出的尖牙和前磨牙的大小[5]。该公式取恒中切牙及侧切牙近远中宽度之和的1/2，加11mm为上颌单侧尖牙、前磨牙牙冠宽度的预测值总和，加10.5mm则为下颌牙齿。这个方程式预测未萌出的前磨牙和尖牙的宽度在75%参考水平。该方法准确度高，既不需要X线片，也不需要计算表格。

使用下颌切牙[2-3]作为参照牙的原因是：

① 口内第一颗萌出的牙齿；②形状和体积的变异性较小；③易于准确测量。

这两种分析法的主要优点是不需要对儿童进行任何射线检查[9]，可直接、直观测量口内的牙齿，更加简单、快速。

主要的缺点是没有考虑到下颌前牙的轴倾度、Spee曲线、种族偏差或侧貌的影响，以上这些因素都会影响拥挤度和所需间隙的分析。有研究将这些方法与各类人群进行比较，认为其预测值或偏高或偏低[6-7]。

Moyers预测法

上颌

	19.5	20.0	20.5	21.0	21.5	22.0	22.5	23.0	23.5	24.0	24.5	25.0
% 95	21.6	21.8	22.1	22.4	22.7	22.9	23.2	23.5	23.8	24.0	24.3	24.6
% 85	21.0	21.3	21.5	21.8	22.1	22.4	22.6	22.9	23.2	23.5	23.7	24.0
% 75	20.6	20.9	21.2	21.5	22.8	22.0	22.3	22.6	22.9	23.1	23.4	23.7
% 65	20.4	20.6	20.9	21.2	21.5	21.8	22.0	22.3	22.6	22.8	23.1	23.4
% 50	20.0	20.3	20.6	20.8	21.1	21.4	21.7	21.9	22.2	22.5	22.8	23.0
% 35	19.6	19.9	20.2	20.5	20.8	21.0	21.3	21.6	21.9	22.1	22.4	22.7
% 25	19.4	19.7	19.9	20.2	20.5	20.8	21.0	21.3	21.6	21.9	22.1	22.4
% 15	19.0	19.3	19.6	19.9	20.2	20.4	20.7	21.0	21.5	21.5	21.8	22.1
% 5	18.5	18.8	19.0	19.3	19.6	19.9	20.1	20.4	20.7	21.0	21.2	21.5

下颌

	19.5	20.0	20.5	21.0	21.5	22.0	22.5	23.0	23.5	24.0	24.5	25.0
% 95	21.1	21.4	21.7	22.0	22.3	22.6	22.9	23.2	23.5	23.8	24.1	24.4
% 85	20.5	20.8	21.1	21.4	21.7	22.0	22.3	22.6	22.9	23.2	23.5	23.8
% 75	20.1	20.4	20.7	21.0	21.3	21.6	21.9	22.2	22.5	22.8	23.1	23.4
% 65	19.8	20.1	20.4	20.7	21.0	21.3	21.6	21.9	22.2	22.5	22.8	23.1
% 50	19.4	19.7	20.0	20.3	20.6	20.9	21.2	21.5	21.2	22.1	22.4	22.7
% 35	19.0	19.3	19.6	19.9	20.2	20.5	20.8	21.1	21.4	21.7	22.0	22.3
% 25	18.7	19.0	19.3	19.6	19.9	20.2	20.5	20.8	21.1	21.4	21.7	22.0
% 15	18.4	18.7	19.0	19.3	19.6	19.8	20.1	20.4	20.7	21.0	21.3	21.6
% 5	17.7	18.0	18.3	18.6	18.9	19.2	19.5	19.8	20.1	20.4	20.7	21.0

图1 Moyers分析法

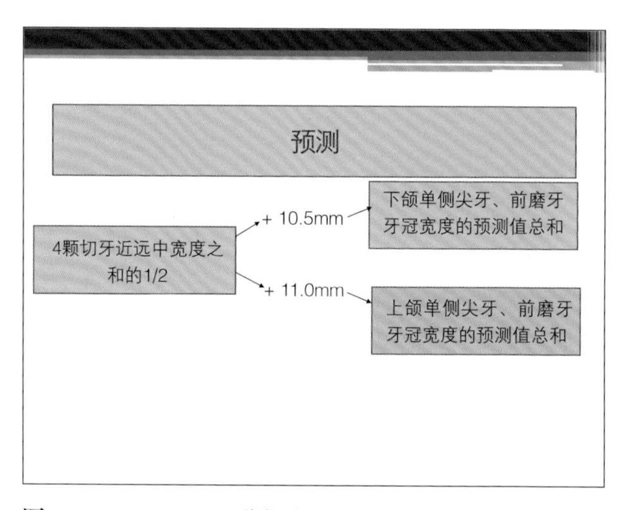

图2 Tanaka-Johnston分析法

4. 影响间隙是否需要维持的因素

（1）牙根发育：继替恒牙的牙根发育程度越小，会更加建议进行间隙管理。

（2）覆盖牙槽骨：继替恒牙上覆盖的骨量越多，会更加建议进行间隙管理。

（3）失牙类型[8-10]。

对于生长发育正常的混合牙列患者，其间隙分析显示需要的间隙为：<3mm；4～8mm；>8mm。那么其可行的正畸方法是什么？

①<3mm：局限性间隙丧失，邻面片切[6,9,13]以下部位。

• 乳尖牙近中–远中（图3）

• 第一、第二乳磨牙近中（图4～图6）

②4～8mm：获得间隙–拔牙临界病例。

正畸干预可通过保留剩余间隙、上颌扩弓和上颌磨牙远移等方法实现[8-11]。

③>8mm：序列拔牙。按照制订的顺序拔除恒牙，并引导所有恒牙达到良好的咬合关系，以避免形成严重的咬合不良。从遗传病因学来说，序列拔牙矫治的实施

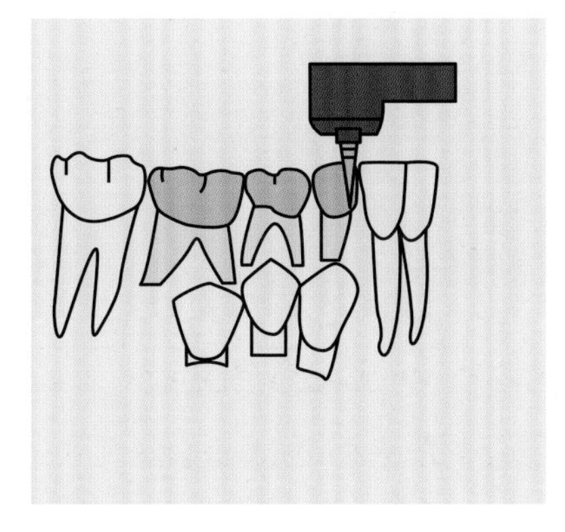

图3　邻面片切1

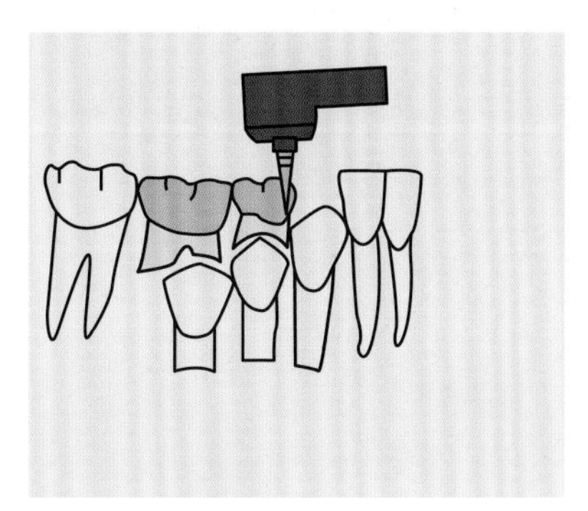

图4　邻面片切2

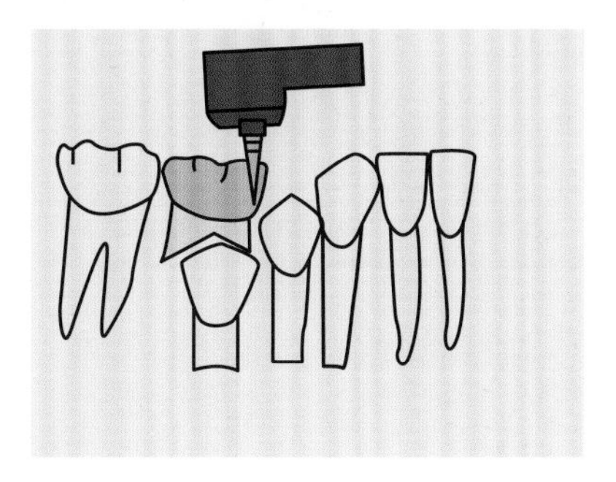

图5　邻面片切3

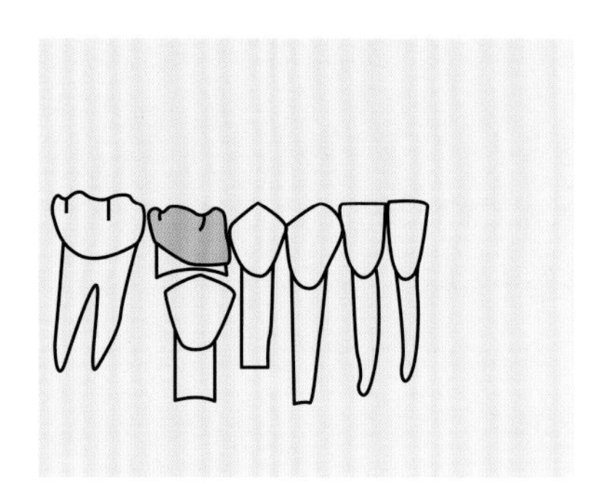

图6 邻面片切4

旨在纠正明确的拥挤[12-13]。

5. 什么是序列拔牙矫治？列出序列拔牙矫治的适应证和禁忌证

（1）序列拔牙是阻断性治疗方法之一，目的是早期解除拥挤，使恒牙萌出后排列整齐，简化或避免后期的正畸治疗[12]。

（2）序列拔牙矫治的适应证[3-4,13]：

①牙量-骨量不调。

②需要正颌手术或双颌前突侧貌。

③正常或高角垂直面型。

④中性或近中关系。

⑤覆𬌗、覆盖较小。

（3）序列拔牙矫治的禁忌证[3-4, 13]：

①低角型。

②骨性Ⅱ类或骨性Ⅲ类。

③骨性Ⅰ类双颌后缩侧貌。

6. 简述序列拔牙矫治

（1）拔除上、下颌乳尖牙，以排齐恒切牙。

（2）拔除第一乳磨牙，促使第一前磨牙萌出。

（3）拔除第一前磨牙，促使恒尖牙的萌出和远移（图7）。

（4）拔除第二乳磨牙，并在第二前磨牙萌出后行固定矫治（图8）。

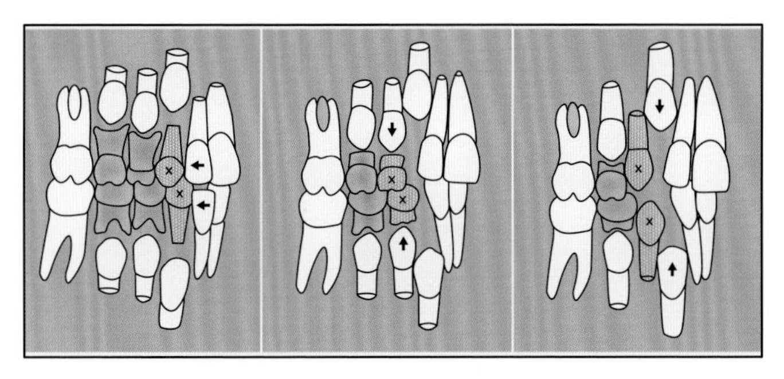

图7　序列拔牙，拔除第一前磨牙

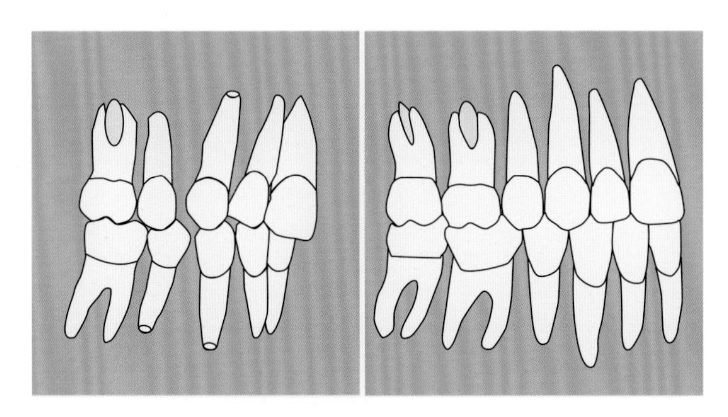

图8　序列拔牙，拔除第二乳磨牙

7. 混合牙列早期的哪些临床表现能够预测恒牙列中潜在的重度拥挤

混合牙列中，可以预测潜在恒牙列重度拥挤的临床“迹象”[7,9–10]（表1）：

（1）下颌恒侧切牙造成乳尖牙牙根吸收，致其脱落（图9）。

（2）上颌第一恒磨牙造成第二乳磨牙牙根吸收，致其早失（图10）。

（3）遗传性拥挤（牙量–骨量大小不调；图11）。

8. 混合牙列期中的哪些骨性条件，会促使恒牙列矫治中倾向于拔除前磨牙

表1　混合牙列期促使恒牙列期拔除前磨牙的骨性条件[13–15]

①垂直生长型伴前牙明显前突
②上唇前突，鼻唇角锐
③骨性开殆
④双颌前突

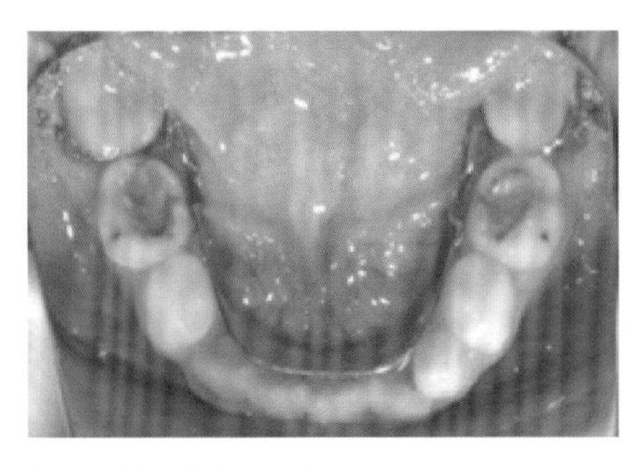

图9 右侧乳尖牙早失

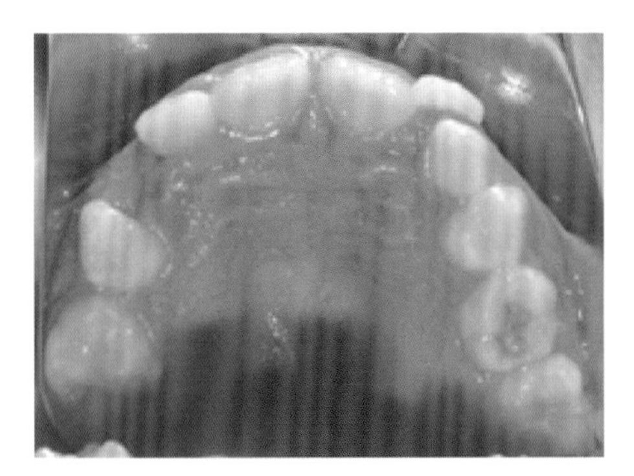

图10 第二乳磨牙早失

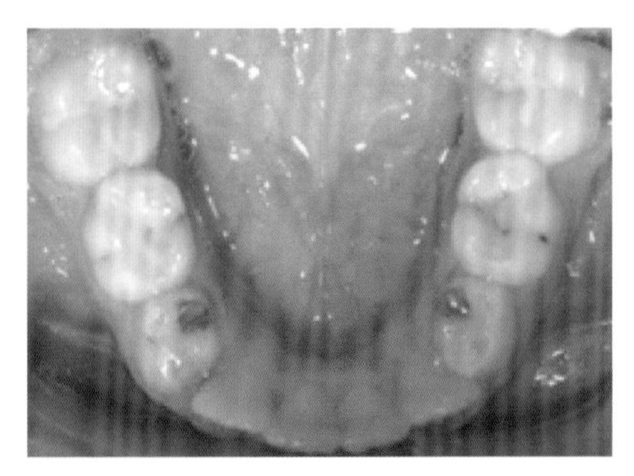

图11 遗传性拥挤导致乳尖牙早失

9. 哪些牙齿萌出序列异常会导致牙弓间隙丧失

下颌第二磨牙先于下颌第二前磨牙萌出，上颌尖牙先于第一前磨牙萌出。此外，左右两侧同名恒牙未同时萌出会造成局部间隙丧失[16]。

10. 请描述第一、第二乳磨牙及下颌乳尖牙早失后可能的结果

第一、第二乳磨牙及下颌乳尖牙早失后可能的结果见表2 ~ 表4。

表2　第一乳磨牙早失可能出现的结果[6,11,13]

上颌	下颌
①乳尖牙远中漂移（早失后1年内）	①乳尖牙向缺牙处远中移动
②上颌第二乳磨牙近中漂移（与年龄、缺牙年限有关）由于第二乳磨牙近中漂移，第一前磨牙近中萌出	②第二乳磨牙、第一恒磨牙近中移动
③间隙丧失，上颌恒尖牙可能阻生	

表3　第二乳磨牙早失可能出现的结果[17–19]

上颌	下颌
①第一恒磨牙冠-牙根近中移动，围绕腭侧根近中扭转	①第一恒磨牙近中倾斜
②第一前磨牙萌出位置靠远中	②第一前磨牙萌出位置靠远中
③第二前磨牙阻生	③第二前磨牙阻生

通常来说，第二乳磨牙早失较第一乳磨牙早失，会丢失更多的间隙。

表4　乳尖牙早失可能出现的结果[3–4,20–22]

①恒切牙向远中舌侧萌出
②牙弓长度减小，覆殆加深
③牙齿的不对称早失会导致中线偏斜

11. 列举理想的间隙保持器应满足的条件

理想的间隙保持器[23–24]应该：

（1）促进邻牙和继替恒牙的萌出。

（2）防止对颌牙的过度萌出。

（3）与咀嚼功能和软组织相适应。

（4）避免对支抗牙施加转矩力。

（5）不变形。

（6）可以调整或少量地修理。

12. 简述乳切牙、下颌尖牙和第一、第二乳磨牙早失后的间隙管理措施

（1）乳切牙：不需要间隙保持。

（2）下颌尖牙：下颌舌弓（Lower Lingual Arch，LLA；图12）。

（3）第一乳磨牙：第二乳磨牙或第一恒磨牙放置带环和保持丝圈（图13）。

（4）下颌第二乳磨牙：第一恒磨牙为基牙佩戴下颌舌弓（LLA）或第一乳磨牙佩戴“远中丝圈”（若在第一恒磨牙萌出前脱落）。

（5）上颌第二乳磨牙：Nance弓或横腭杆（TPA）（图14）。

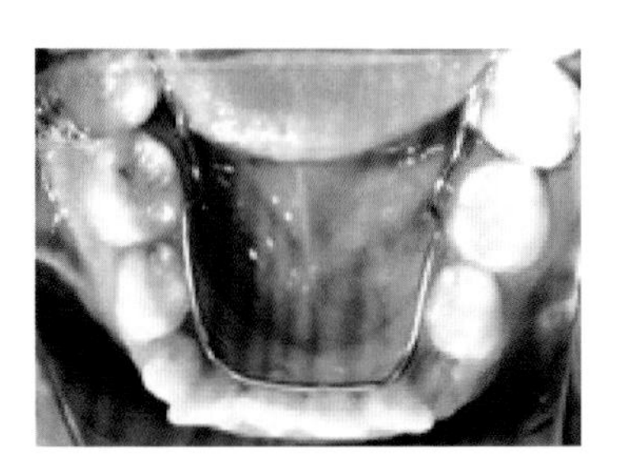

图12 下颌舌弓

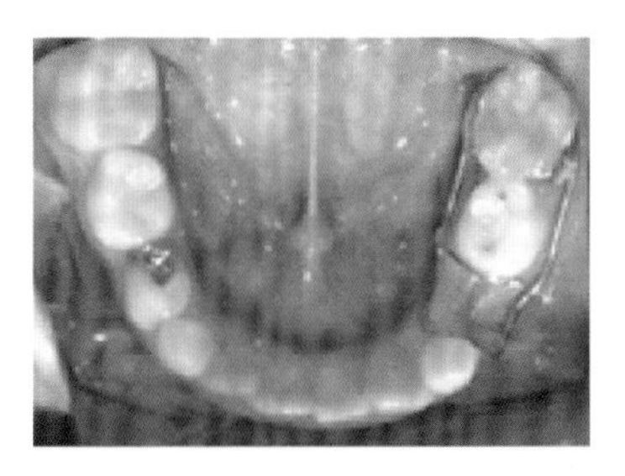

图13 带环和保持丝圈

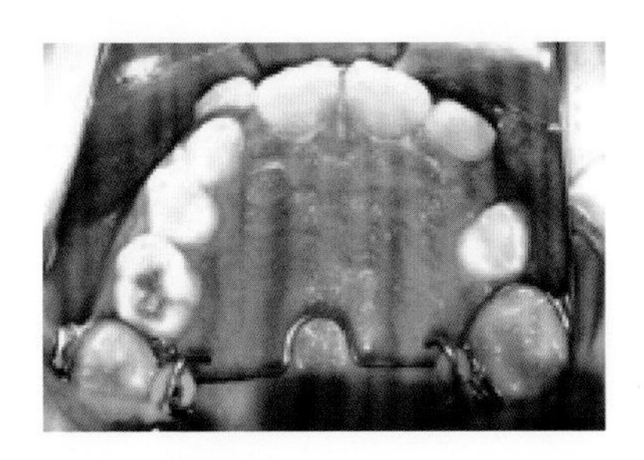

图14 横腭杆

13. 什么是带环丝圈式间隙保持器

带环丝圈式间隙保持器由置于基牙的带环和焊接在带环上的横跨缺牙间隙的钢丝圈组成。丝圈颊舌向应较宽，允许继替恒牙的萌出，同时距离牙龈组织0.5mm，并在邻接点与邻牙接触[25]。

14. 使用下颌舌弓（LLA）的主要优点和缺点是什么？该矫治器的有效性如何

（1）下颌舌弓（LLA）的主要优点：

对于阻断性正畸矫治，使用下颌舌弓LLA是广泛接受的一种常规方法。之所以认为LLA（0.9mm不锈钢）是混合牙列中理想的间隙保持器，是因为它有很多优点[26–28]（表5）。

表5 下颌舌弓的优势

容易弯制，置入口内简单
成本较低
不容易损坏
正常的口腔卫生维护即可
无须考虑儿童依从性问题

（2）该矫治器也有以下缺点[28]：

①下颌舌弓容易引起下颌切牙的前移和唇倾。

②若磨牙间夹角>24° 时，可通过保留剩余间隙来防止后期的近中移动，但同时会影响下颌第二磨牙的萌出。

③佩戴带环的牙齿可能会发生脱矿。

（3）生长模式不同，LLA的效果差异较大。其牙弓长度变化在（–0.44 ± 1.35）mm +2.9mm范围内。舌弓作用期间，切牙和磨牙位置也会受面部生长的影响[26]。

15. 列出下颌舌弓（LLA）作为间隙保持的适应证，哪些情况下应避免使用LLA

（1）下颌舌弓（LLA）作为间隙保持的适应证：

①当双侧（图15）或单侧（图16）下颌乳尖牙早失，为防止下颌切牙舌倾、远中漂移，用于维持下颌第二乳磨牙早失后的间隙。第二乳磨牙早失对牙弓长度的影响很大，会导致双侧牙弓每侧间隙减小2 ~ 4mm。

②在混合牙列中，可用于通过保留剩余间隙来解除下颌前牙拥挤。在混合牙列放置舌弓，会限制牙齿的近中移动和倾斜，甚至可以通过防止下颌切牙舌倾，而使牙弓总长度略有增加。

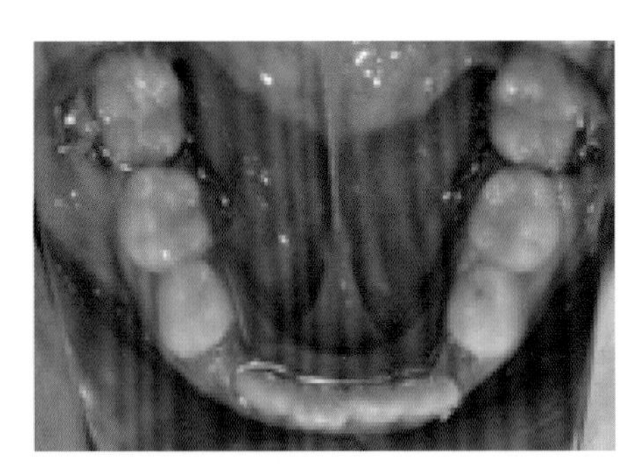

图15 双侧下颌乳尖牙早失

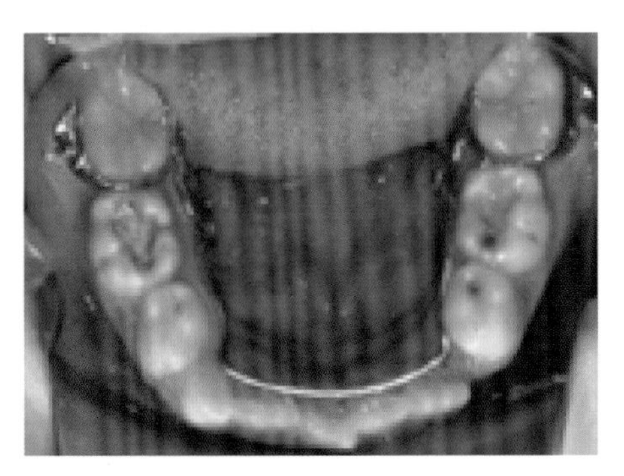

图16 左侧下颌乳尖牙早失

③也可用于单侧或双侧下颌多颗乳牙缺失的情况。

（2）在哪些情况下应避免使用LLA[4]：

①在恒切牙萌出前使用，因为乳切牙不能提供足够的支抗，且恒切牙萌出常偏舌侧。

②Ⅲ类生长型或Ⅱ类高角骨型（ANB>5°）。

③下牙弓重度拥挤，需要正畸治疗。

16. 简述上颌间隙管理常用的矫治器及适应证

（1）舌弓一般用于下颌，而Nance弓（图17）和横腭杆（TPA）（图18）常用于上颌间隙的保持。矫治器通过一根钢丝与牙弓两侧位于拔牙部位远中的牙齿上带环相连。两者的不同之处在于，Nance弓包含一个直接与腭皱襞接触的丙烯酸树脂，作为间隙保持器很有效，但会对软组织造成激惹。细菌和食物残渣的堆积通常会导致腭部软组织发炎，有时还会导致疼痛[8]。

横腭杆与磨牙带环相连，横跨腭穹隆，避免与软组织接触。它由一根0.036英寸（约0.9mm；1英寸≈25.4毫米）的不锈钢丝弯制，可以直接焊接在磨牙带环上，也可以预制为不同长度的弓形。TPA在腭穹隆处存在Ω曲，所以可以行扩弓、旋转、缩弓和加转矩等治疗措施。TPA置入口内应是被动不施力的。若矫治器并非被动，恒磨牙可能会发生不希望的垂直向和横向移动[29,31]。

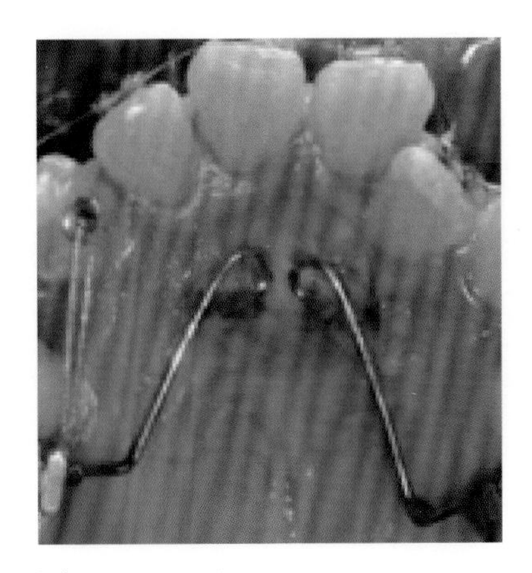

图17 Nance弓

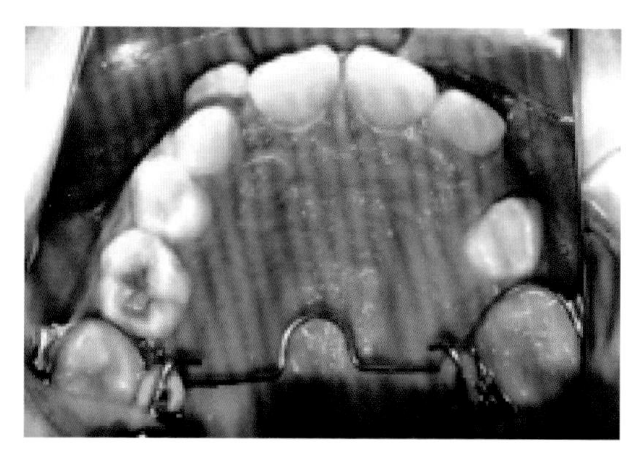

图18 横腭杆（TPA）

（2）当一侧牙无缺失，而另一侧多颗乳牙缺失时，建议选择横腭杆。在这种情况下，无缺牙一侧的刚性附件通常为维持间隙提供了足够的稳定性。然而，当双侧第二乳磨牙缺失时，应首选Nance弓[30]。

17. 列出混合牙列期横腭杆（TPA）的适应证；简述上颌第一恒磨牙在无扭转时的理想位置

（1）混合牙列期横腭杆的适应证：

①建立并维持牙弓宽度。

②对单侧或双侧扭转的磨牙进行去扭转。

③控制垂直向位置（舌体对Ω曲施加压力）。

④上颌扩弓纠正单侧反殆。

⑤施加上颌第一磨牙的颊根转矩。

（2）上颌第一磨牙的远颊尖和近舌尖应与对侧尖牙的牙尖在一条直线上对齐。TPA通过纠正扭转磨牙可获得每侧1～2mm的牙弓间隙，若磨牙近中扭转（Ⅱ类错殆中多发生），有助于建立Ⅰ类磨牙关系（图19）。

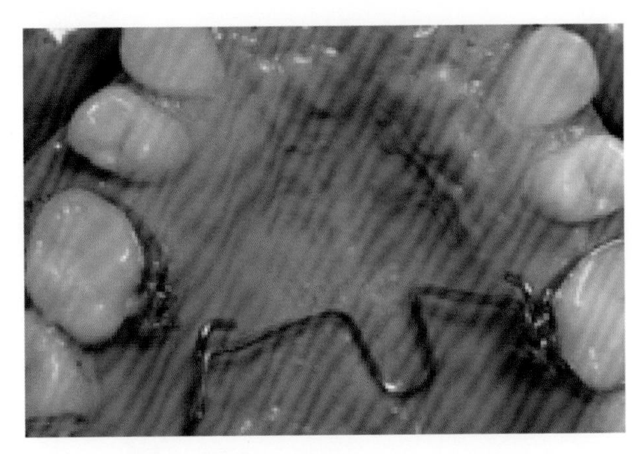

图19　上颌第一磨牙TPA去扭转

18. Bolton指数分析

上下颌牙齿大小需协调匹配，才能建立良好的咬合关系和理想的覆殆、覆盖[1]。现已证明Bolton分析是评估牙齿大小不调的可靠诊断工具，有助于治疗计划的制订。为了获得良好的尖窝关系，下牙的近远中宽度总和与上牙间有确定的比例关系（全牙比为91.2%，前牙比为77.2%）[2]。当比例关系不在正常范围内时，则Bolton指数不调。

（1）Bolton指数全牙比。

下颌12颗牙牙冠宽度总和与上颌12颗牙牙冠宽度总和的比值：

①>91.2%：下牙宽度过大。

②<91.2%：上牙宽度过大。

（2）Bolton指数前牙比。

下颌6颗牙牙冠宽度总和与上颌6颗牙牙冠宽度总和的比值：

①> 77.2%：下颌前牙宽度过大。

②< 77.2 %：上颌前牙宽度过大。

第3节 临床病例：牙齿间隙丧失及相应的阻断性矫治

1. 病例1

（1）上颌：由于右侧第二乳磨牙早失，右侧第一恒磨牙近中移动，围绕腭根扭转致间隙丧失（图20，图21）。

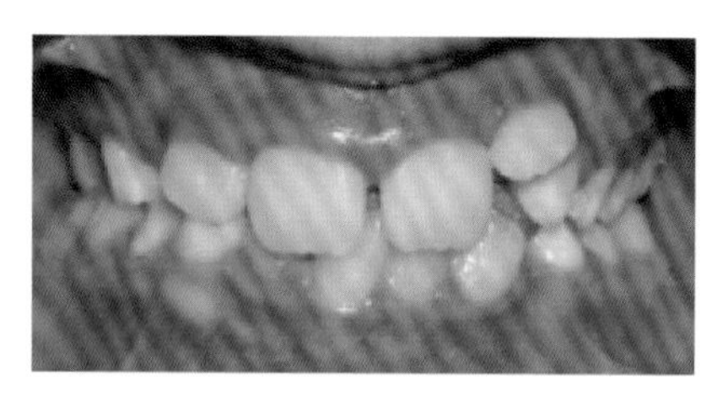

图20 口内正面像

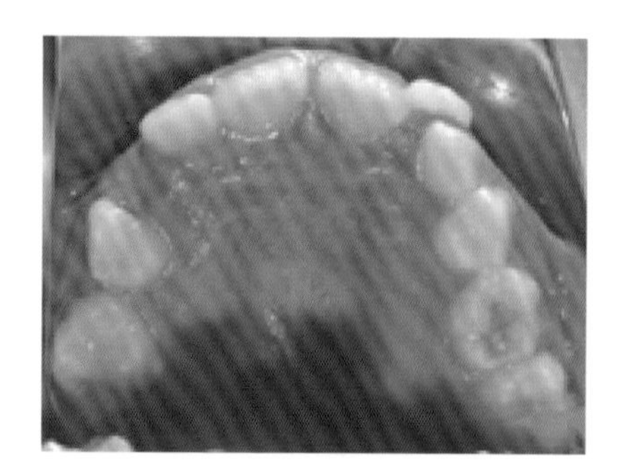

图21 上颌𬌗面像

治疗方案：横腭杆（TPA）通过去扭转、远中倾斜第一恒磨牙来获得间隙（图22）。

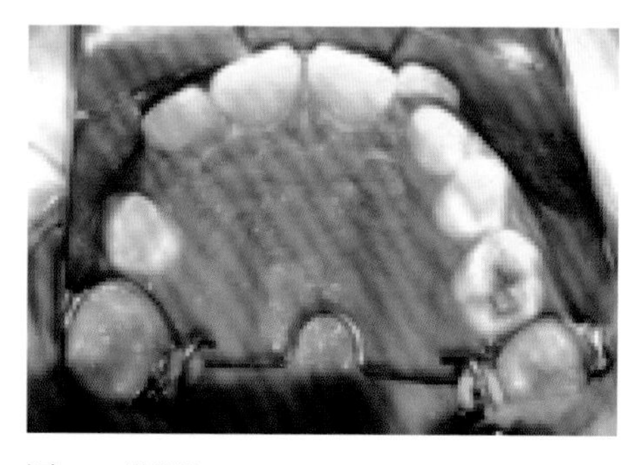

图22 横腭杆

（2）下颌：左侧下颌乳尖牙早失（图23）。下颌恒切牙向左移动，牙齿轴倾度改变，牙弓长度缩短，左侧恒尖牙萌出受阻。

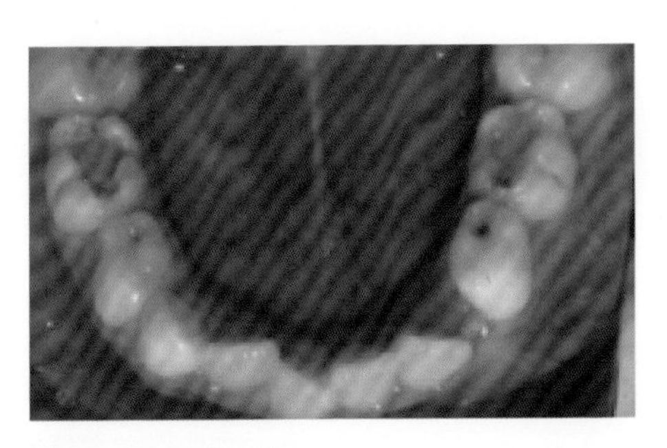

图23　下颌殆面像

治疗方案：拔除对侧乳尖牙的目的是允许切牙自由移动，并置入固定的下颌舌弓（LLA）以避免更多的牙弓长度丧失（图24）。置入口内的LLA应为被动不施力状态，以防止下颌切牙的唇倾和磨牙的颊倾。然而，我们应该注意到在多数情况下，下颌切牙的中线和轴倾度并不能自行纠正，需要进行固定正畸治疗。

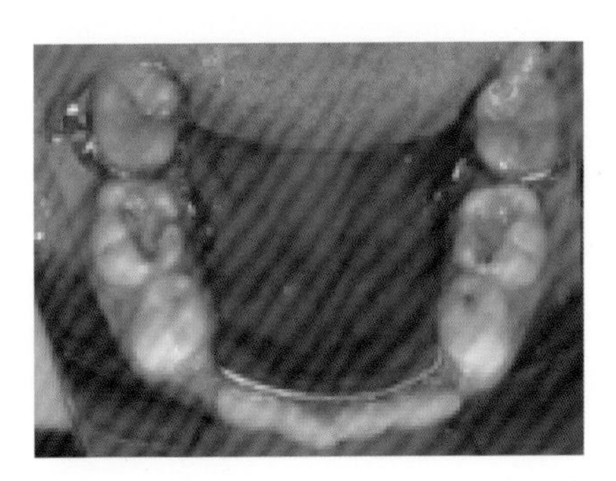

图24　下颌舌弓

2. 病例2

上颌右侧：从曲面断层片上看，为了排齐4颗切牙，患者在早期被错误地拔除了下颌右侧乳牙（图25），使右侧恒切牙向拔牙处移动。

治疗方案：拔除对侧乳尖牙，置入固定的下颌舌弓（图26，图27）。

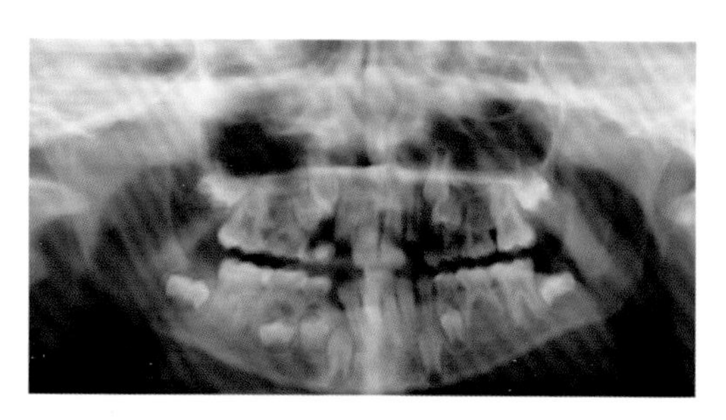

图25 全口曲面断层片

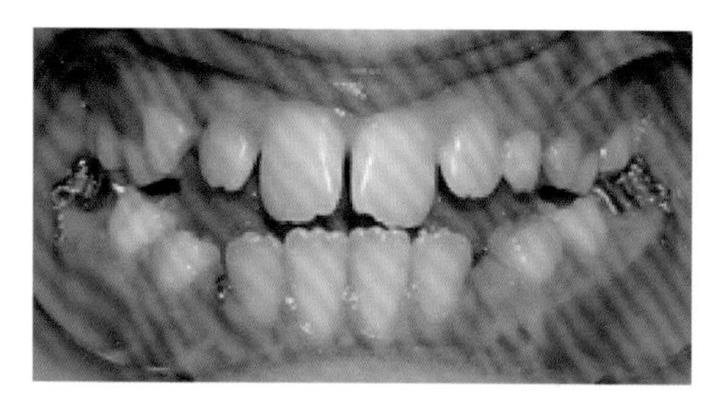

图26 口内正面像

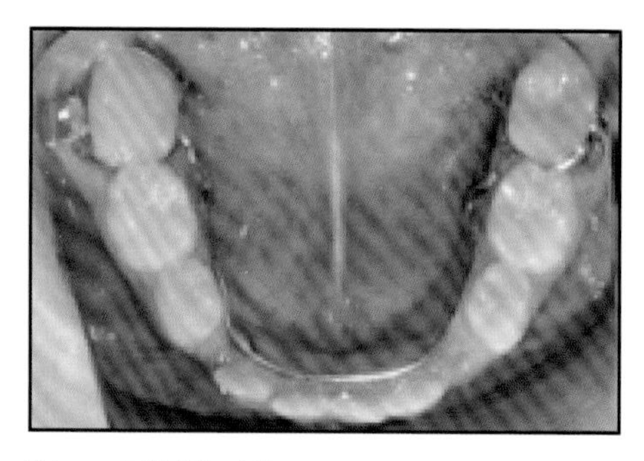

图27 下颌𬌗面像

3. 病例3

下颌右侧：该患者下颌右侧乳尖牙早失，与病例2不同的是，所有的下颌恒切牙都向右侧移动（图28～图30），这些牙齿轴倾度发生改变，右侧恒尖牙萌出受阻。

治疗方案：置入固定矫治器（改良Crozat矫治器）以重新获得间隙，并在获得间隙后置入固定下颌舌弓保持（LLA）（图31，图32）。

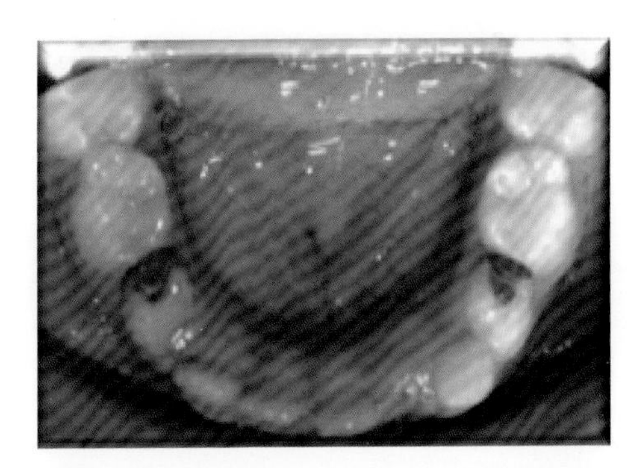

图28　下颌𬌗面像

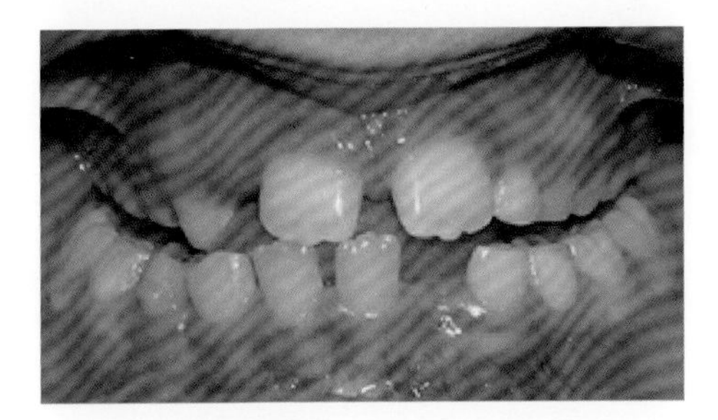

图29　口内正面像

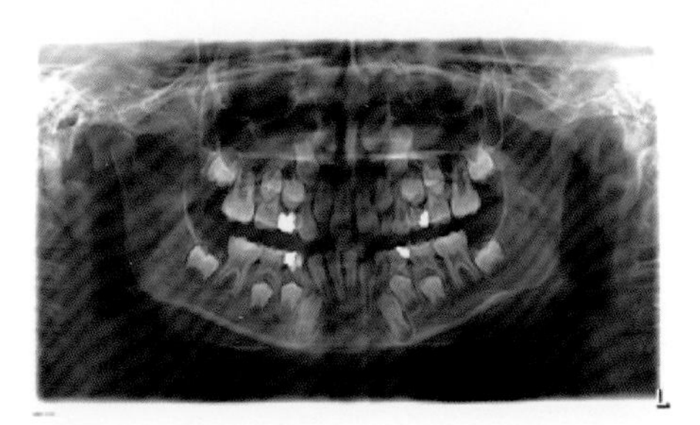

图30　全口曲面断层片

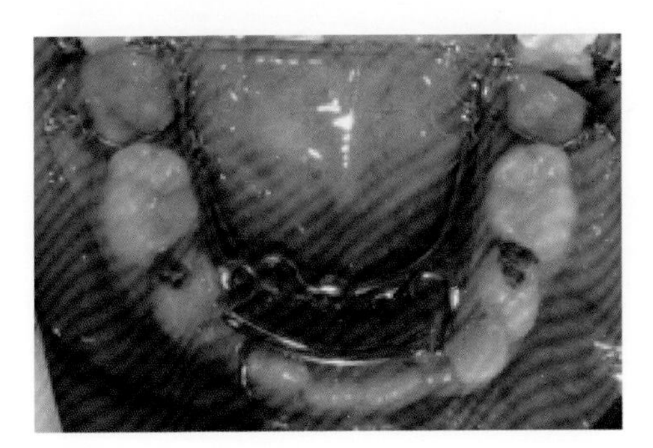

图31　Crozat矫治器

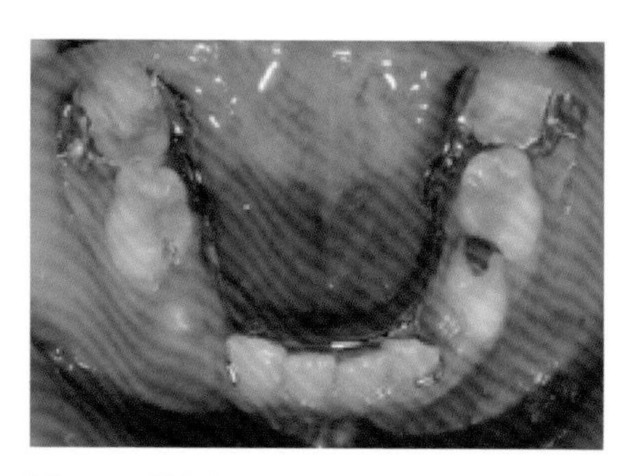

图32　下颌舌弓

4. 病例4

上颌：为了获得间隙促使侧切牙的萌出和排齐，该患者早期被错误地拔除了上颌乳尖牙（图33，图34）。

治疗方案：通过移动漂移的侧切牙来重新获得丧失的间隙（图35）。重新获得间隙后，需要保持间隙，直到继替恒牙萌出。

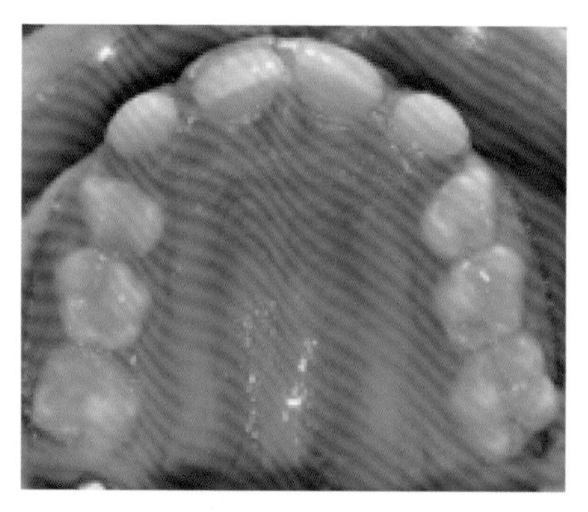

图33　上颌殆面像

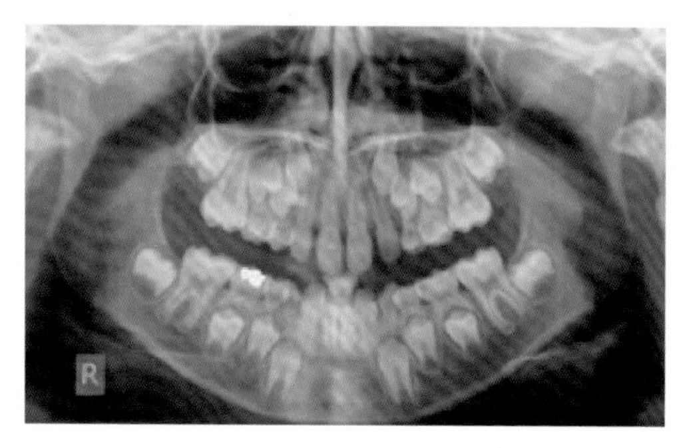

图34　全口曲面断层片

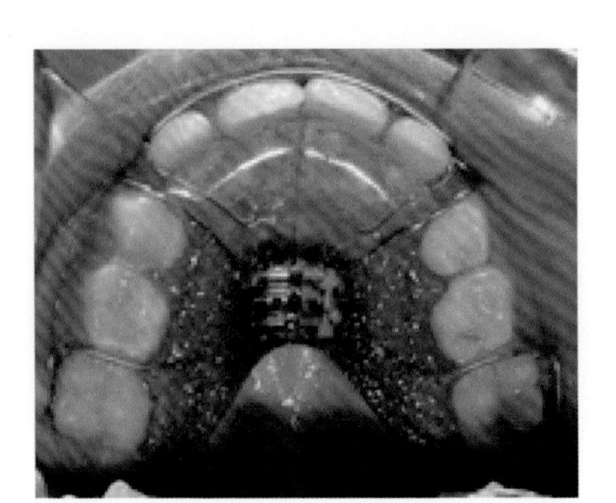

图35　间隙获得矫治器

5. 病例5

左侧：第一乳磨牙早失，第一前磨牙加速萌出（图36）。

治疗方案：使用带环丝圈式间隙保持器（图37，图38）。

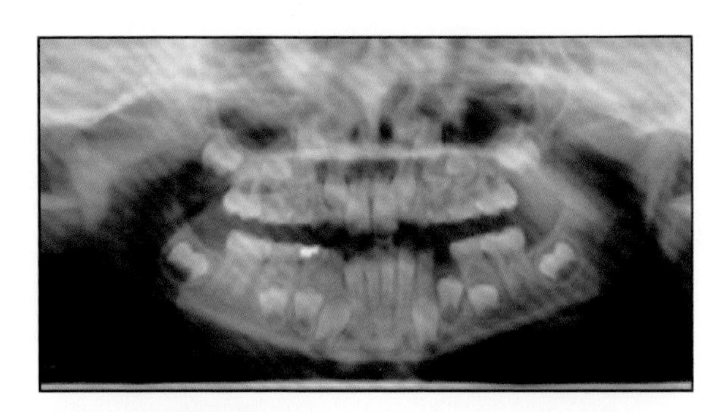

图36　全口曲面断层片

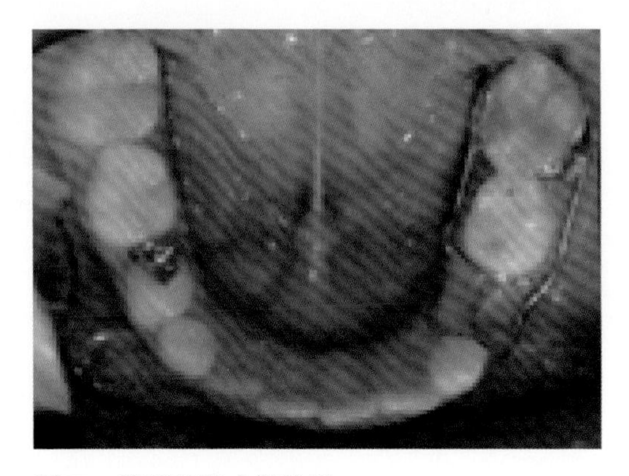

图37　带环丝圈式保持器

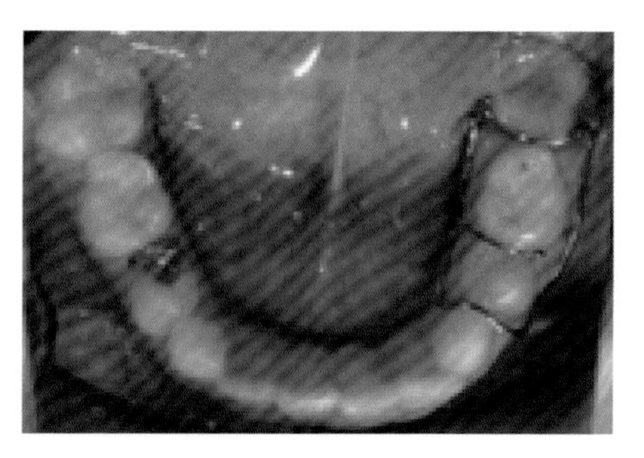

图38 第一前磨牙萌出

6. 病例6

该患者双侧下颌乳尖牙早失（图39，图40），可能的原因是恒侧切牙在萌出过程中使乳尖牙牙根吸收，导致乳尖牙早失。

治疗方案：这是下颌牙弓长度不足的临床指征。此时应制订明确的正畸治疗方案（序列拔牙矫治）。可以置入下颌舌弓（LLA），通过防止下颌切牙舌倾来维持牙弓的长度。采用0.9mm不锈钢丝制作，在维持牙弓长度方面要优于1.25mm不锈钢丝。

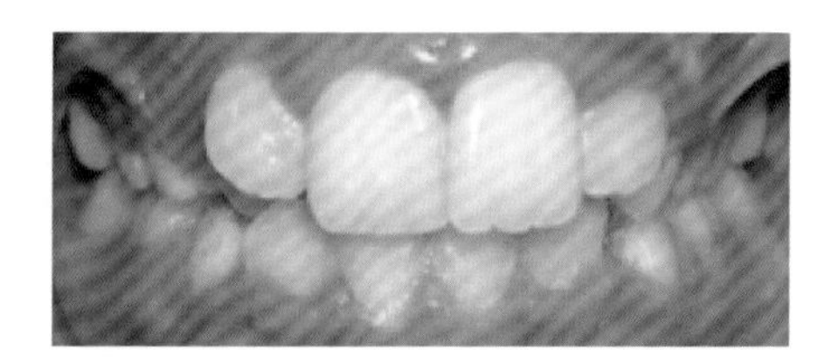

图39 前牙正面像

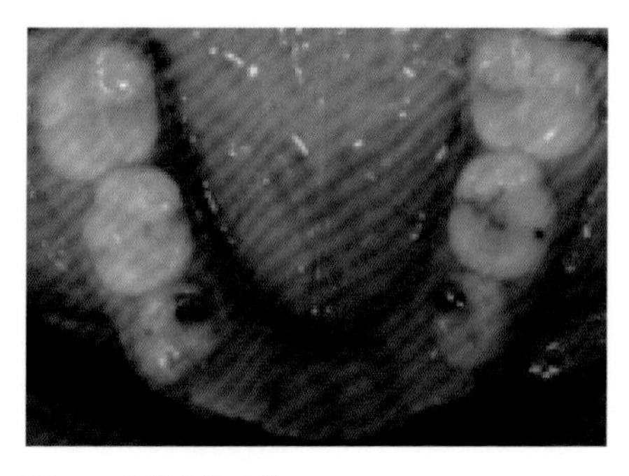

图40 下颌殆面像

7. 病例7

若患者存在5.5mm拥挤度，骨性Ⅰ类、安氏Ⅰ类，侧貌协调（图41，图42）。如何解决拥挤？

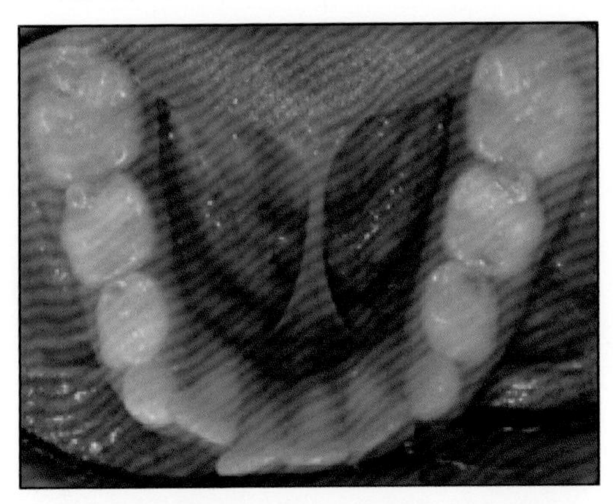

图41　下颌殆面像

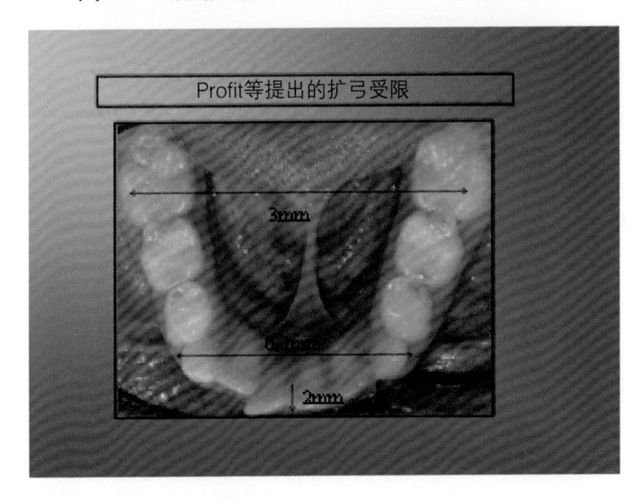

图42　下颌扩弓的限制

治疗方案：见表6。

表6　治疗方案

开辟间隙	**牙弓长度增加**
稳定尖牙间宽度	
磨牙间扩弓3mm	0.9mm
切牙唇展2mm	2.2mm

续表

开辟间隙	牙弓长度增加
32–42接触点各片切0.5mm（5个接触点）	2.5mm
共计	5.6mm

8. 病例8

右侧：该患者第二乳磨牙早失。由于第一恒磨牙近中倾斜、第一前磨牙远中移动导致第二前磨牙阻生（图43 ~ 图45）。必须通过正畸治疗来获得间隙。

左侧：第二前磨牙先天缺失。

治疗方案：拔除第二乳磨牙，通过正畸方法近移磨牙（图46，图47）。

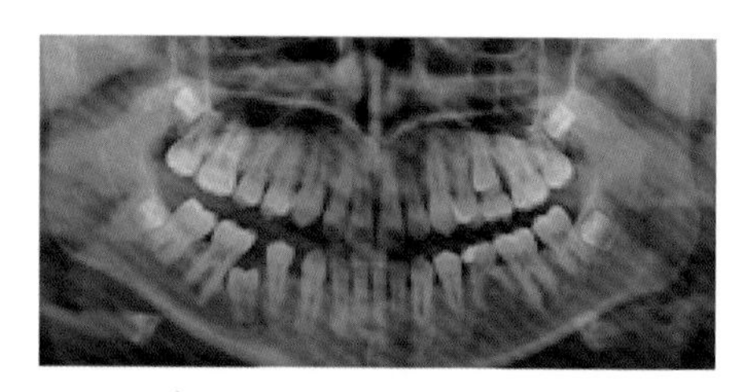

图43 全口曲面断层片

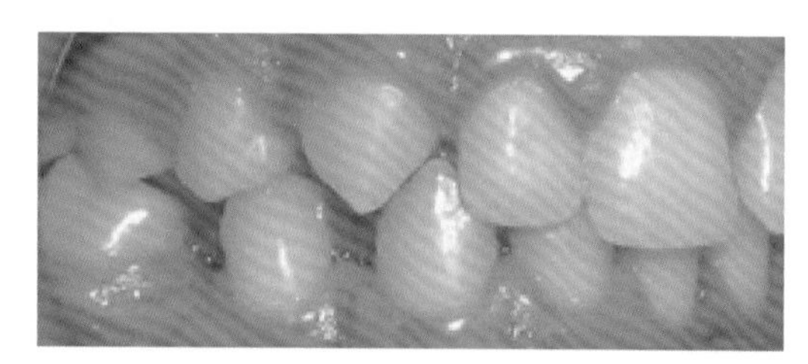

图44 右侧咬合像

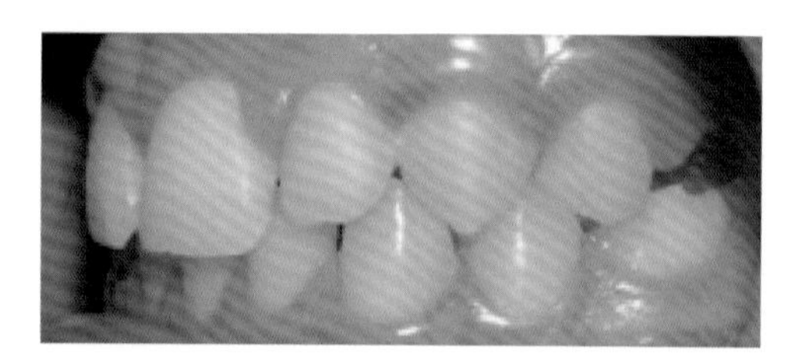

图45 左侧咬合像

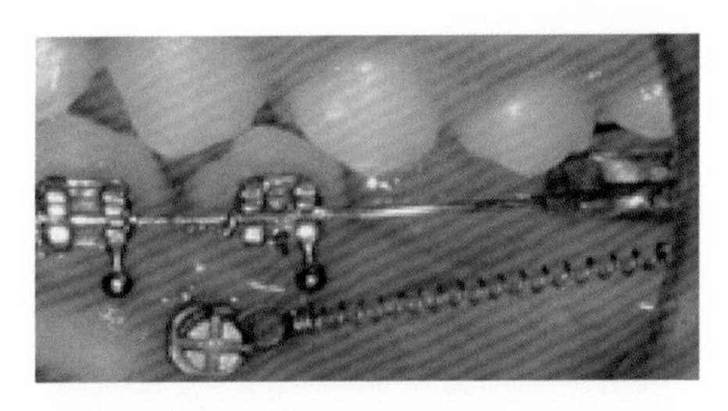

图46　磨牙近移

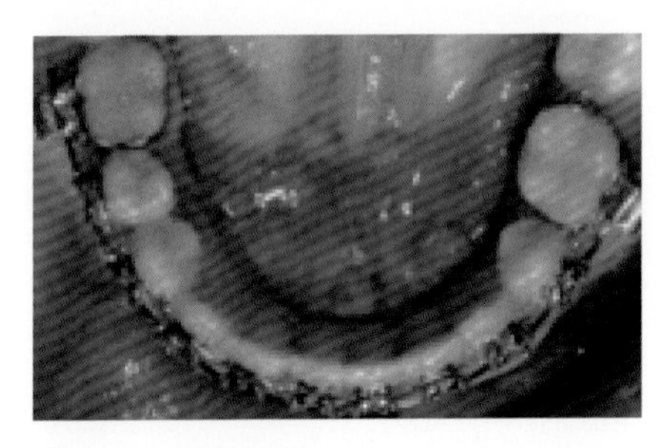

图47　下颌殆面像

9. 病例9

左侧：该患者左侧第二前磨牙向近中萌出（异常萌出路径），第二乳磨牙近中根部吸收。尽管拔除第二乳磨牙，萌出路径也不会自行纠正（图48）。

右侧：全口曲面断层片显示下颌第二前磨牙为最不理想的萌出路径。恒牙近中萌出，乳牙的近中根吸收。第一前磨牙在萌出过程中受到第二乳磨牙近中邻面的干扰。

治疗方案：需要进行全面的正畸治疗，包括手术暴露和正畸牵引阻生牙齿（图49，图50）。

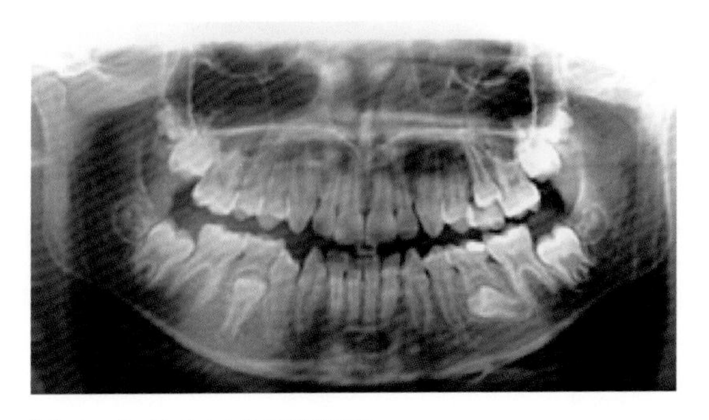

图48　初诊全口曲面断层片

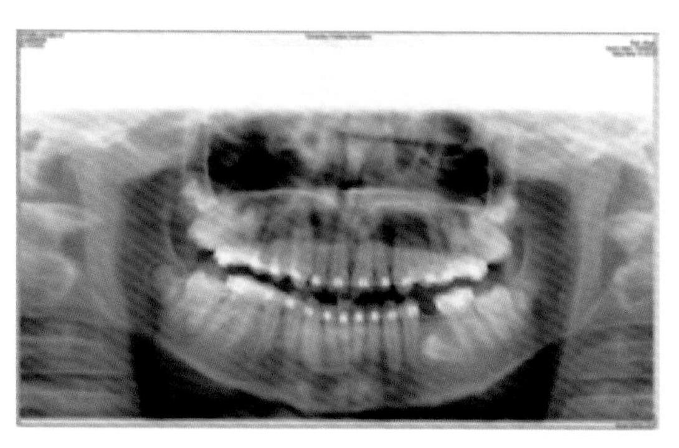

图49 手术暴露、正畸导萌阻生牙前的全口曲面断层片

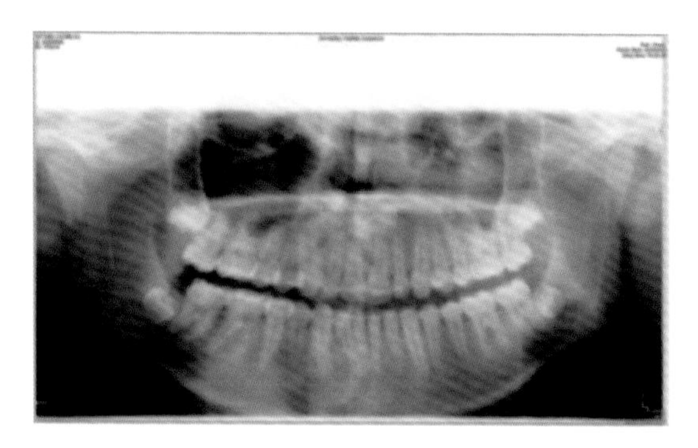

图50 治疗结束后全口曲面断层片

10. 病例10

右侧：该患者的第一恒磨牙处于正确的位置，能提供正确的引导，使第二前磨牙正常萌出（图51）。

左侧：该患者上颌第二乳磨牙早失，打破了牙弓的连续性，使第一前磨牙向远中扭转、移位，第一磨牙围绕腭根近中扭转（图51）。乳磨牙缺失的一侧，第二前磨牙萌出受阻。

治疗方案：需要通过正畸干预，通过去扭转第一磨牙和前磨牙来重新获得间隙。同时磨牙需要远移。对于软组织侧貌较好、无前牙深覆盖、水平生长型的患者，可以通过传统的口内矫治器——钟摆矫治器，来获得上颌牙弓的间隙。钟摆由Nance弓的腭托部分和由钛钼合金制成的双侧螺旋推簧组成，对上颌第一磨牙持续施加200～250g的力。β钛丝能够产生恒定的远中力并靠近磨牙阻抗中心，从而减少力矩（图52）。远移后，需要横腭杆（TPA）维持第一磨牙的位置（图53）。

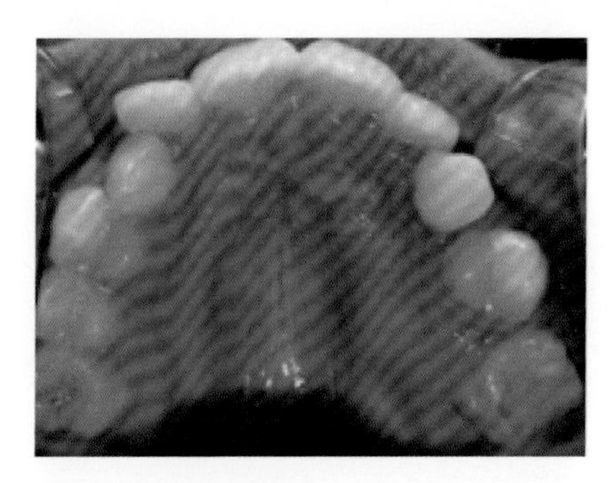

图51　上颌殆面像

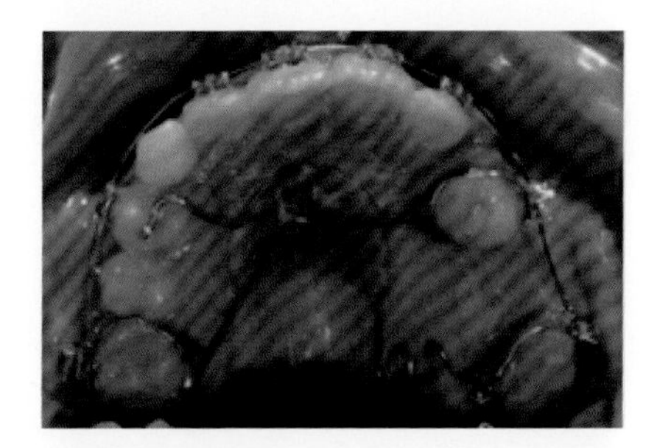

图52　开辟间隙

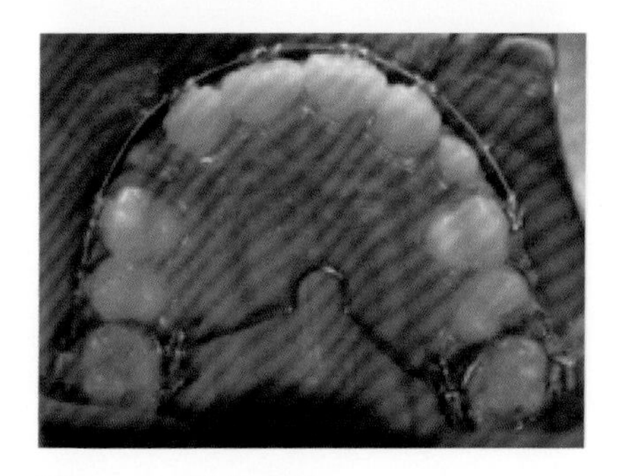

图53　TPA维持间隙

11. 病例11

该患者是混合牙列期咬合管理不良的病例。

上颌：上颌两侧第二乳磨牙均早失，第二前磨牙萌出受阻（图54）。

治疗方案：需要通过正畸干预，使两侧的第一磨牙和前磨牙去扭转来重新获得间隙。置入钟摆矫治器，中线处植入种植钉，以扩开腭部（图55）。需要实施全面的正畸治疗。

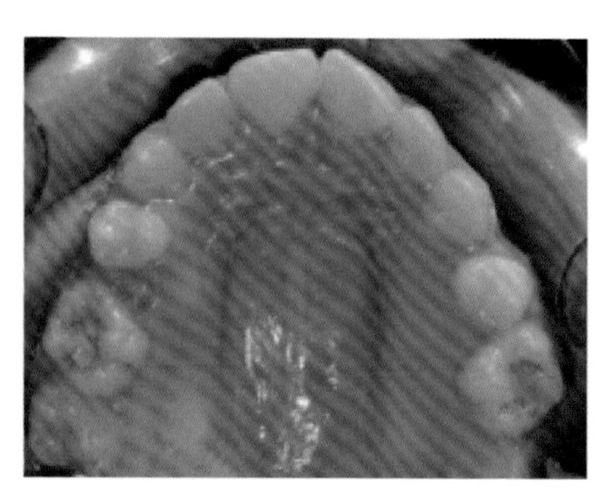

图54 上颌殆面像

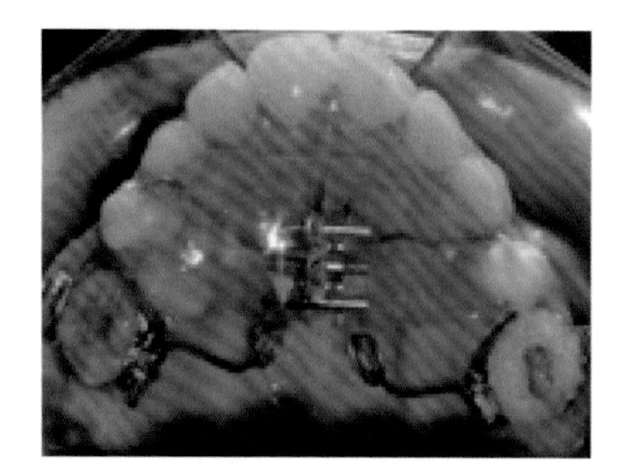

图55 开辟间隙

第4节 结束语

全面了解牙齿萌出顺序、替换异常，以及混合牙列的牙弓发育情况，将有助于恒牙列的发育。恒牙处于一个稳定的、功能正常的咬合状态，才能保证后续颅颌面系统整体的正常发育。

参考文献

[1] Bolton WA. Disharmony in tooth size and its relation to the analysis and treatment of malocclusion. Angle Orthod 1958; 28: 113-30.

[2] Bernabé E, Villanueva KM, Flores-Mir C. Tooth width ratios in crowded and noncrowded dentitions. Angle Orthod 2004; 74(6): 765-8.
[PMID: 15673138]

[3] Proffit W. Contemporary Orthodontics. 4th ed., St. Louis: Mosby 2007.

[4] Moyers RE. Handbook of Orthodontics. 3rd ed., Chicago: Year Book Medical Publishers 1973.

[5] Tanaka MM, Johnston LE. The prediction of the size of unerupted canines and premolars in a

contemporary orthodontic population. J Am Dent Assoc 1974; 88(4): 798-801.
[http://dx.doi.org/10.14219/jada.archive.1974.0158]

[6] Sampson WJ, Richards LC. Prediction of mandibular incisor and canine crowding changes in the mixed dentition. Am J Orthod 1985; 88(1): 47-63.
[http://dx.doi.org/10.1016/0002-9416(85)90106-X] [PMID: 3860012]

[7] Sayin MO, Türkkahraman H. Factors contributing to mandibular anterior crowding in the early mixed dentition. Angle Orthod 2004; 74(6): 754-8.
[PMID: 15673136]

[8] Nance HN. The limitations of orthodontic treatment; mixed dentition diagnosis and treatment. Am J Orthod 1947; 33(4): 177-223.
[PMID: 20291149]

[9] Dugoni SA. Comprehensive treatment during mixed dentition period. Am J Orthod Dentofacial Orthop 1998; 113: 75-84.
[http://dx.doi.org/10.1016/S0889-5406(98)70278-1] [PMID: 9457021]

[10] Gianelly AA. Leeway space and the resolution of crowding in the mixed dentition. Semin Orthod 1995; 1(3): 188-94.
[http://dx.doi.org/10.1016/S1073-8746(95)80022-0] [PMID: 9002915]

[11] Proffit WR. The timing of early treatment: an overview. Am J Orthod Dentofacial Orthop 2006; 129(4) (Suppl.): S47-9.
[http://dx.doi.org/10.1016/j.ajodo.2005.09.014] [PMID: 16644417]

[12] Dewel BF. Serial extraction, second premolars, and diagnostic precautions. Am J Orthod 1978; 73(5): 575-7.
[http://dx.doi.org/10.1016/0002-9416(78)90247-6] [PMID: 277071]

[13] Yoshihara T, Matsumoto Y, Suzuki J, Sato N, Oguchi H. Effect of serial extraction alone on crowding: relationships between tooth width, arch length, and crowding. Am J Orthod Dentofacial Orthop 1999; 116(6): 691-6.
[http://dx.doi.org/10.1016/S0889-5406(99)70206-4] [PMID: 10587605]

[14] Woodside DG. The significance of late developmental crowding to early treatment planning for incisor crowding. Am J Orthod Dentofacial Orthop 2000; 117(5): 559-61.
[http://dx.doi.org/10.1016/S0889-5406(00)70199-5] [PMID: 10799114]

[15] American Academy of Pediatric Dentistry. Policy on ethical responsibility to treat or refer. Pediatr Dent 2013; 35(special issue): 106.
[PMID: 23635976]

[16] Nyström M, Peck L. The period between exfoliation of primary teeth and the emergence of permanent successors. Eur J Orthod 1989; 11(1): 47-51.
[http://dx.doi.org/10.1093/oxfordjournals.ejo.a035964] [PMID: 2714392]

[17] McNamara JA, Brudon WL. Dentitional development.Orthodontics and Dentofacial Orthopedics. Ann Arbor, Mich: Needham Press, Inc 2001.

[18] Howe RP, McNamara JA Jr, O'Connor KA. An examination of dental crowding and its relationship to tooth size and arch dimension. Am J Orthod 1983; 83(5): 363-73.
[http://dx.doi.org/10.1016/0002-9416(83)90320-2] [PMID: 6573844]

[19] Brin I, Camasuvi S, Dali N, Aizenbud D. Comparison of second molar eruption patterns in patients with skeletal Class II and skeletal Class I malocclusions. Am J Orthod Dentofacial Orthop 2006; 130(6): 746-51.
[http://dx.doi.org/10.1016/j.ajodo.2005.02.027] [PMID: 17169737]

[20] Burson C. A study of individual variation in mandibular bicanine dimenstion during growth. Am J Orthod 1952; 38: 848-65.
[http://dx.doi.org/10.1016/0002-9416(52)90040-7]

[21] Puri N, Pradhan KL, Chandna A, Sehgal V, Gupta R. Biometric study of tooth size in normal, crowded, and spaced permanent dentitions. Am J Orthod Dentofacial Orthop 2007; 132(3): 279.e7-279.e14.
[http://dx.doi.org/10.1016/j.ajodo.2007.01.018] [PMID: 17826594]

[22] Brennan MM, Gianelly AA. The use of the lingual arch in the mixed dentition to resolve incisor crowding. Am J Orthod Dentofacial Orthop 2000; 117(1): 81-5.
[http://dx.doi.org/10.1016/S0889-5406(00)70252-6] [PMID: 10629524]

[23] Qudeimat MA, Fayle SA. The longevity of space maintainers: a retrospective study. Pediatr Dent 1998; 20(4): 267-72.
[PMID: 9783298]

[24] Rajab LD. Clinical performance and survival of space maintainers: evaluation over a period of 5 years. ASDC J Dent Child 2002; 69(2): 156-160, 124.
[PMID: 12515058]

[25] Bell RA, Dean JA, McDonald RE, Avery DR. Management of the developing occlusion. McDonald and Avery's Dentistry for the Child and Adolescent. 9th ed., Maryland Heights, Mo: Mosby Elsevier 2011.
[http://dx.doi.org/10.1016/B978-0-323-05724-0.50031-X]

[26] Owais AI, Rousan ME, Badran SA, Abu Alhaija ES. Effectiveness of a lower lingual arch as a space holding device. Eur J Orthod 2011; 33(1): 37-42.
[http://dx.doi.org/10.1093/ejo/cjq022] [PMID: 20660503]

[27] Rebellato J, Lindauer SJ, Rubenstein LK, Isaacson RJ, Davidovitch M, Vroom K. Lower arch perimeter preservation using the lingual arch. Am J Orthod Dentofacial Orthop 1997; 112(4): 449-56.
[http://dx.doi.org/10.1016/S0889-5406(97)70054-4] [PMID: 9345158]

[28] Viglianisi A. Effects of lingual arch used as space maintainer on mandibular arch dimension: A systematic Review c. Am J Orthod Dentofacial Orthop 2010; 138(4): 382 e 1-4.
[http://dx.doi.org/10.1016/j.ajodo.2010.02.026]

[29] Rebellato J. Two-couple orthodontic appliance systems: transpalatal arches. Semin Orthod 1995; 1(1): 44-54.
[http://dx.doi.org/10.1016/S1073-8746(95)80088-3] [PMID: 8935043]

[30] Stivaros N, Lowe C, Dandy N, Doherty B, Mandall NA. A randomized clinical trial to compare the Goshgarian and Nance palatal arch. Eur J Orthod 2010; 32(2): 171-6. [http://dx.doi.org/10.1093/ejo/cjp075] [PMID: 19959609]
[31] Zablocki HL, McNamara JA Jr, Franchi L, Baccetti T. Effect of the transpalatal arch during extraction treatment. Am J Orthod Dentofacial Orthop 2008; 133(6): 852-60. [http://dx.doi.org/10.1016/j.ajodo.2006.07.031] [PMID: 18538249]

第6章

混合牙列期的上颌扩弓
Maxillary Expansion in Mixed Dentition

本章摘要：后牙反𬌗是混合牙列期最常见的错𬌗畸形之一。反𬌗无法自我纠正，因此，应准确诊断后尽早治疗。对于单侧或双侧后牙反𬌗的患者，上颌扩弓被认为是增加其横向宽度最有效且可靠的方法。上颌扩弓不仅扩大了狭窄的上颌骨，也开辟了牙弓间隙，能够解决一些临界病例的牙列拥挤问题。本章介绍了混合牙列期上颌横向不调的病因、诊断以及治疗。

关键词：Hyrax扩弓器；上颌扩弓；后牙反𬌗；四眼簧扩弓器

第1节　概述

临床应用上颌扩弓矫形治疗已经1个多世纪，但是自20世纪60年代中期才开始普及。上颌扩弓最初的目的是通过扩大狭窄的上颌骨来纠正后牙反𬌗，但在混合牙列期，它能够提供多余的间隙来增大牙弓长度，减少鼻部阻力，使笑容更饱满。混合牙列期，上颌扩弓有两种方法，根据加力刺激频率、加力大小和治疗时间可分为快速扩弓和慢速扩弓（表1，表2）。

1. 上颌横向发育不足典型的临床特点、病因、形式。混合牙列和恒牙列，上颌牙弓横向宽度的标准

（1）上颌横向发育不足典型的临床特点。

上颌横向发育不足是颅面部最常见的骨性问题之一。以下是上颌横向发育不足3个典型的临床特征：

①单侧或双侧反𬌗。

②由于牙弓横向发育不足引起的牙列拥挤。

③上颌后牙颊倾[1-3]。

（2）上颌横向发育不足的病因。

George Litsas

①骨性因素：上颌发育不足（例如，唇腭裂、口呼吸、吮指吐舌习惯、Ⅲ类错𬌗）。

②牙性因素：乳牙滞留或第一恒磨牙异位萌出，牙齿大小-牙弓长度不调，牙齿形态、萌出顺序异常。

③功能性因素：由于咬合干扰，牙齿从正中位（CR）向正中咬合位（CO）移动时，发生颌骨侧方偏移。乳牙期咬合正常的患者在恒牙期发展为后牙反𬌗的概率为3.1%[3]。

（3）混合牙列期最常见的上颌横向发育不足的形式：

下颌向一侧功能性移位而引起的单侧反𬌗是混合牙列最常见的形式（图1）。这时要注意的是，看似最大牙尖交错位时的单侧反𬌗，实为当牙齿从CR到CO时下颌功能性侧方移位导致的双侧反𬌗[4-5]，后牙反𬌗中80%～97%都为此类。后牙反𬌗病例中常见乳尖牙受累。然而，有些双侧反𬌗并不是功能性移位导致的（图2）。

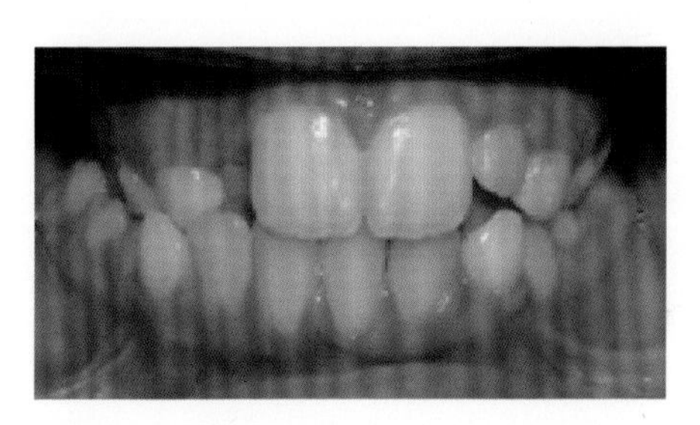

图1 后牙反𬌗1

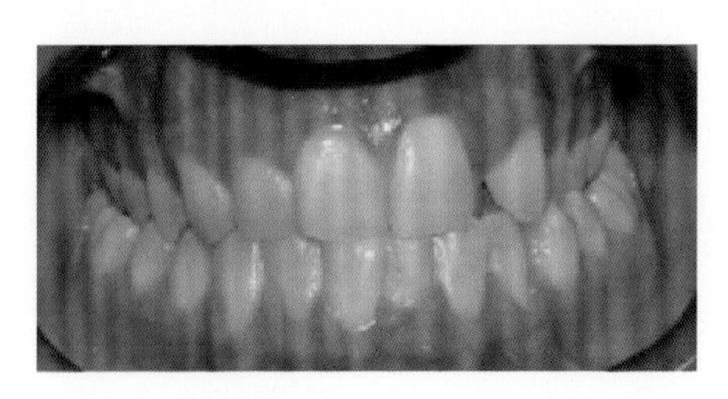

图2 后牙反𬌗2

（4）对于混合牙列和恒牙列，上颌第一磨牙间横向宽度的标准范围是什么？

混合牙列：33～34mm；恒牙列：35～39mm[6]。

2. 与上颌骨狭窄有关的其他问题

（1）错殆–美学–功能障碍。

（2）咽部气道狭窄。

（3）鼻阻力增加，口呼吸。

（4）舌后移引起气道狭窄[7–8]。

3. 如何诊断后牙反殆

应结合临床检查[2–4, 7–8]、影像学评估[8–10]、研究模型分析[12–13]后再进行诊断。

临床检查包括正面评估面部、牙列，以及最大牙尖交错位时颏部是否偏斜（图3，图4）。对下颌的闭合路径进行功能性检查，从最大开口到开始接触再到最大牙尖交错位时下颌骨的移位，以确定开始接触时下颌是否发生侧方移动。如果侧向移位不能明确诊断，谨慎的做法是佩戴咬合板打开咬合2周后，再重新检查。

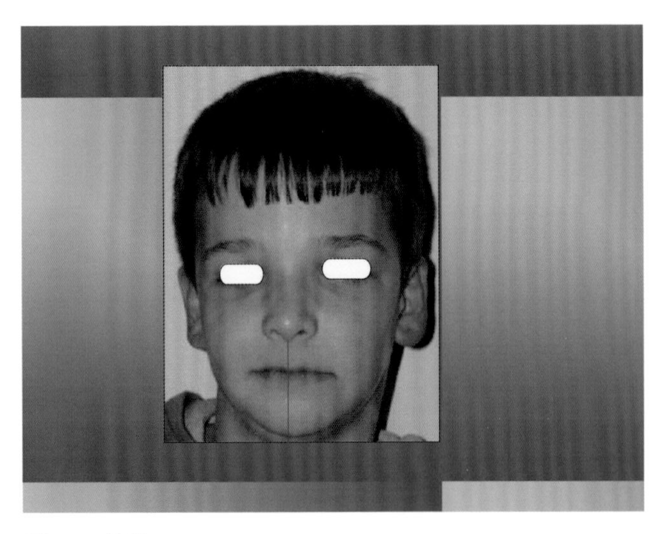

图3　口外像

影像学评估：若不存在侧方移动，单侧反殆实为单侧骨性不对称。应先拍摄头颅正位X线片，这是量化上、下颌骨不对称的方法。在X线片中，将从左到右的上颌颧骨宽度与从左到右的下颌正中联合–下颌角的宽度进行比较，来估计骨性横向差异。

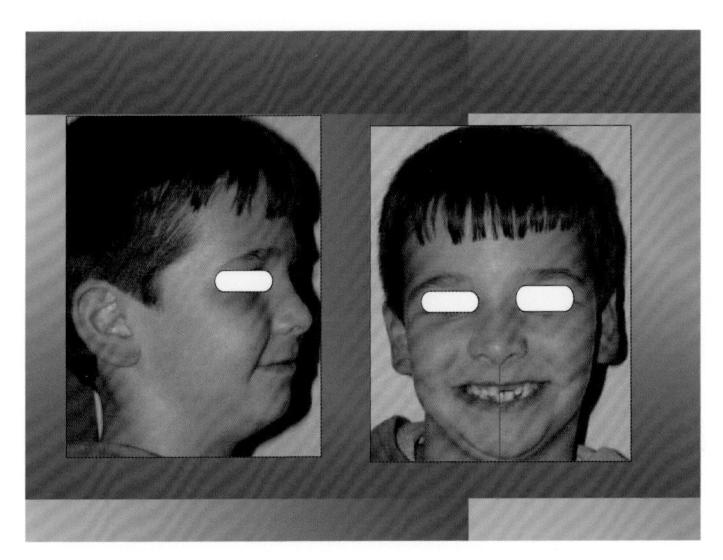

图4　颏部偏斜

研究模型分析：检查研究模型上的牙列关系，以确定是牙性差异还是骨性差异。模型检查，首先从正面观检查第一恒磨牙的代偿情况，例如上颌后牙过大的冠颊向转矩或下颌后牙过大的冠舌向转矩。若模型上磨牙比较直立，后牙牙弓间的横向关系能够改善，此为牙性因素，可以通过牙齿移动来纠正横向不调。若牙弓间横向关系差异大，则为骨性因素。

4. 为何要纠正侧方移动导致的后牙反殆

后牙反殆是一种重度的、需要治疗的错殆类型[3]。功能移位导致的后牙反殆的治疗应在发现后立即开始，因为它可能造成：

（1）面部不对称生长和颏部偏斜。在生长发育期，髁状突在关节窝内位置的持续不对称会导致髁状突和下颌升支不对称生长，导致骨骼发育偏斜[7–9,11]。

（2）不正常的磨损，以及受累牙齿周围的不良牙周反应。

（3）恒牙列时牙弓间隙丧失导致拥挤[14–15]。

5. 年轻患者反殆与面部肌肉活动之间的关系

对于功能性反殆患者，其颞肌和咬肌功能紊乱。人在休息时，肌电图的活动度应是最小的或无活动的。然而，对于功能性反殆儿童，为了抵抗重力，非反殆侧的颞前肌和反殆侧的颞后肌活动度较大。此外，下颌位置的不对称导致升下颌肌群发育不正常，非反殆侧的咬肌较大[16-19]。

6. 选择上颌扩弓器的标准；上颌扩弓器的类别；固定扩弓器的优势

（1）上颌扩弓器的选择基于很多标准，例如患者的年龄、骨性或牙性扩弓需求、可纳入的牙齿数量以及是否需要与其他矫治器（例如，前牵面具）配合使用[1,20,25]。

（2）牙支持式扩弓器，例如Hyrax、Quad-helix和W-Arch；组织支持式扩弓器，例如Haas矫治器；上述两者的结合（例如结合微种植钉）。固定扩弓器的主要优势是不依赖于患者的依从性，对语言的影响较小，并且可以在一段时间内发挥持续作用[16,20-25]。

7. 下颌侧方移动导致后牙反殆的治疗方案

选择性调磨乳牙列的早接触点，是预防后牙反殆持续到混合牙列晚期及恒牙列的有效方法（图3～图6）[12,15,17]。

“当上颌尖牙间宽度比相应下颌尖牙间宽度至少大3mm时，选择性调磨后纠正反殆的成功率最大”。若调磨后治疗效果不好，就需要通过上颌扩弓来纠正牙性反殆。当横向不调为4～5mm，可通过牙齿倾斜或整体移动的方法。利用四眼簧扩弓器及可摘扩弓器（基托或压膜式）（图7，图8）[1,17]进行治疗，成功率很高，扩弓效果好。

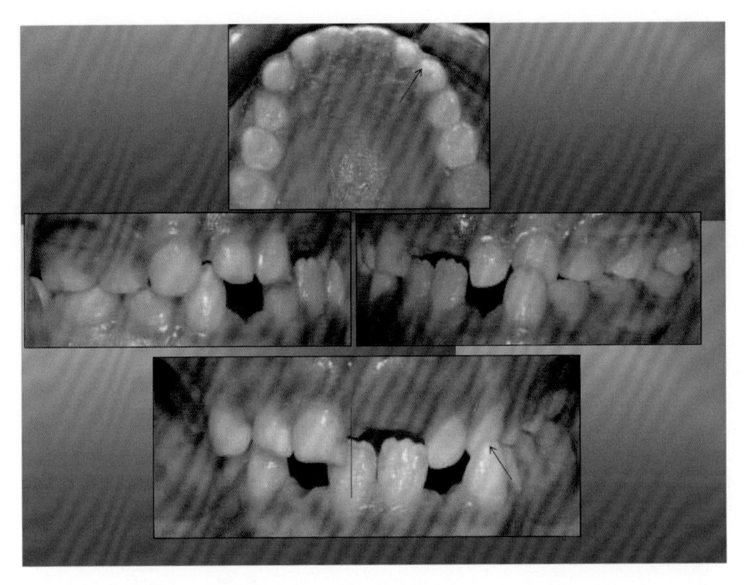

图5　口内像显示中线偏斜，箭头所指是开始接触到最大牙尖交错位的咬合干扰（乳尖牙）

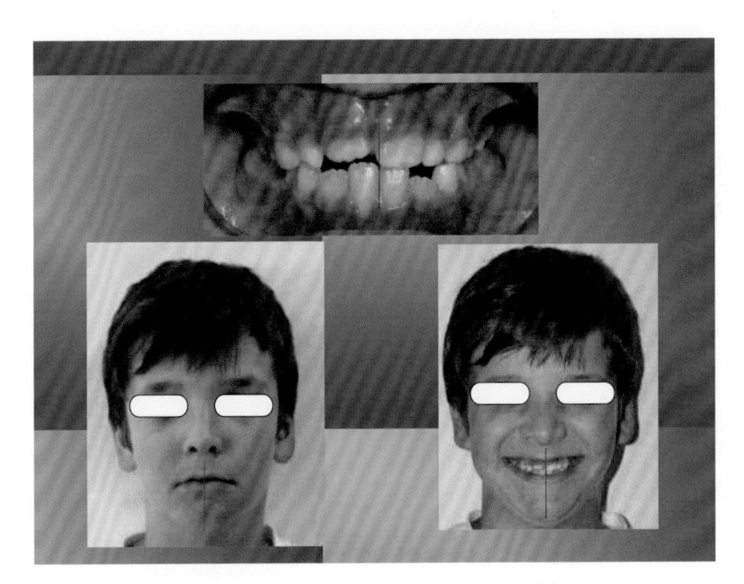

图6　选择性调磨早接触点后对牙性、骨性偏斜的纠正

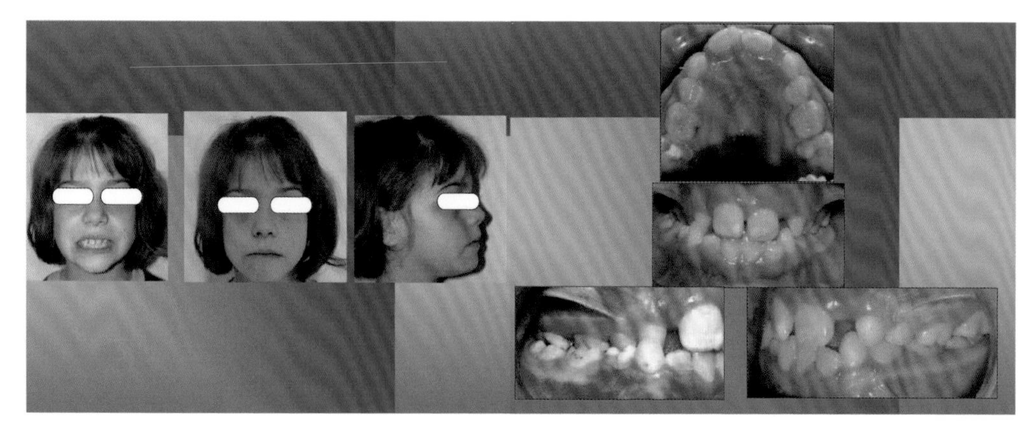

图7 矫治前口外、口内像

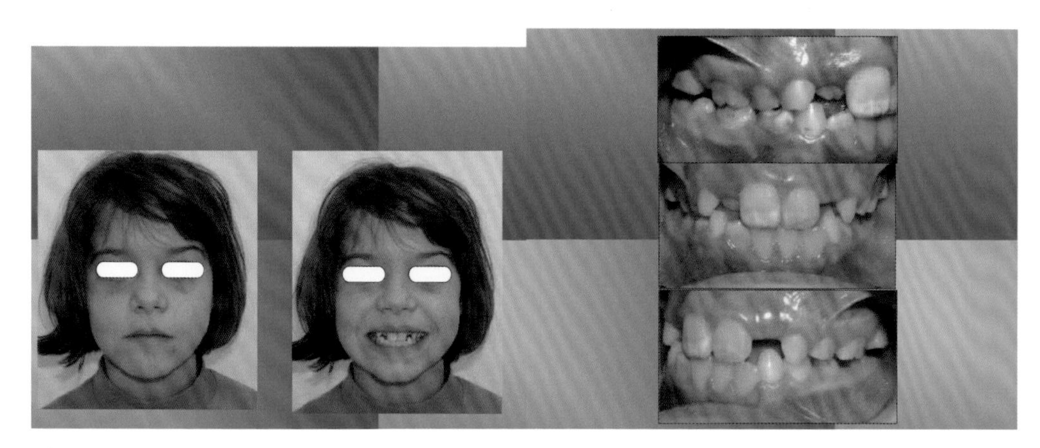

图8 治疗结束时口外、口内像

8. 上颌扩弓器的选择

在混合牙列中，四眼簧扩弓器（图9）在成功率和治疗时间上优于可摘基托式扩弓器（图10），是成本低、效益高的治疗选择。与RME扩弓器（图11）相比，它扩弓的力度要小得多，比可摘基托式扩弓器更容易预测扩弓效果，而且不需要患者的配合。然而，并没有证据表明四眼簧扩弓器在纠正儿童后牙反𬌗和扩大磨牙间宽度方面比可摘基托式扩弓器更有效[24,26]。

混合牙列早期的上颌快速扩弓（rapid maxillary expansion，RME）和上颌半快速扩弓（semi-rapid maxillary expansion，SRME）方法不仅在上颌间骨缝产生扩张力，还会对颅面复合体中的其他结构产生不利的力[23]。

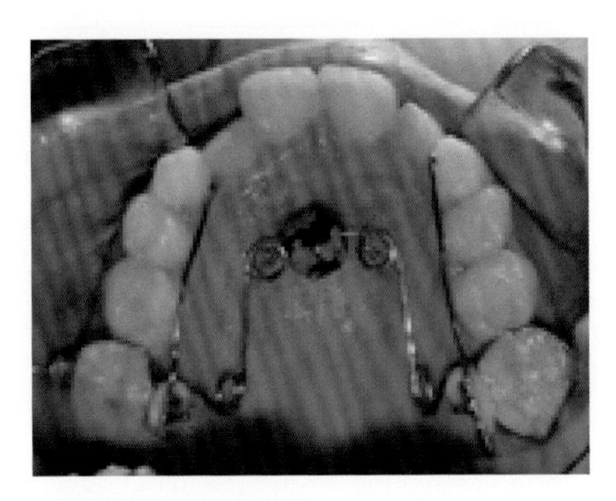

图9　四眼簧扩弓器

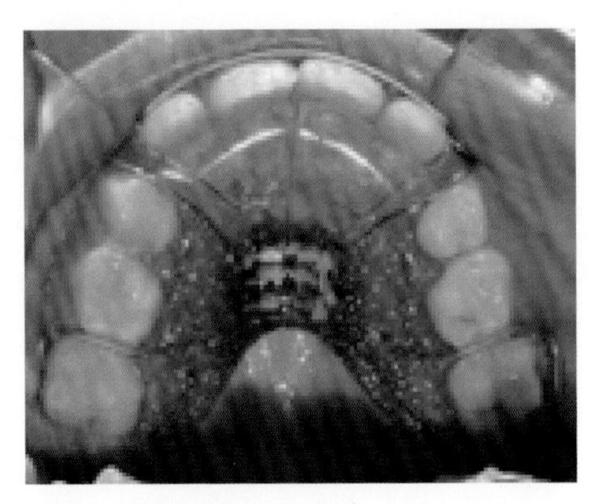

图10　可摘基托式扩弓器

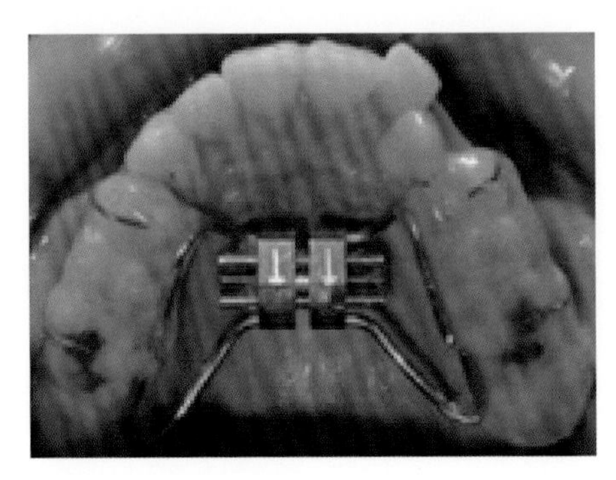

图11　RME扩弓器

9. 上颌慢扩与快扩的区别

表1 上颌腭部慢速扩弓VS上颌腭部快速扩弓

上颌腭部慢速扩弓	上颌腭部快速扩弓
可摘矫治器	固定矫治器
扩弓速率：2次/周；1圈：0.25mm	扩弓速率：2次/天；2圈：0.5mm
混合牙列期	骨性不调的青少年
牙性改变：骨性改变（1：1）	主要骨性效应（8：2），牙性改变发生在骨性复发之后
组织生理学改变	组织创伤

10. 四眼簧扩弓器的激活方法

（1）第一种Ricketts方法[26]：临床步骤如图12所示。他建议临床医生将矫治器放入口内前用三喙钳激活加力，以配合扩弓、抵抗磨牙扭转。虽然这需要一些经验，但有时在将四眼簧结扎固定后仍需再次激活加力。

（2）第二种方法：临床步骤为在矫治器未激活前在口内先贴合试戴。结扎之前，将其加宽4mm，然后插入舌侧鞘并结扎。扩弓应以每侧1mm的速度，间隔3～5周，直到过矫正反殆。治疗结束后，矫治器应该作为保持器继续佩戴3个月[1,14]。

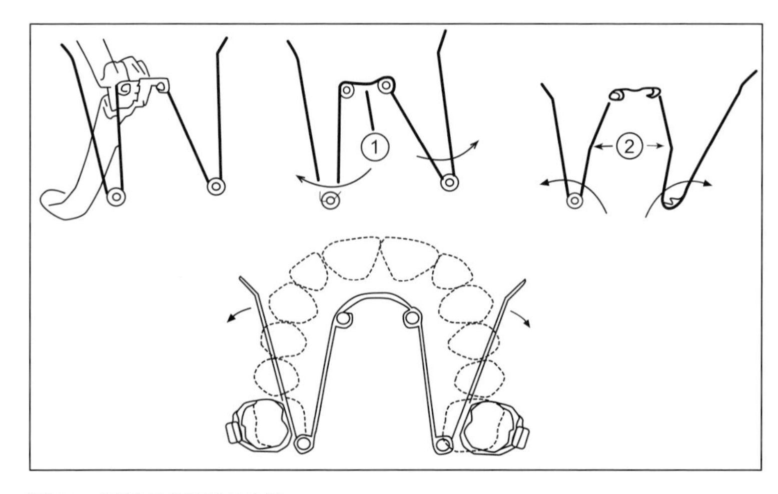

图12 激活四眼簧扩弓器

11. 混合牙列期使用四眼簧扩弓器的适应证

（1）需要上颌双侧或单侧扩弓的Ⅱ类儿童患者。这类患者的上颌磨牙大多需要去扭转，所以在治疗初期，所有扩弓力量会直接作用于磨牙。磨牙的去扭转效应也会使磨牙远中移动，能改善大多数轻度Ⅱ类错殆的磨牙尖对尖关系[26]。

（2）上颌骨轻度发育不足的Ⅲ类患者。除了上颌扩弓外，还可以在上颌磨牙口外弓管中放置0.045英寸（约1.14mm）的片段弓，将四眼簧扩弓器与前牵面具结合来前牵上颌骨。

（3）缓解前牙拥挤，预防尖牙阻生。

（4）对四眼簧扩弓器的前臂进行适当修改后，适用于吐舌、吮指儿童不良习惯的纠正[1]。

（5）腭裂患者[14]。

12. NiTi扩弓器的优势是什么

NiTi扩弓器（图13），是可摘型的扩弓器，其激活是基于镍钛材料的形状记忆和超弹性。主要优势是能够自我激活，而不需要临床医生操作即可施加持续轻力[27]。

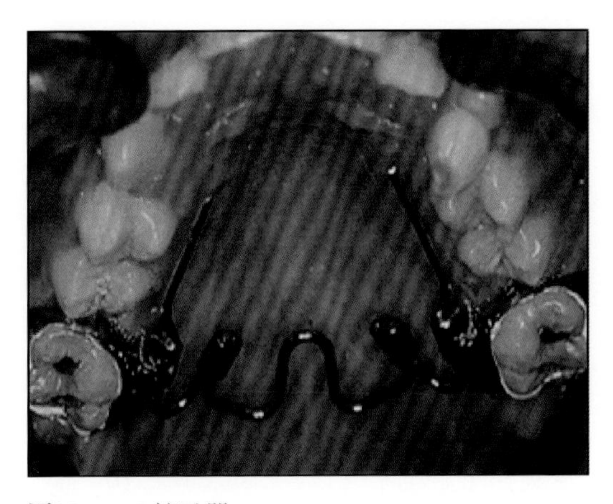

图13　NiTi扩弓器

13. 如何治疗混合牙列晚期或恒牙早期的骨性后牙反殆

此阶段的患者骨缝随生长发生了变化，所以扩弓时需要更大的力和更快的速度。RME应使用Haas或Hyrax扩弓矫治器，由粘接在带环上或直接粘接在牙上的螺旋扩弓器组成，上腭处覆盖有（或没有）树脂基托。一种类型是牙-组织-骨支持式扩弓器，例如Haas型扩弓器；另一种类型是牙-骨支持式扩弓器，例如Hyrax扩弓器[6,9,16,24–25]。

（1）生长发育期患者：初始加力4～5天，2次/天；其余时间，1次/天。

（2）成人患者：初始加力2天，2次/天；接下来5～7天，1次/天；其余时间隔1天转1次。当上颌腭尖与下颌颊尖接触时，扩弓应停止。

14. RPE治疗的适应证和优点

表2 RPE治疗的适应证和优点[22, 24–25, 28–29]

适应证	**优点**
骨性上颌狭窄	纠正反殆
双侧或单侧反殆	牙弓长度增加
上颌后缩	纠正后牙颊倾
间隙不足的临界患者（4～5mm）	为功能性下颌矫形提供了条件
腭裂	笑容饱满，促进尖牙萌出，增加鼻通气量

15. 骨性上颌扩弓的最佳时机

临床医生通常认为青春期以后很难使腭中缝分开，而在青春发育期及之前对矫形反应良好。据研究报道，对12岁以下患者进行骨性上颌扩弓会产生更多和更稳定的矫形变化。

骨扩张阻力的增加与患者年龄增加有直接关系，这与12～13岁时，上颌骨间骨小梁机械交错的形成有关[24]。

此外，年龄越小的患者其骨性反应与细胞活性较强。这与腭中缝修复潜力增强相关。上颌骨的横向生长模式与身高一致，具有相似的生长高峰期和生长完成期[5,9,30]。

16. 上颌快速扩弓后的骨性和牙性效应

（1）最初的骨性扩弓与牙性扩弓的比例在8：2之间，而在治疗结束时，由于牙齿移动，比例接近5：5。这就是为什么需要过矫治，才能最终实现充分的扩弓[16,25]。

（2）上颌向前、向下移位，下颌顺时针旋转。当患者为Ⅲ类错殆、上颌发育不足、下颌平面为低角生长型时，这种咬合打开是有利的。然而，由于Ⅱ类错殆中高角患者占多数，这种方法并不理想。然而，殆面覆盖的丙烯酸自凝（图14）在治疗过程中起到了殆垫的作用，可以抑制后牙的萌出，因此该矫治器适用于前下面高较大的患者[31]。矫治器的设计有意改变患者的息止殆间隙，并对上下颌牙齿传递根向的力[32]。在快速扩弓过程中，牙槽突向外侧弯曲，鼻腔也变宽[9,11,22]。

（3）佩戴可摘保持器或具有延长臂的TPA，以防止复发。

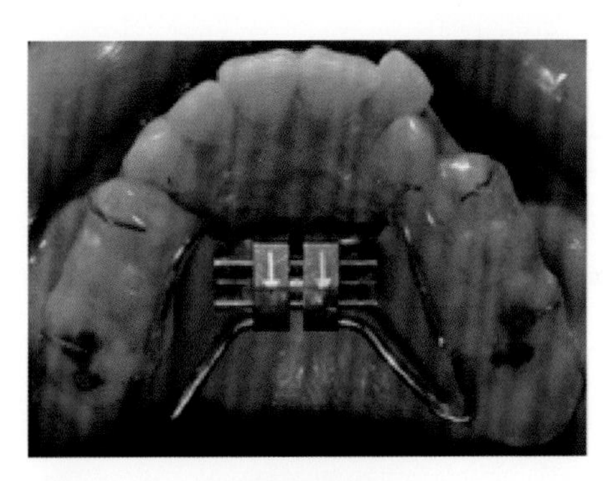

图14 Hyrax矫治器殆面覆盖

17. 上颌快速扩弓与呼吸功能之间可能的联系

尽管上颌快速扩弓的目的是通过打开腭中缝来纠正上颌骨牙性和骨性的横向不调，但是一些研究表明，扩弓治疗还会增加鼻咽气道的大小，从而改善鼻呼吸。RME可降低鼻气道阻力，降低头部水平位置，改善鼻呼吸。此外，上颌快速扩弓不仅能显著增大上气道鼻部的容积，中、下气道容积也显著增加，减少了阻塞性睡眠呼吸暂停症状[5,7,9,11]。

18. 上颌快速扩弓对下颌牙弓大小的间接影响

有学者认为上颌骨形态的改变，与对下颌骨的大小和形状影响相比而言，对下颌牙列位置的影响更大。在上颌快速扩弓治疗中可以观察到下颌牙弓的去代偿，这是因为作用于下颌后牙的横向力由于上颌快速扩弓而发生改变[6,32-33]。

另一种可能的解释为，来自颊肌的压力减小，而舌体给下颌牙齿颊向的力仍存在。结果显示，混合牙列早期患者接受RPE纠正后牙反殆后，其下颌磨牙间宽度和磨牙夹角明显增大。尖牙间的宽度和角度也增大[6]。然而，无论是下颌磨牙间宽度的增大，还是长期可疑的结果，都不能证明通过上颌扩弓可以使下颌牙弓增宽[22]。

19. 病例：RPE治疗

（1）Hyrax矫治器，打开腭中缝（三角形透射影），并在上颌中切牙之间形成裂隙（图15，图16）。据统计，中切牙间得到的间隙是螺旋扩弓器打开间隙的一半[2,9,16,24-25]。

（2）中切牙之间的间隙，使覆盖增加，覆殆减少，上后牙颊倾，下后牙直立。

（3）RPE治疗4个月后（图17）：

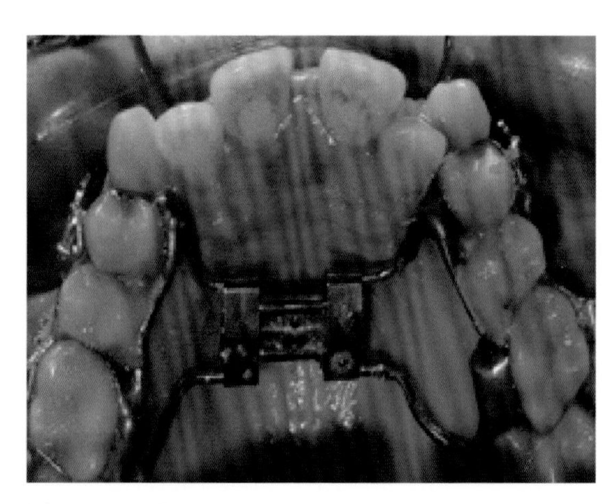

图15 Hyrax扩弓治疗

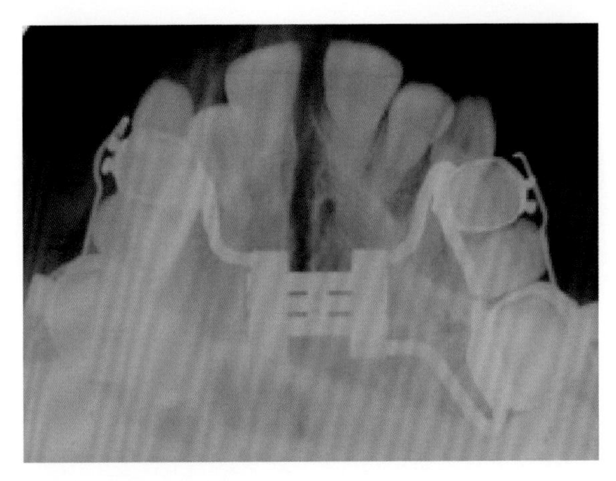

图16　三角形透射影

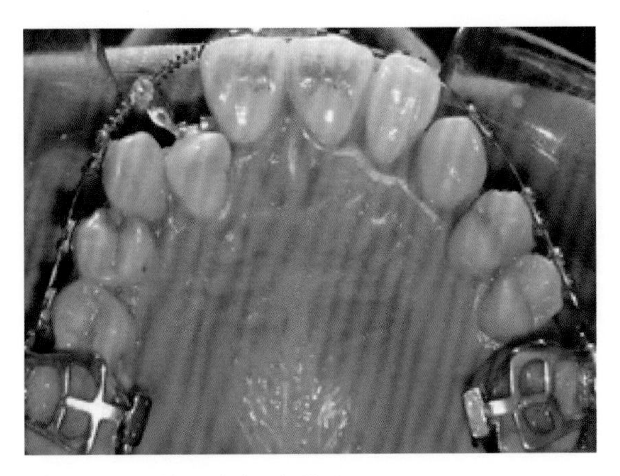

图17　Hyrax扩弓治疗4个月后

①由于牙龈越隔纤维的拉力作用，中切牙间的间隙消失。首先牙冠接触，然后纤维的持续拉力导致牙根恢复它们原来的轴向倾斜。

②减轻拥挤：上颌扩弓是另一种获得牙弓间隙的方法。因为它能够增加牙弓长度，缓解上颌牙弓的拥挤，同时并没有对侧貌产生影响。RPE引起的后牙弓宽度每增加1mm，牙弓周长会增加0.7mm[28]。

20. 从组织学角度分析快速扩弓

混合牙列早期，腭中缝呈现光滑的、较宽的、扁平的影像并有部分重叠，这一阶段为青少年阶段。而在青春期，腭中缝扁平、重叠的上颌骨两部分间交错增加，最终在成年后形成了骨桥和骨融合[6, 25]。

21. RME治疗中的支撑效应

（1）上颌骨通过上、下的骨缝与7块面骨相连。唯一游离的上颌骨部分是前部和下部。腭中缝的打开在水平面上呈三角形，底部在前牙，尖端在后牙[28]。在冠状面上，腭中缝的裂隙呈三角形，顶端在额颌缝（图18）。后侧的支撑骨是颧弓和蝶骨体，使上颌骨向下和向前生长[2,5]。

（2）上颌骨的中心由上颌周围骨缝的结构、腭中缝的交融情况、扩弓器的前后或上下位置以及儿童的年龄来决定[5]。

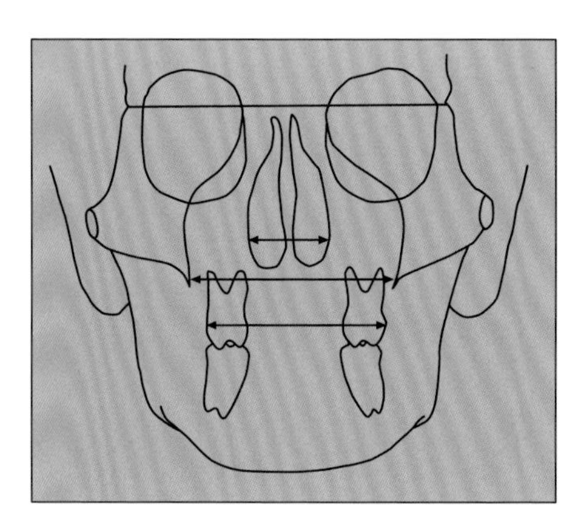

图18　正面观，三角形裂隙

22. 若后牙不存在反殆，能否使用上颌扩弓来纠正Ⅱ类关系

在早期治疗中，上颌扩弓能够改善Ⅱ类关系是由于咬合打开后，下颌的向前生长量较上颌更大。这些患者一般仅是尖对尖的磨牙关系，骨骼结构基本协调不存在骨性问题，或是临床上表现为轻到中度的下颌后缩[6]。然而，上颌骨扩弓对于下颌骨矢状向的影响仍然存在争议，并没有得到证实[32]。

第2节　结束语

对于混合牙列期，上颌骨狭窄、牙或牙弓不调的患者，正畸治疗可以纠正骨性不调，并且可以通过获取额外间隙解决拥挤问题。上颌扩弓是有效的方法，主要通过扩大后牙和牙槽突的横向宽度来增宽上牙弓，或是通过分离上颌骨的两部分而同时使后牙颊向移动。

参考文献

[1] Bell RA, LeCompte EJ. The effects of maxillary expansion using a quad-helix appliance during the deciduous and mixed dentitions. Am J Orthod 1981; 79(2): 152-61.
[http://dx.doi.org/10.1016/0002-9416(81)90313-4] [PMID: 7008619]

[2] Betts NJ, Vanarsdall RL, Barber HD, Higgins-Barber K, Fonseca RJ. Diagnosis and treatment of transverse maxillary deficiency. Int J Adult Orthodon Orthognath Surg 1995; 10(2): 75-96.
[PMID: 9082002]

[3] [3] Brook PH, Shaw WC. The development of an index of orthodontic treatment priority. Eur J Orthod 1989; 11(3): 309-20.
[http://dx.doi.org/10.1093/oxfordjournals.ejo.a035999] [PMID: 2792220]

[4] Andrade AdaS, Gameiro GH, Derossi M, Gavião MB. Posterior crossbite and functional changes. A systematic review. Angle Orthod 2009; 79(2): 380-6.
[http://dx.doi.org/10.2319/030708-137.1] [PMID: 19216602]

[5] Björk A, Skieller V. Growth of the maxilla in three dimensions as revealed radiographically by the implant method. Br J Orthod 1977; 4(2): 53-64.
[http://dx.doi.org/10.1179/bjo.4.2.53] [PMID: 273440]

[6] McNamara JA Jr, Sigler LM, Franchi L, Guest SS, Baccetti T. Changes in occlusal relationships in mixed dentition patients treated with rapid maxillary expansion. A prospective clinical study. Angle Orthod 2010; 80(2): 230-8.
[http://dx.doi.org/10.2319/040309-192.1] [PMID: 19905846]

[7] Pinto AS, Buschang PH, Throckmorton GS, Chen P. Morphological and positional asymmetries of young children with functional unilateral posterior crossbite. Am J Orthod Dentofacial Orthop 2001; 120(5): 513-20.
[http://dx.doi.org/10.1067/mod.2001.118627a] [PMID: 11709670]

[8] Pirttiniemi P, Kantomaa T, Lahtela P. Relationship between craniofacial and condyle path asymmetry in unilateral cross-bite patients. Eur J Orthod 1990; 12(4): 408-13.
[http://dx.doi.org/10.1093/ejo/12.4.408] [PMID: 2086261]

[9] Ballanti F, Lione R, Baccetti T, Franchi L, Cozza P. Treatment and posttreatment skeletal effects of rapid maxillary expansion investigated with low-dose computed tomography in growing subjects. Am J Orthod Dentofacial Orthop 2010; 138(3): 311-7.
[http://dx.doi.org/10.1016/j.ajodo.2008.10.022] [PMID: 20816300]

[10] Grummons DC, Kappeyne van de Coppello MA. A frontal asymmetry analysis. J Clin Orthod 1987;

21(7): 448-65.
[PMID: 3476493]
[11] Smith T, Ghoneima A, Stewart K, et al. Three-dimensional computed tomography analysis of airway volume changes after rapid maxillary expansion. Am J Orthod Dentofacial Orthop 2012; 141(5): 618-26. [http://dx.doi.org/10.1016/j.ajodo.2011.12.017] [PMID: 22554756]
[12] Lindner A. Longitudinal study on the effect of early interceptive treatment in 4-year-old children with unilateral cross-bite. Scand J Dent Res 1989; 97(5): 432-8.
[PMID: 2617141]
[13] Ngan P, Fields H. Orthodontic diagnosis and treatment planning in the primary dentition. ASDC J Dent Child 1995; 62(1): 25-33.
[PMID: 7775680]
[14] Petrén S, Bondemark L. Correction of unilateral posterior crossbite in the mixed dentition: a randomized controlled trial. Am J Orthod Dentofacial Orthop 2008; 133(6): 790.e7-790.e13. [http://dx.doi.org/10.1016/j.ajodo.2007.11.021] [PMID: 18538237]
[15] Petrén S, Bondemark L, Söderfeldt B. A systematic review concerning early orthodontic treatment of unilateral posterior crossbite. Angle Orthod 2003; 73(5): 588-96.
[PMID: 14580028]
[16] Wertz RA. Skeletal and dental changes accompanying rapid midpalatal suture opening. Am J Orthod 1970; 58(1): 41-66.
[http://dx.doi.org/10.1016/0002-9416(70)90127-2] [PMID: 5269181]
[17] Thilander B, Wahlund S, Lennartsson B. The effect of early interceptive treatment in children with posterior cross-bite. Eur J Orthod 1984; 6(1): 25-34.
[http://dx.doi.org/10.1093/ejo/6.1.25] [PMID: 6583062]
[18] Hesse KL, Artun J, Joondeph DR, Kennedy DB. Changes in condylar postition and occlusion associated with maxillary expansion for correction of functional unilateral posterior crossbite. Am J Orthod Dentofacial Orthop 1997; 111(4): 410-8.
[http://dx.doi.org/10.1016/S0889-5406(97)80023-6] [PMID: 9109586]
[19] Kiliaridis S, Katsaros C, Raadsheer MC, Mahboubi PH. Bilateral masseter muscle thickness in growing individuals with unilateral posterior cross-bite. J Dent Res 2000; 79: 497.
[20] Godoy F, Godoy-Bezerra J, Rosenblatt A. Treatment of posterior crossbite comparing 2 appliances: a community-based trial. Am J Orthod Dentofacial Orthop 2011; 139(1): e45-52.
[http://dx.doi.org/10.1016/j.ajodo.2010.06.017] [PMID: 21195256]
[21] Kutin G, Hawes RR. Posterior cross-bites in the deciduous and mixed dentitions. Am J Orthod 1969; 56(5): 491-504.
[http://dx.doi.org/10.1016/0002-9416(69)90210-3] [PMID: 5261162]
[22] Vanarsdall RL Jr. Transverse dimension and long-term stability. Semin Orthod 1999; 5(3): 171-80.
[http://dx.doi.org/10.1016/S1073-8746(99)80008-5] [PMID: 10860069]
[23] Ramoglu SI, Sari Z. Maxillary expansion in the mixed dentition: rapid or semi-rapid? Eur J Orthod

2010; 32(1): 11-8.
[http://dx.doi.org/10.1093/ejo/cjp057] [PMID: 19797410]

[24] Schiffman PH, Tuncay OC. Maxillary expansion: a meta analysis. Clin Orthod Res 2001; 4(2): 86-96.
[http://dx.doi.org/10.1034/j.1600-0544.2001.040205.x] [PMID: 11553090]

[25] Wertz R, Dreskin M. Midpalatal suture opening: a normative study. Am J Orthod 1977; 71(4): 367-81.
[http://dx.doi.org/10.1016/0002-9416(77)90241-X] [PMID: 322499]

[26] Ricketts RM. Bioprogressive technique lecture notes. Scottsdale, AZ: American Institute for Bioprogressive Education 1996.

[27] Arndt WV. Nickel titanium palatal expander. J Clin Orthod 1993; 27(3): 129-37.
[PMID: 8496351]

[28] Adkins MD, Nanda RS, Currier GF. Arch perimeter changes on rapid palatal expansion. Am J Orthod Dentofacial Orthop 1990; 97(3): 194-9.
[http://dx.doi.org/10.1016/S0889-5406(05)80051-4] [PMID: 2178393]

[29] Gianelly AA. Rapid palatal expansion in the absence of crossbites: added value? Am J Orthod Dentofacial Orthop 2003; 124(4): 362-5.
[http://dx.doi.org/10.1016/S0889-5406(03)00568-7] [PMID: 14560264]

[30] Petrén S, Bjerklin K, Bondemark L. Stability of unilateral posterior crossbite correction in the mixed dentition: a randomized clinical trial with a 3-year follow-up. Am J Orthod Dentofacial Orthop 2011; 139(1): e73-81.
[http://dx.doi.org/10.1016/j.ajodo.2010.06.018] [PMID: 21195260]

[31] Majourau A, Nanda R. Biomechanical basis of vertical dimension control during rapid palatal expansion therapy. Am J Orthod Dentofacial Orthop 1994; 106(3): 322-8.
[http://dx.doi.org/10.1016/S0889-5406(94)70053-2] [PMID: 8074098]

[32] Miller CL, Araújo EA, Behrents RG, Oliver DR, Tanaka OM. Mandibular arch dimensions following bonded and banded rapid maxillary expansion. J World Fed Orthod 2014; 119-23.
[http://dx.doi.org/10.1016/j.ejwf.2014.05.003]

[33] Lima AC, Lima AL, Filho RM, Oyen OJ. Spontaneous mandibular arch response after rapid palatal expansion: a long-term study on Class I malocclusion. Am J Orthod Dentofacial Orthop 2004; 126(5):576-82.
[http://dx.doi.org/10.1016/j.ajodo.2004.06.011] [PMID: 15520690]

第7章

牙齿发育异常-牙齿阻生
Dental Anomalies –Tooth Impaction

本章摘要：牙齿发育异常可由任何干扰牙齿发育的病因引起。除环境因素外，研究发现基因在不同程度上会引起牙齿发育异常，而且大量关于人类牙齿异常的研究也证实了牙齿发育异常存在共同的障碍基因。已有研究证明，若临床上发现混合牙列早期的牙齿异常（例如，锥形侧切牙），也许能够早期诊断尖牙是否阻生，两者之间存在密切关系；同时及早发现尖牙腭侧异位有利于医生关注和预防尖牙阻生。本章的目的是探讨牙齿发育异常、牙齿阻生的早期诊断及适当的正畸干预。

关键词：牙齿发育异常；早期诊断；尖牙腭侧异位

第1节　概述

熟悉生物学的正畸医生已经开始关注牙齿发育异常之间的联系。虽然大多数情况下牙齿发育异常不伴有其他症状，但可能会导致一些临床问题，包括牙齿的迟萌、阻生等，错㕮畸形会影响美观并且导致咬合干扰，甚至引起龋病和牙周病等。对正畸医生来说，阻生牙的治疗较为困难，治疗涉及阻生牙的手术暴露，以及在正畸牵引下将阻生牙纳入牙弓。常见的并发症包括阻生牙或邻牙的牙根吸收、牙龈退缩及相应部位的骨缺损。如果及早诊断，能够优化对患者的管理和治疗，从而减少并发症、治疗的工作量和复杂性。

第2节　牙齿发育异常

1. 什么是牙齿发育异常

从正畸角度来看，牙齿发育异常可以定义为由于牙齿发育中断而导致不同的表型出现问题，例如，牙齿数量、大小、位置、发育时间。家族和同卵双胞胎的研究

George Litsas

表明，这些牙齿发育异常的病因学上存在基因和遗传背景[1-2]。

2. 什么是个别牙缺失？简述其发病率和易受累牙

个别牙缺失（牙齿缺失）：人类最常见的牙列发育异常，特征是先天缺失1～6颗牙齿[1]。除第三磨牙外，牙齿缺失患病率为4.3%～7.8%，但乳牙患病率很低，只有0.3%[3]。牙齿发育不全可能为单一症状，也可能表现为综合征的一部分。图1可见最常见的恒牙缺失是下颌第二前磨牙。第二常见的恒牙缺失是上颌侧切牙（图2）[4]。此类病症较为常见，且女性多于男性[3-4]。如果存在少量牙齿缺失，那么同名牙中缺失的会是最远端的牙齿，也就是说，在切牙中侧切牙会缺失而非中切牙。同理，缺失牙为第二前磨牙而不是第一前磨牙。另外，牙缺失可能与非综合征性唇腭裂有关[5-6]。

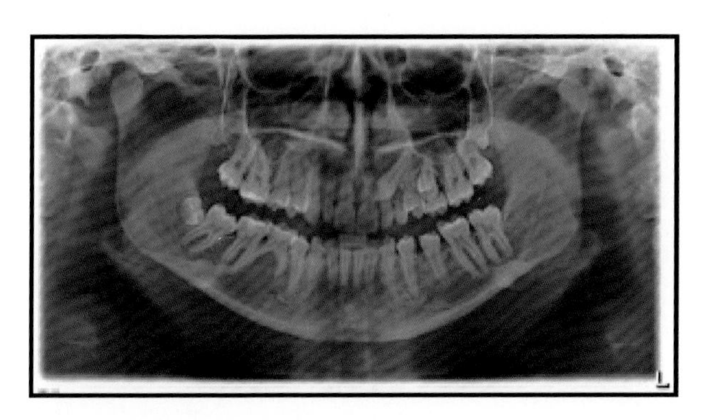

图1　下颌右侧第二前磨牙先天缺失

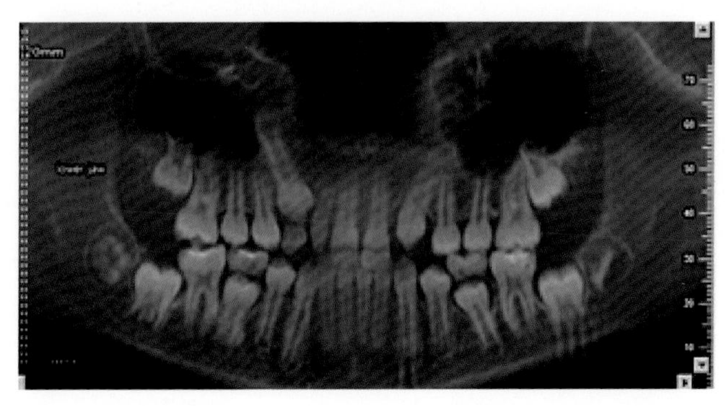

图2　上颌左侧侧切牙先天缺失

3. 不伴综合征性牙缺失（单纯性牙缺失）

不伴综合征性牙缺失（单纯性牙缺失）是指特定数量牙齿的先天缺失，并不存在其他畸形。研究证实家族性常染色体显性遗传性牙缺失是由于MSX-1基因点突变引起的[7]。现已证明，14号染色体上的PAX9基因与常染色体显性、非综合征、家族性牙齿发育不全和多颗牙牙齿体积的减少有关[8]。切牙发育不全可能与AXIN2基因突变有关，而LTBP3和EDA基因的突变可能会造成一种常染色体隐性的家族性牙缺牙，以及上下切牙、尖牙和第一磨牙的先天缺失[2,8-10]。

4. 伴综合征性牙缺失

牙缺失与某些综合征相关，这表明牙齿和某些器官的发育受相同的分子机制控制。外胚层发育不良、Ⅰ型口面部指端综合征（下颌前牙发育不全）、Pierre Robin综合征、 Van Der Woude综合征等综合征性唇腭裂都是与牙齿发育不全相关的一些疾病[4,6]。

5. 下图属于哪类牙齿发育异常？分析病因及牙列特点

上颌侧切牙呈锥形和先天缺失。近来的研究表明，遗传学在此类发育异常病因中起主导作用。先天性牙齿发育不全的患者最显著的特点是除第一磨牙外其他牙齿均较小（图3）。常见的情况是一侧上颌侧切牙先天缺失，而对侧上颌侧切牙呈锥形[3-4]。由于遗传缺陷、基因不完全表达（锥形牙）导致右上侧切牙发育不全（图4）[10]。应当注意的是，有学者认为一或两颗牙齿的先天缺失与剩余牙齿体积较大有

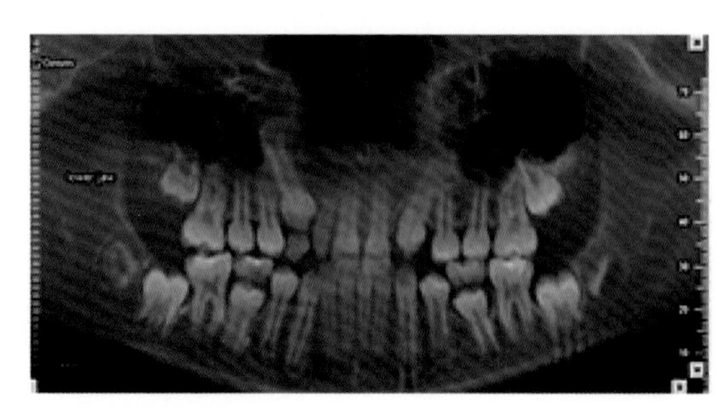

图3 上颌左侧侧切牙先天缺失

关。这种体积的增大可能是由缺失牙邻牙的一种补偿机制引起的[11]。

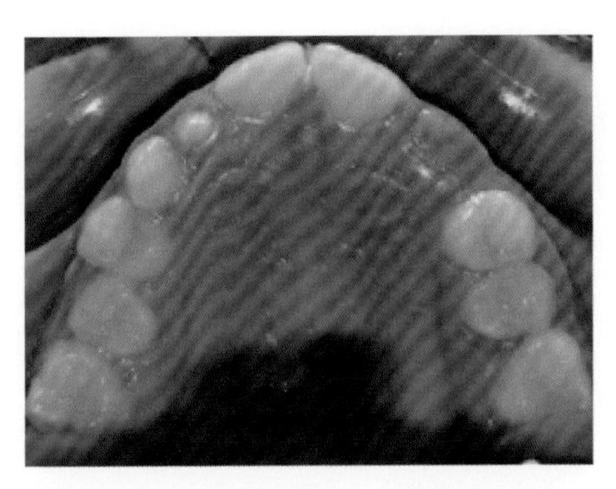

图4　上颌左侧侧切牙先天缺失，上颌右侧侧切牙呈锥形

6. 简述少牙症、过小牙、多牙症

（1）少牙症： 超过6颗恒牙的缺失（除第三磨牙外）。通常与颌面部综合征（例如，外胚层发育不良）有关。对于牙列稀疏的患者，主要特点是其他牙齿体积均较小[11-14]。

（2）过小牙： 牙列中有异常较小的牙齿。在广泛性过小牙牙列中，牙齿较小，牙冠和牙根较短，邻牙接触点缺失（图5）。过小牙与颅底长度、上颌长度减小、Ⅲ类错𬌗倾向、面部垂直向减小有关[5-6,15-18]。

（3）多牙症： 最常见的是恒牙列中的一颗多生牙，也称额外牙。双胞胎和家族研究证实了多牙症的遗传基础。多认为其遗传方式是常染色体显性遗传[19-21]。

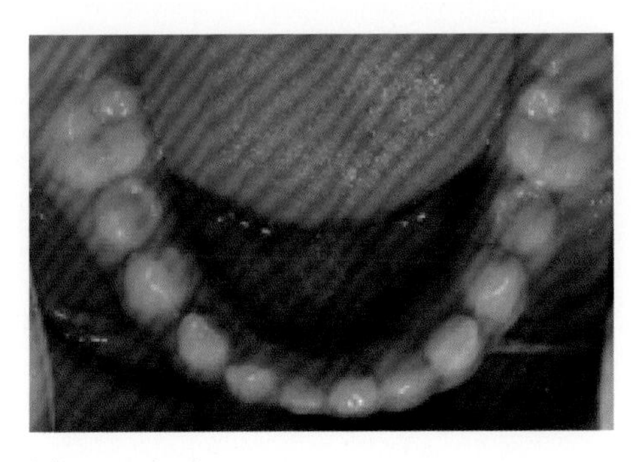

图5　过小牙

7. 其他种类的牙齿发育不全与不伴综合征性牙缺失有何联系

牙齿发育不全与下列因素相关[3, 10, 22]：

（1）尖牙腭侧异位、阻生。

（2）牙齿错位。

（3）低位下颌乳磨牙。

（4）第一磨牙的近中萌出。

8. 下图为何种牙齿发育不全？哪种牙齿畸形容易与此类相混淆

（1）双生牙：指牙齿增大或牙齿相连，若异常牙齿算作一颗牙，其牙齿数量正常[2]。多认为是一个向内的凹陷将牙胚不完全分开所致，双生牙具有完全或不完全分开的牙冠，有一个共同的牙根和根管（图6）。

（2）融合牙：两个正常牙胚融合形成一颗较大的牙齿。研究表明双生牙只有一个根管，而融合牙各有独立的根管[2]。

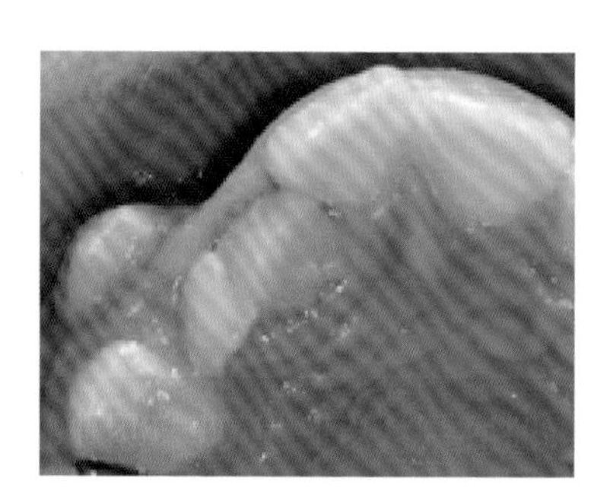

图6 双生牙

9. 下图属于哪类牙齿发育异常？影响因素有哪些？如何早期临床干预

（1）上颌右侧：恒侧切牙先天缺失（图7）。上颌左侧：尖牙腭侧异位（PDC）。

（2）尖牙腭侧异位是一种较为常见的发育异常，患病率为0.8%～2.8%[3]。若在混合牙列早期能够发现，例如锥形或先天性侧切牙缺失等异常情况，有可能预防尖牙的腭侧阻生。19%～20%的一级和二级亲属会发生尖牙腭侧错位和缺牙症，这比正常人群的发病率高2.5倍[22,24]。若在混合牙列的早期发现牙齿问题，例如锥形牙、侧切牙缺失、釉质发育不良、第二前磨牙发育不良、乳磨牙低位咬合等，便可以预测尖牙阻生的情况。尖牙腭侧异位常会导致其阻生[21,25]。

在混合牙列早期还存在其他的特征，包括：

①据报道，对于尖牙腭侧异位患者，上、下颌切牙的近远中倾斜度明显较小[25]。

②一半的尖牙腭侧错位的患者是Ⅱ类2分类错𬌗、上牙弓较宽和低角型生长[26-27]。

③上颌骨发育不足的患者，单侧尖牙腭侧错位的发病率较高[27]。

（3）据文献报道，拔除乳尖牙以防止尖牙腭侧异位的成功率为50%～62.5%[29]。拔牙后同时接受头帽矫治，87.5%受试者的尖牙成功萌出[26]。对于混合牙列早期，另一种治疗方法是上颌骨快速扩弓。对于上颌发育不足的患者，上颌快速扩弓后尖牙萌出率为65.7%[27]。

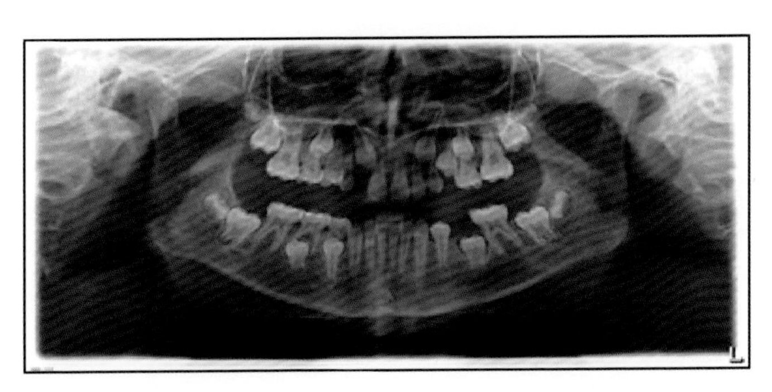

图7　全口曲面断层片

10. 下图属于哪类牙齿发育异常？试述其病因、诊断及干预措施

（1）上颌恒磨牙近中萌出，锥形上颌侧切牙，第三磨牙缺失（图8）。

（2）并没有相关文献明确表明上颌第一恒磨牙近中萌出的原因，可能与很多因素相关。牙齿萌出前，牙胚指向下、后、外，但在萌出时会沿着较为垂直的方向。同一家庭成员的患病率为20%，而普通人群的患病率仅为4%[30]。导致上磨牙近中萌出的因素多与上颌后牙区间隙不足有关，这是因为上颌结节区的骨生长和牙齿大小不一致。然而，正是由于同一家族成员或唇腭裂儿童的发生率高于正常儿童，并与其他遗传性牙齿异常如牙齿发育不全和尖牙腭侧异位相关，上颌第一磨牙的近中萌出也可以归类于由基因决定的牙齿发育异常[22]。

（3）诊断应结合临床和影像学资料。若恒磨牙的远中尖先于近中尖萌出，或出现单侧-双侧迟萌，则应怀疑上颌第一恒磨牙的萌出偏近中。影像学检查可能显示第二乳磨牙远颊根有重叠的影像和阻生。

（4）建议早期治疗，以避免第二乳磨牙的早失和牙弓长度的减小。临床干预只需要在第一磨牙上施加远中力，但远中根的病理性吸收可能会导致第二乳磨牙早失、第一磨牙近中移动以及牙弓长度减小（图9），因此需要重新获得间隙（图10）。上颌磨牙远移5个月，每侧增加5mm间隙，远移的速度接近1mm/月。

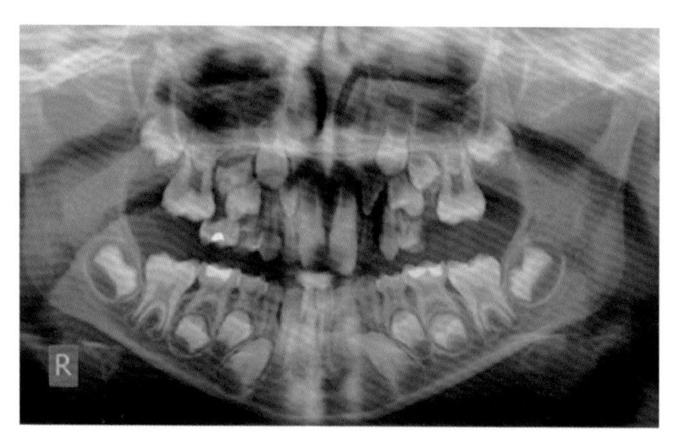

图8　全口曲面断层片1

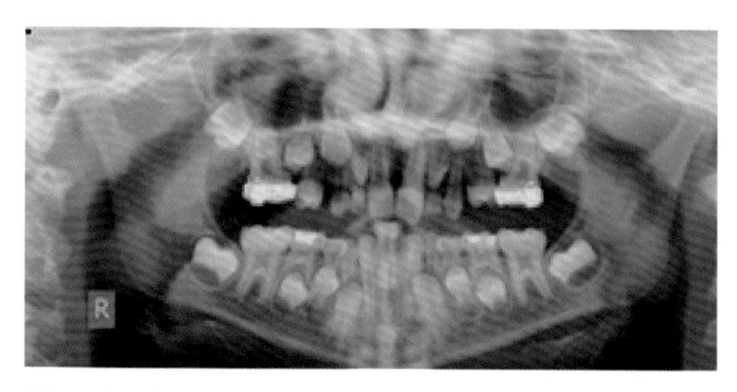

图9　全口曲面断层片2

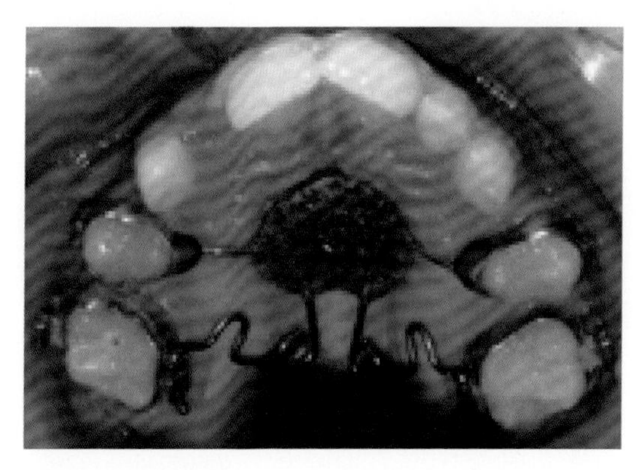

图10　开辟间隙

11. 下图属于哪类牙齿发育异常

（1）上颌右侧：右侧磨牙偏近中萌出，第三磨牙缺失，侧切牙呈锥形（图11，图12）。

（2）上颌左侧：尖牙腭侧异位，第三磨牙缺失。

（3）下颌左侧：第三磨牙缺失。

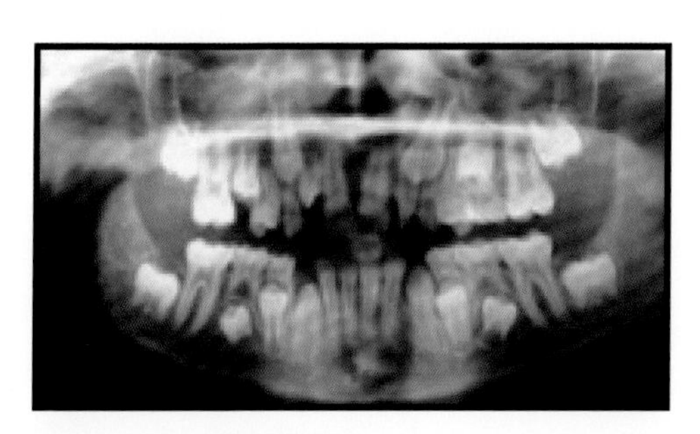

图11　全口曲面断层片

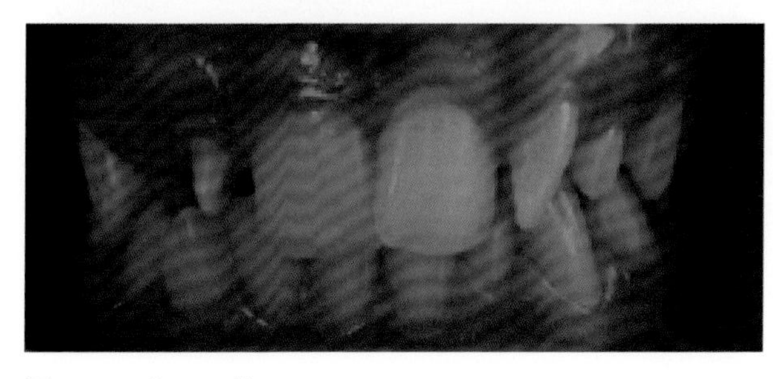

图12　口内正面像

12. 下图属于哪类牙齿发育异常？试述其病因、诊断及干预措施

（1）上颌左侧尖牙、第一前磨牙易位（图13）。易位是一种独特且极端的异常萌出方式，牙齿的发育和萌出占据其他恒牙的位置，表现为完全或不完全易位。当包括牙根和牙冠在内的整个牙齿结构错位时，称为完全易位[31]。仅牙冠错位，而牙根位于正常位置，称为不完全易位。最常见的是上颌尖牙、第一前磨牙的易位[32]。

（2）牙齿易位与许多致病因素有关，包括遗传、创伤、机械干扰和牙胚发育异常引起的位置交换等[31-32]。上颌尖牙、第一前磨牙易位与以下因素相关：

①第三磨牙缺失的高发生率。

②尖牙腭侧异位。

③上侧切牙呈锥形或缺失（图14）。

最常见的上颌牙齿易位有[32]：

- 上颌尖牙-第一前磨牙易位（图14）
- 上颌尖牙-侧切牙易位（图15）
- 上颌尖牙萌出于第一磨牙处
- 上颌侧切牙-中切牙易位
- 上颌尖牙-中切牙易位

④在治疗上颌尖牙-前磨牙易位时，需要考虑影响治疗效果的诸多因素，例如患者年龄、牙列拥挤、咬合特点、审美需求、患者舒适度等。当牙弓长度重度不足时，拔除第一前磨牙不失为一种替代治疗方法。

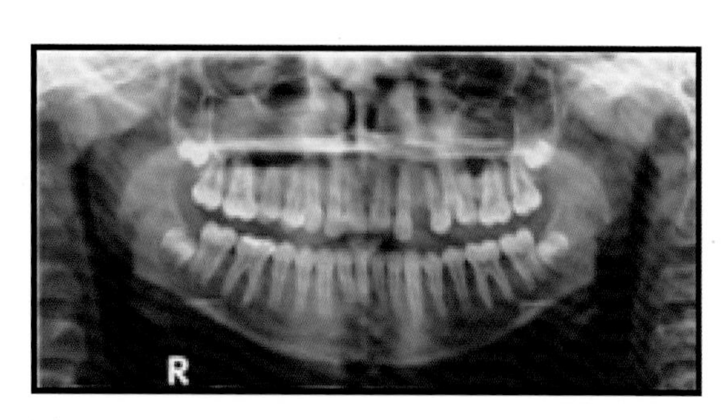

图13 全口曲面断层片

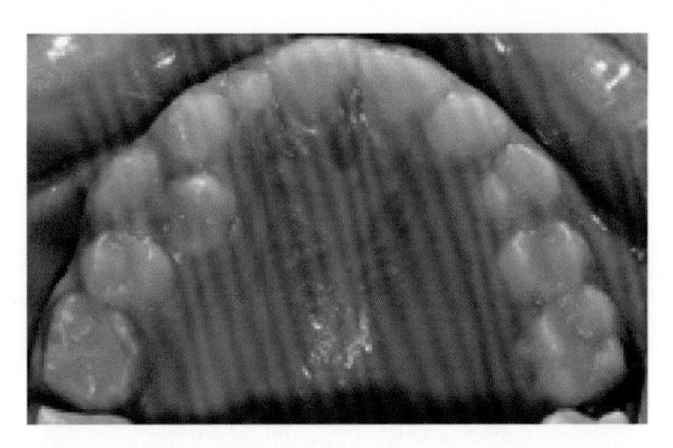

图14　侧切牙锥形，上颌尖牙、第一前磨牙易位

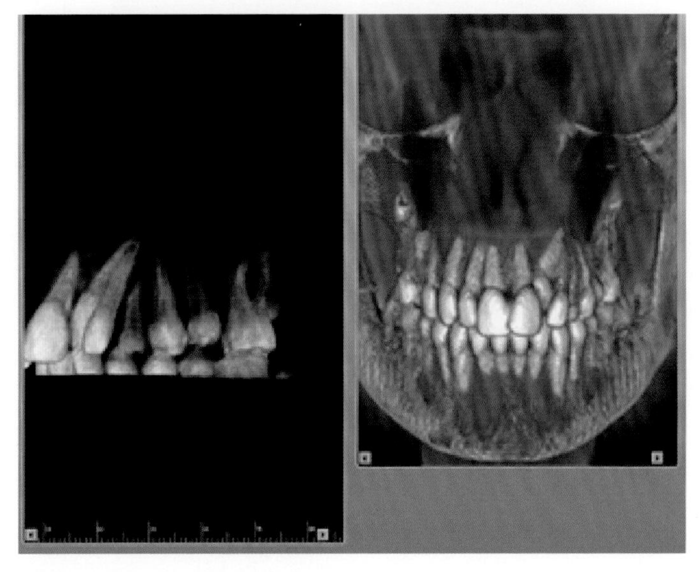

图15　上颌尖牙–侧切牙易位

13. 下图属于哪类牙齿发育异常？试述其病因、诊断及干预措施

（1）下颌右侧尖牙、侧切牙的完全易位（图16）。

（2）目前仍不清楚发生这种易位的原因，可能与牙齿发育不全和锥形上颌侧切牙有相似的遗传机制。研究发现第三磨牙发育不全和尖牙腭侧异位与下颌切牙–尖牙易位密切相关[26]。一些研究中还提出了其他可能的因素，包括：牙胚发育过程中位置的遗传互换、乳尖牙牙根未吸收、乳牙滞留和早期缺失、机械干扰等[21]。

（3）牙齿易位的治疗方法取决于它们的萌出阶段。在混合牙列早期，下颌侧切牙牙冠向远中移动，并向近舌侧旋转，而根尖处于正常位置（图17）。

若是在恒牙萌出初期（恒尖牙萌出前），通过正畸治疗直立下颌侧切牙可以防止侧切牙-尖牙的易位（图18）。若易位牙齿在萌出后才发现，则受累牙齿的牙根平行于致密的牙槽骨中，最好的方式就是维持互换之后的位置。

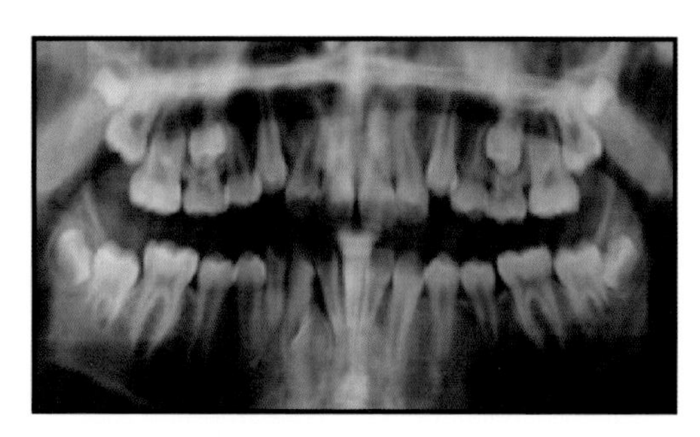

图16 全口曲面断层片

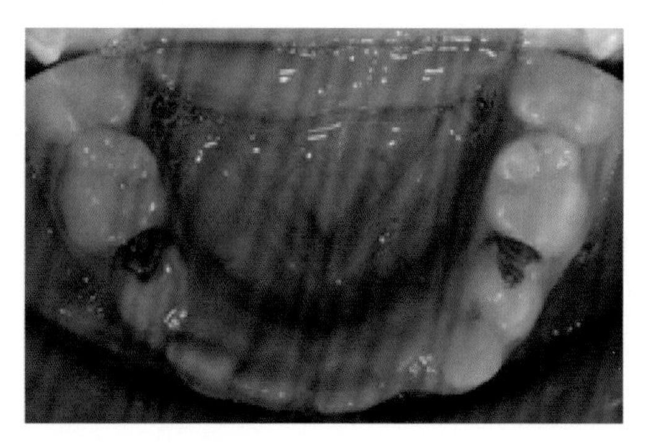

图17 下颌殆面像1

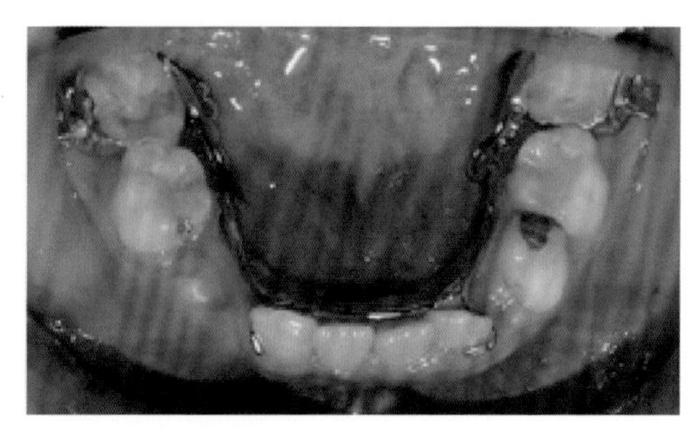

图18 下颌殆面像2

14. 简述下图中的牙齿发育异常

（1）图19：

①上颌右侧：第二前磨牙先天缺失，尖牙腭侧异位，侧切牙呈锥形过小牙。

②上颌左侧：尖牙腭侧异位。

③下颌：第二前磨牙先天缺失，第三磨牙缺失。

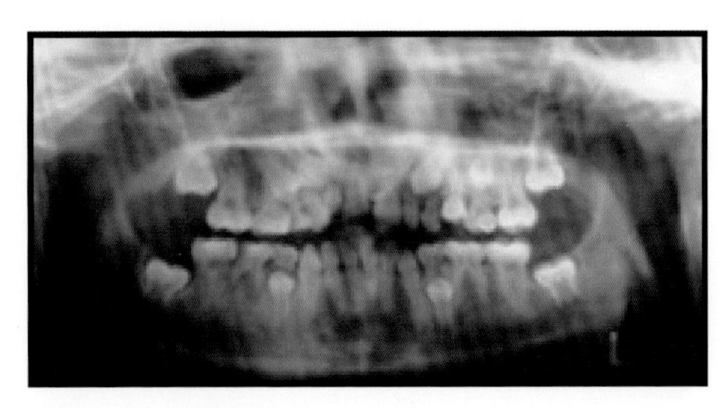

图19　全口曲面断层片1

（2）图20：

①上颌右侧：侧切牙呈锥形过小牙，第三磨牙缺失。

②上颌左侧：尖牙阻生。

③下颌右侧：第二前磨牙缺失。

④下颌左侧：第三磨牙缺失。

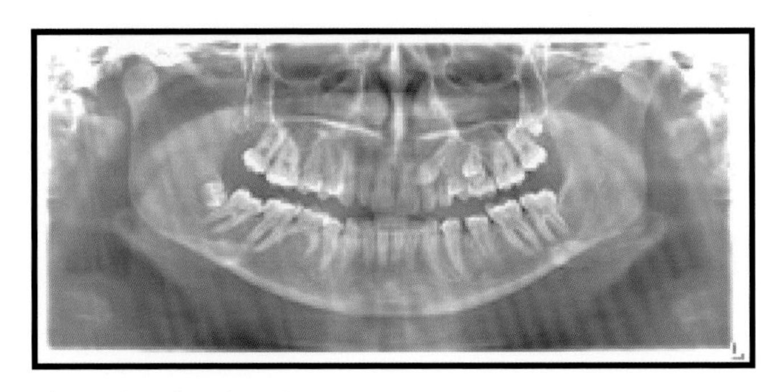

图20　全口曲面断层片2

（3）图21：

①上颌右侧：侧切牙缺失。

②上颌左侧：尖牙腭侧异位（PDC）。

③下颌左侧：第二前磨牙迟萌。

④所有第三磨牙缺失。

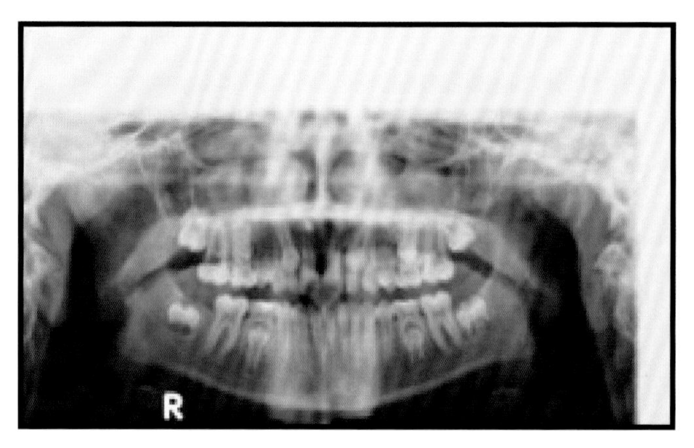

图21　全口曲面断层片3

（4）图22：

上颌右侧侧切牙缺失，而上颌左侧尖牙腭侧阻生。

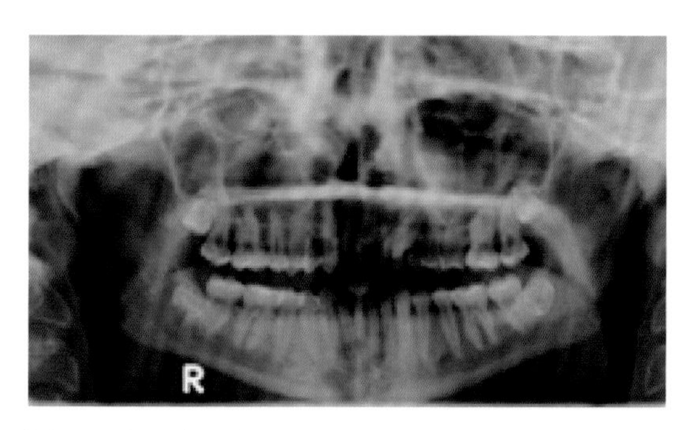

图22　全口曲面断层片4

（5）图23：

上颌右侧侧切牙缺失，上颌左侧尖牙腭侧阻生。

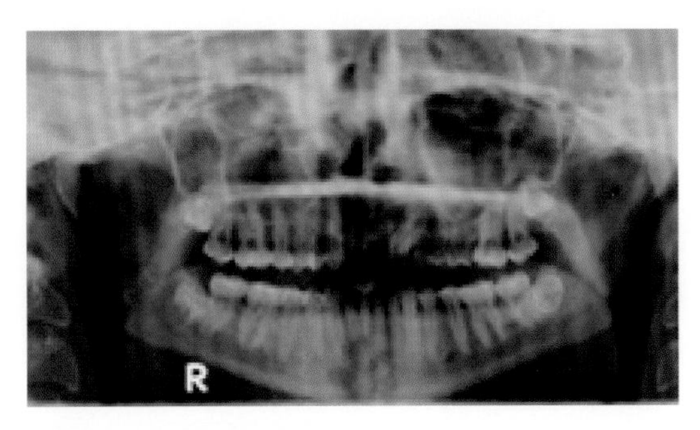

图23　全口曲面断层片5

（6）图24：

上颌右侧恒尖牙先天缺失（这种情况很少见）。

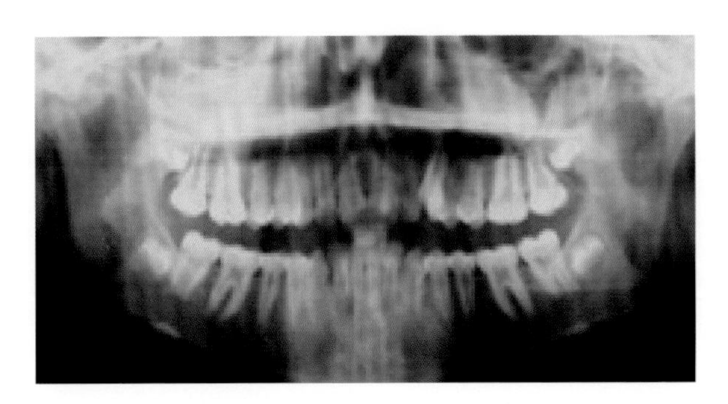

图24　全口曲面断层片6

第3节　牙齿阻生

1. 除外伤或拔牙的情况外，恒切牙未萌最常见的原因是什么

多生牙，也称额外牙，是最有可能导致恒切牙未萌出的原因。80%～90%的多生牙发生在上颌，且其中一半位于上颌中切牙区[20-21]。

2. 什么情况下应该考虑多生牙的存在？多生牙的分类及患病率

（1）以下情况应考虑多生牙的存在[19, 33]：

①一侧或双侧恒切牙不对称萌出。

②一侧或双侧恒切牙异位萌出。

③一侧或双侧乳切牙滞留。

（2）多生牙形态分类：

①锥形：牙根发育完成，位于唇侧错位中切牙的腭侧。

②结核状：柱状，牙根未发育完成或发育异常，位于迟萌中切牙的腭侧。

③磨牙状：形状同前磨牙，少见[24]。

④高加索人的发病率为0.45%，芬兰人为0.4%，挪威人为1.43%，西班牙人为2.2%[21]。

3. 多生牙的并发症

（1）影响上颌切牙的萌出和排齐（拥挤或间隙）。

（2）导致一颗或两颗恒切牙的异位萌出、扭转或唇侧错位。

（3）邻牙的牙根吸收。

（4）含牙囊肿。

（5）口腔内感染[19]。

4. 多生牙的病因

与综合征密切相关，例如与Apert综合征、Crouzon综合征、Gardner综合征、Down综合征中牙板活动亢进以及锁颅发育不良有关。考虑到多牙症在家族中的高发病率，多生牙的遗传基础同样考虑为多牙症的病因。此外，有文献报道X染色体遗传，可以解释这种发育异常的性别差异[21]。

5. 诊断及定位多生牙的影像学方法

殆翼片或根尖X线片能够提供未萌出牙齿的牙冠和牙根形态、多生牙的存在以及与邻牙牙根的关系等信息。视差（水平或垂直）技术是最常用的定位上颌多生牙的方法。这项技术需要两张根尖片 （利用水平视差法），或一张口内片（前牙殆翼片）和一张全口曲面断层片（用于垂直视差法）。

牙科全口曲面断层片作为辅助筛查工具，提供多生牙以及未萌出牙齿的存在和位置。由于中线区域的清晰度不够，曲面断层片提供的多生牙信息有限[33]。

6. 混合牙列早期为何以及如何治疗这类牙齿情况

多生牙通过改变恒切牙的位置和萌出通道，而引起咬合错位以及外观改变。涉及恒切牙的主要并发症包括：发育中牙根弯曲、牙根吸收和牙齿活力丧失[19]。

若牙弓间隙足够（图25），建议拔除多生牙以促进恒中切牙的萌出。在混合牙列早期，越早拔除多生牙（图28），恒切牙（牙根未发育完成；图26，图27）自行萌出的可能性就越大（图29）。建议6个月后复诊，并从临床和影像学判断未萌出牙的位置[19–20]。

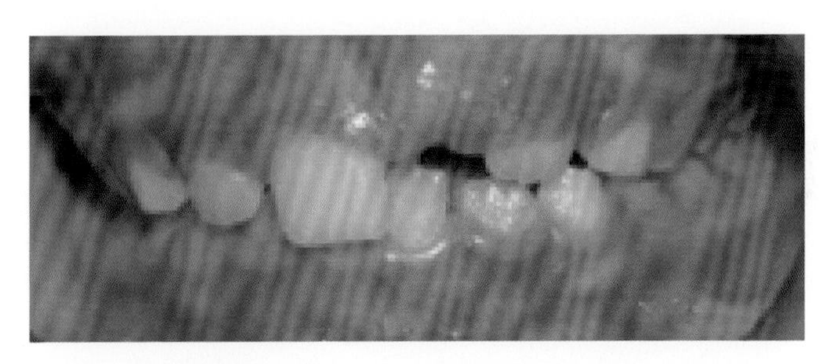

图25　口内正面像

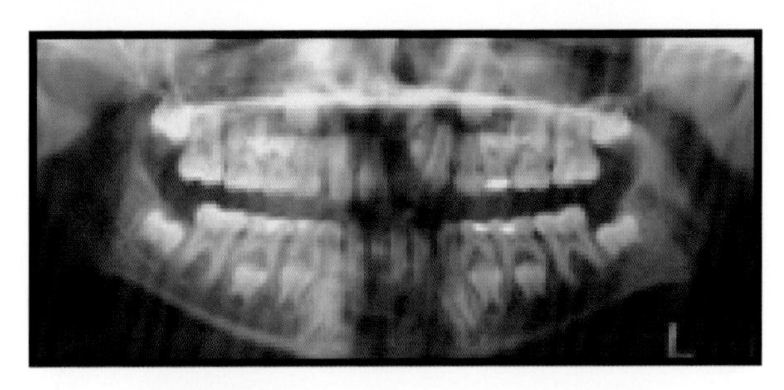

图26　全口曲面断层片

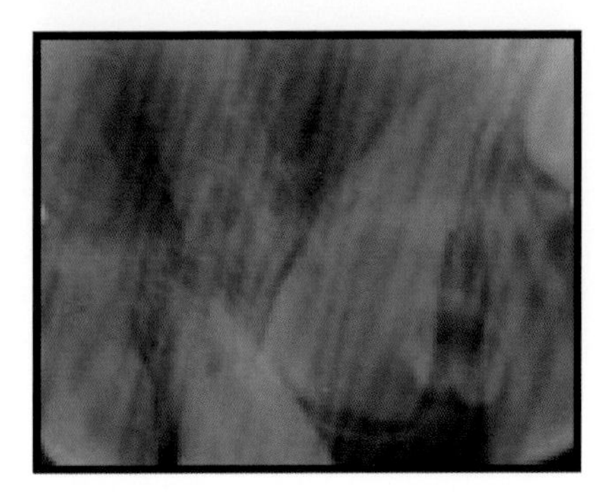

图27　根尖片

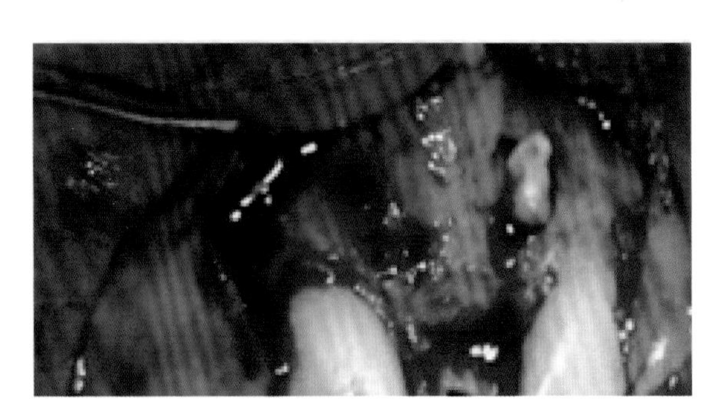

图28 多生牙的拔除

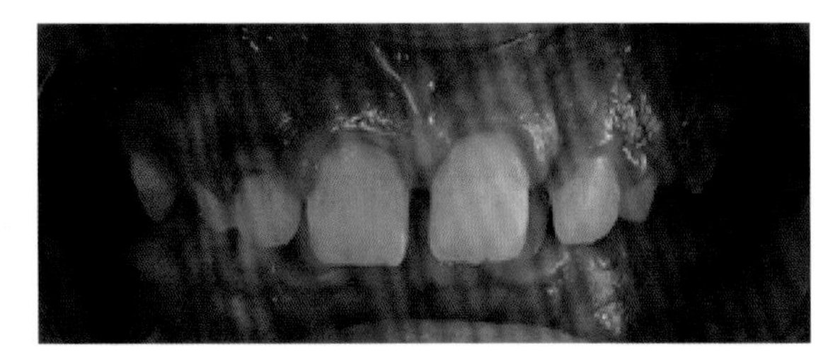

图29 中切牙的自行萌出

若多生牙拔除且牙弓间隙足够，1年内牙齿仍未萌出，则需行外科手术暴露，正畸牵引导萌（图30～图34）。

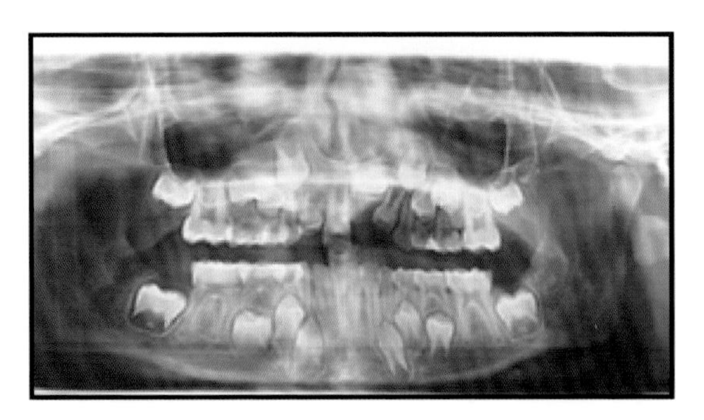

图30 全口曲面断层片1

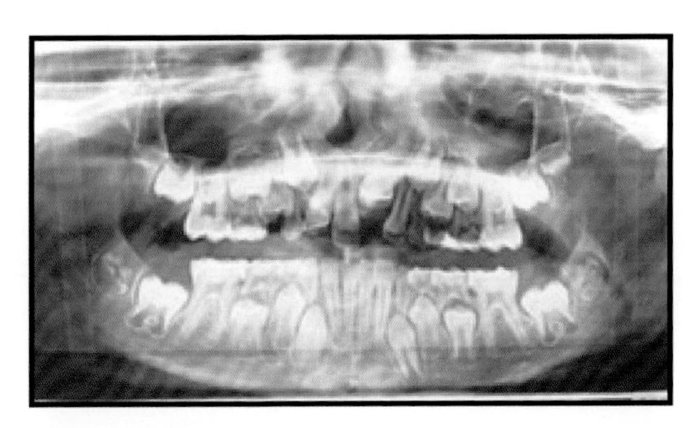

图31　全口曲面断层片2

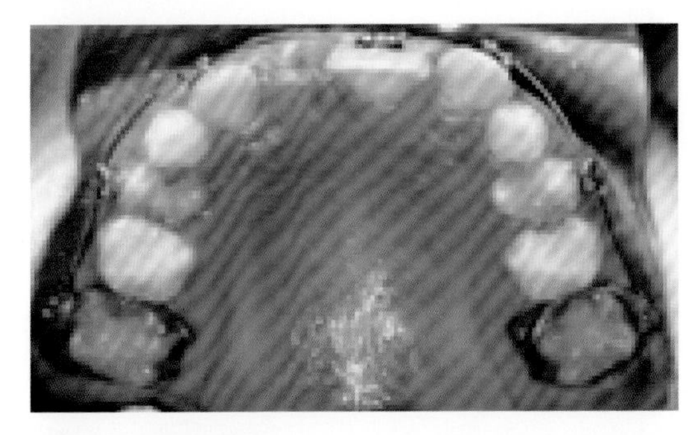

图32　上颌殆面像

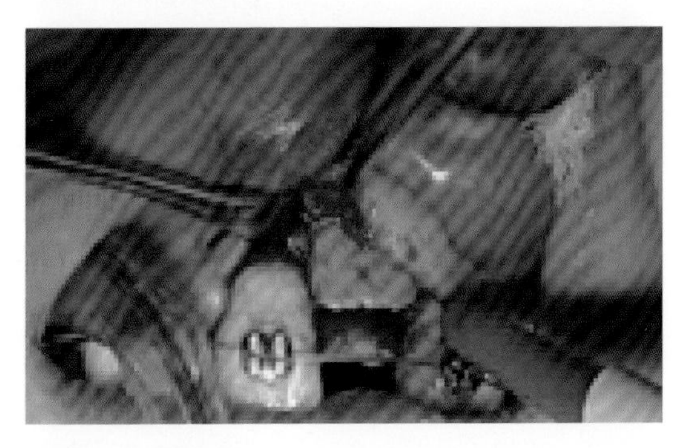

图33　手术暴露

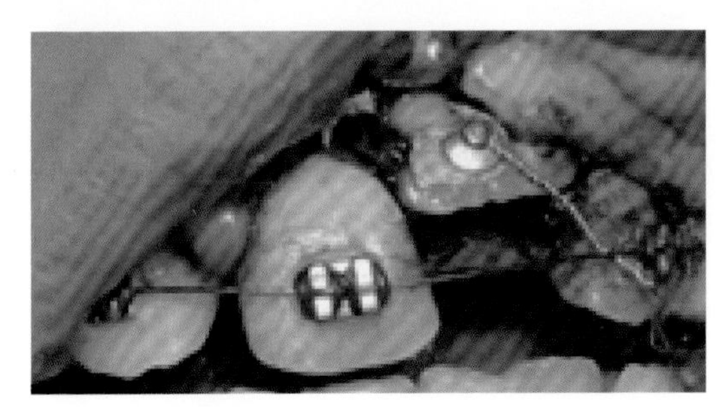

图34　正畸牵引

7. 如何在混合牙列晚期治疗阻生牙

若在混合牙列晚期或恒牙列早期发现阻生牙，先对其进行临床、影像学评估非常重要，再结合手术对未萌出的牙进行正畸治疗[18, 28]。除了影像学上的因素还要考虑一些临床因素。

（1）牙弓间隙：

若牙弓间隙足够（图35），在手术暴露和正畸导萌阻生牙齿之前，需要先排齐和整平牙列并换至不锈钢弓丝。若牙弓间隙不足，应通过正畸方法来开辟间隙。

（2）支抗：

当正畸牵引未萌出的牙齿时，应尽可能多地在上颌牙齿上粘接矫治器以加强支抗。建议使用活动Cetlin横腭杆（TPA）。

（3）闭合式手术方法：

在这项技术中需要翻开黏骨膜瓣，去除覆盖在未萌牙冠的骨组织，再粘接附件，重新定位并缝合龈瓣（图36）。闭合式手术方法应被优先选择，因为，这样暴露牙齿时去除的组织最少，愈合迅速，对未萌出的切牙能够即刻加力牵引（图37，图38）。

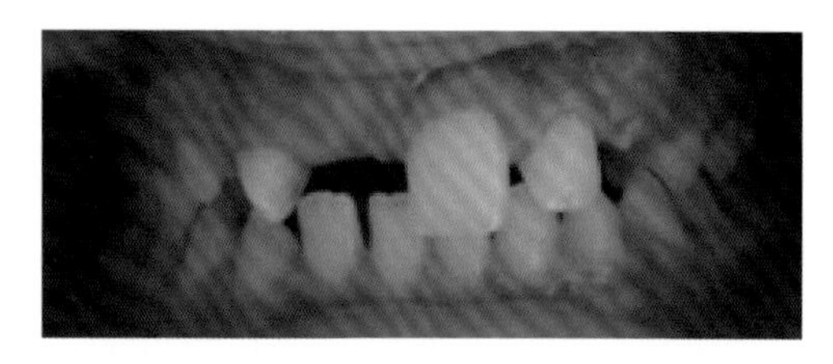

图35 口内正面像

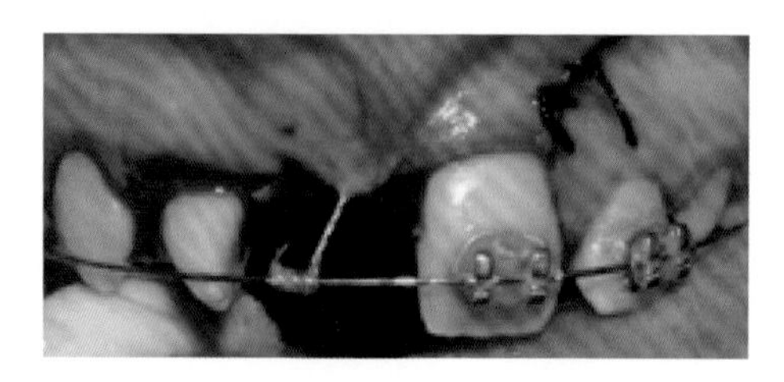

图36 闭合式手术方法

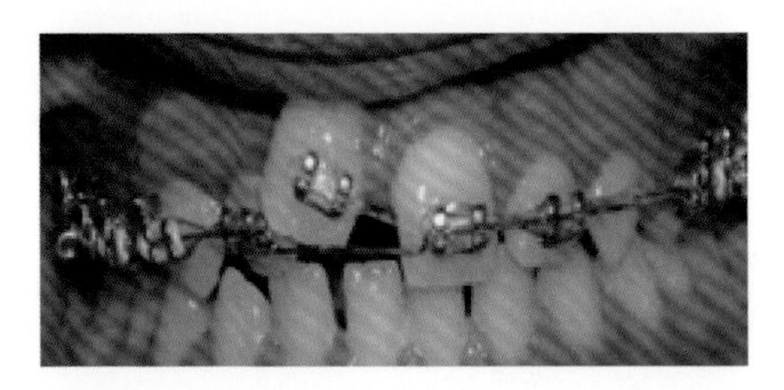

图37　术后8个月

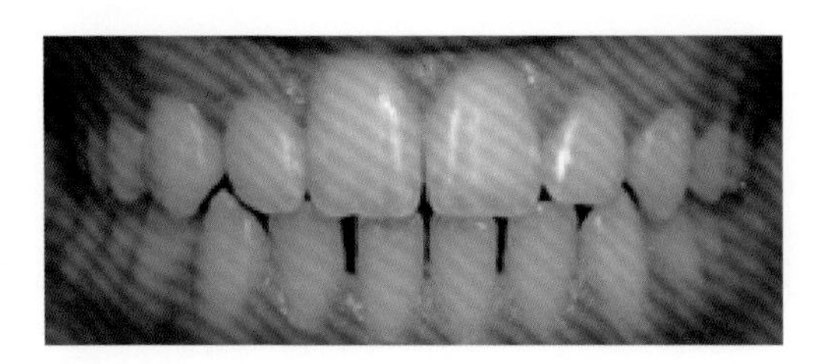

图38　治疗18个月

8. 简述上颌尖牙阻生的定义、患病率和可能的病因

超过预期萌出时间后，牙齿仍位于颌骨内，称之为阻生。上颌尖牙是除第三磨牙外最常见的阻生牙齿。考虑到种族差异，上颌尖牙阻生率为0.8%～5.2%，其中8%是双侧尖牙阻生。阻生发生在上颌的概率是下颌的2倍，女性中的发生率是男性的2倍，腭侧阻生和颊侧阻生的概率比为8：1。解释上颌尖牙腭侧阻生最常见的理论是引导理论和遗传学理论[23]。

9. 简述引导理论与遗传学理论

根据引导理论，侧切牙发育不全或缺失，造成上颌根尖部分有额外的空间，从而导致尖牙向口腔萌出过程中缺少引导力。尖牙腭侧阻生常见于侧切牙呈锥形或缺失、存在间隙或发育较晚的牙列。尽管这些阻生是由遗传因素决定的，但引导理论指出尖牙腭侧阻生常与局部因素干扰有关[28-29,34]。

遗传学理论认为上颌恒尖牙的萌出异常是由于牙板发育紊乱所致。这一理论指出，腭侧尖牙阻生的遗传学有多种依据，例如家族遗传性、双侧阻生、性别差异，以及其他相关的牙齿发育异常，例如第一磨牙异位萌出，低位乳磨牙，前磨牙、一侧第三磨牙发育不全[22,24,26-27]。

10. 尖牙阻生和尖牙异位有何不同

尖牙阻生是指超过预期萌出时间后，牙齿仍位于颌骨内。尖牙异位是指虽未至萌出时间，但尖牙在骨内位置不正常。通常腭侧异位会导致阻生。

11. 如何评估上颌尖牙阻生的位置

有很多种影像学方法能够判断上颌尖牙阻生的位置。视差（水平或垂直）技术是局部定位上颌尖牙阻生最常用的方法[35]。这项技术需要：

（1）垂直视差法：全口曲面断层片（图39）和殆翼片（图40）。

（2）水平视差法：两张根尖片。

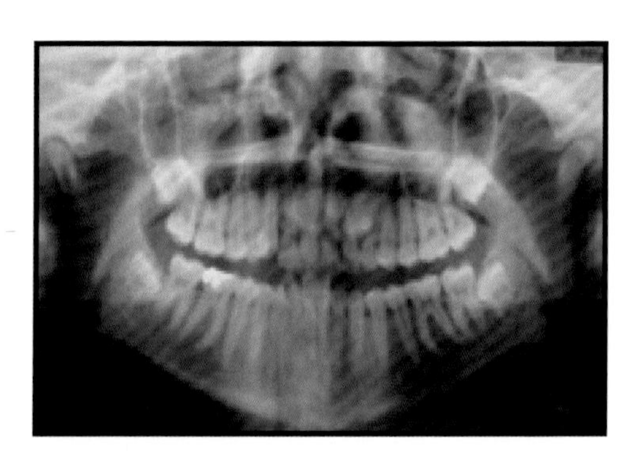

图39 全口曲面断层片

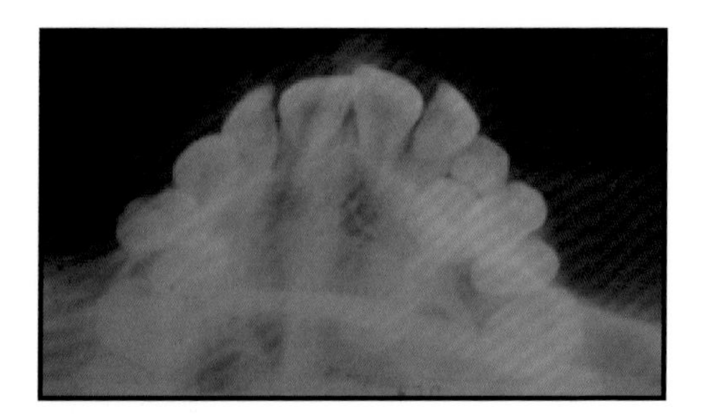

图40 殆翼片

12. 与全口曲面断层片相比，CBCT有何优势

（1）三维影像提高了尖牙定位的准确度，有助于诊断和制订治疗计划。

（2）CBCT能够提示阻生牙的很多信息，例如牙囊大小、覆盖牙齿的骨量和邻牙的三维关系[36]。

（3）正畸治疗更高效、省时。

13. 简述混合牙列早期能够预测上颌尖牙阻生的参考因素

（1）临床评估：

①混合牙列早期出现侧切牙呈锥形或缺失、釉质发育不良、第二前磨牙发育不全、低位乳磨牙等异常可以预测尖牙阻生存在的可能[10,22]。

②对于尖牙腭侧阻生患者，上颌牙弓较宽[23]。

③水平型生长模式与安氏Ⅱ类2分类错𬌗。若出现上牙弓增宽、深覆𬌗、切牙直立且较小，这种遗传性错𬌗特征是尖牙阻生的危险因素[23,37]。

（2）影像学评估：

①若全口曲面断层片中尖牙和侧切牙重叠，可能是切牙牙根发育后，早期尖牙异位的指征[35]。

②若恒尖牙牙冠位于侧切牙牙根中线的远中，91%的患者在拔除乳尖牙后，恒牙能够正常萌出。但当恒尖牙牙冠位于侧切牙牙根中线的近中，萌出的成功率将下降到64%[38]。

③若患者在拔除乳尖牙后，同时佩戴头帽或上颌快速扩弓，萌出率会增大[26-27]。

14. 试述下图X线片中的信息及治疗时机与这些信息之间的关系

（1）该全口曲面断层片可以获得3个变量（图41）：

①阻生尖牙的长轴与上颌中线之间的夹角为角a。

②阻生尖牙牙尖距𬌗平面（第一磨牙到中切牙的切端）的距离为d。

③阻生尖牙的牙尖位置距牙列中线的距离为S[38]。

（2）治疗时间与d和S均成正比。当尖牙牙尖位于侧切牙长轴近中时，治疗时间要比位于远中多10次复诊。而对于阻生区域，当阻生尖牙位于S1时，与S3相比，其正畸主动牵引时间会增加6周[38-40]。

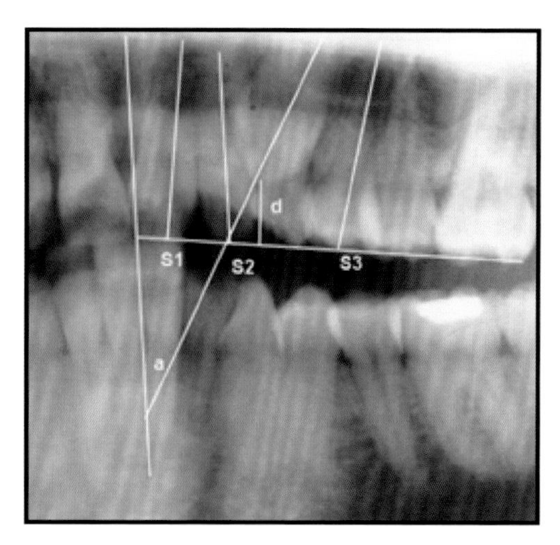

图41 全口曲面断层片

15. 上颌尖牙阻生最严重的后果，列举这些后果的易感因素

（1）牙齿腭侧阻生会造成邻牙移动、牙弓长度减短、囊性病变和感染，但最严重的后果是毗邻侧切牙的牙根吸收，危及其使用寿命，侧切牙根中部较根尖或颈部更受影响。然而，由于不会有任何症状，临床上很难诊断出牙根吸收。锥形束计算机断层扫描（CBCT）让更多的研究关注到尖牙异位后的牙根吸收，而上颌尖牙阻生引起的侧切牙牙根吸收远比之前认为的多[36,41]。

（2）当发育完成的尖牙牙尖位于侧切牙的近中时，并发症的风险会增大3倍。当尖牙的角度超过25° 时，牙根吸收的风险增加50%[39]。女性中发生侧切牙牙根吸收的风险是男性的3倍。

16. 暴露上颌腭侧阻生尖牙最常用的手术方法

暴露上颌腭侧阻生尖牙最常用的3种手术方法[42-43]是：

（1）开窗暴露、自行萌出。只有当阻生尖牙的牙轴为特定倾斜度时，这种方法才是最有用的。

（2）开窗暴露后，粘接正畸辅助附件。该方法的优点是萌出速度较快，在导萌过程中可直接、持续接触到阻生牙；主要缺点是骨缺损、牙龈退缩和角化组织宽度变小。

（3）闭合式手术方法。翻开黏骨膜瓣，去除覆盖在阻生牙牙冠的骨质，粘接附件，并重新定位、缝合牙龈。

很多研究者认为闭合式手术方法优于其他方法，因为在暴露牙齿的同时，去除的组织最少，能够迅速愈合，即刻牵引。然而也有文献报道，阻生尖牙的远颊面以及相邻侧切牙和第一前磨牙的近舌、远舌和近唇的牙周袋深度会增加。

17. 下图患者上颌右侧尖牙的位置如何？分析病因及治疗方法

（1）上颌右侧恒尖牙未萌出、扭转，位于上颌骨中段（图42，图43）。

（2）从第一前磨牙的近中倾斜和磨牙Ⅱ类关系（图44）来看，可以推测上颌尖牙未萌的主要原因是间隙不足。

（3）采用正畸固定矫治，开窗暴露后，使其自行萌出。当阻生尖牙轴倾度一定时，这种方法最有效。

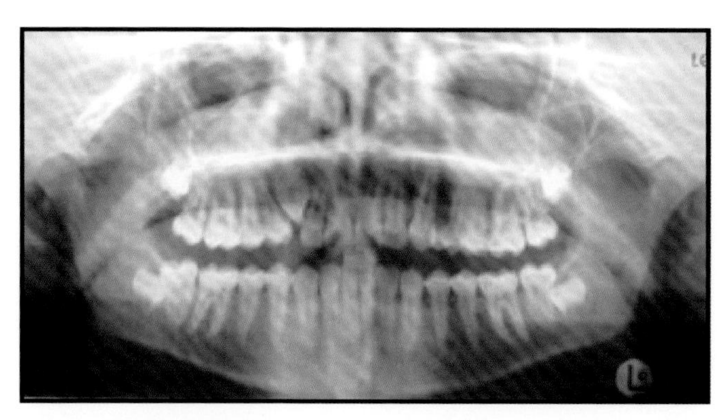

图42　全口曲面断层片

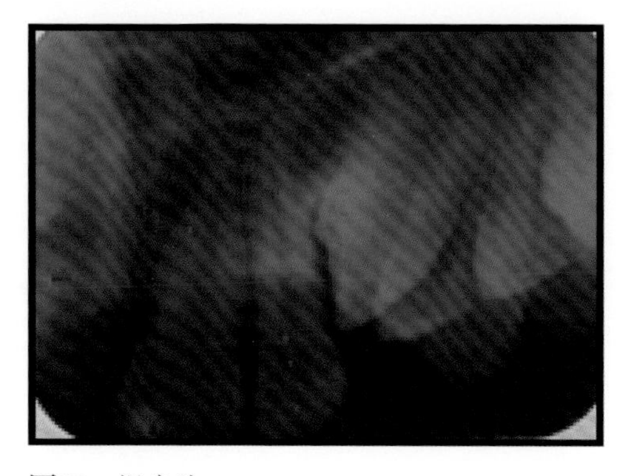

图43　根尖片

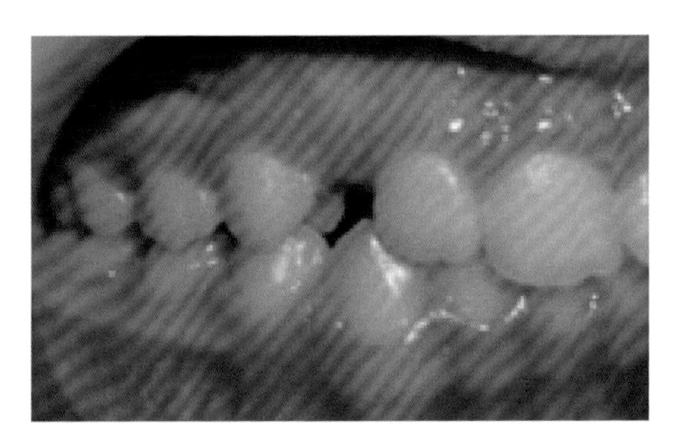

图44 口内侧面像

18. 该患者处于牙齿发育的哪个阶段？临床上如何判断尖牙的位置及如何进行正畸治疗

（1）患者正处于混合牙列晚期、恒牙列早期（图45）。

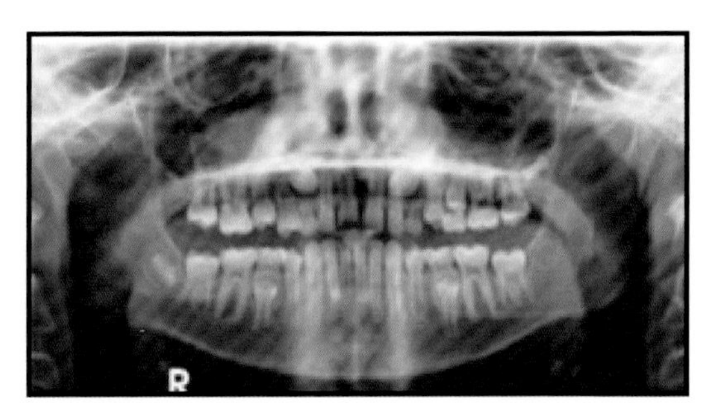

图45 全口曲面断层片1

（2）临床上，判断该尖牙位置的关键是可以在颊侧窝触摸到尖牙牙冠。

（3）在混合牙列期拔除乳尖牙，是防止恒尖牙阻生的一种阻断性治疗，该方法成功的前提是恒牙萌出障碍与乳牙的存在有关。当恒尖牙牙冠位于侧切牙牙根中线远中时，91%的患者在拔除乳尖牙后，恒牙能够正常萌出[35,38,42]。但当恒尖牙牙冠位于侧切牙牙根部中线的近中时，这一成功率降至64%。对于该患者，为了防止左侧恒尖牙的阻生，拔除乳尖牙后开始正畸固定矫治，以获得尖牙更好的位置。上颌左侧尖牙的位置明显改善（图46），1年后（图47）萌出，位置正常。

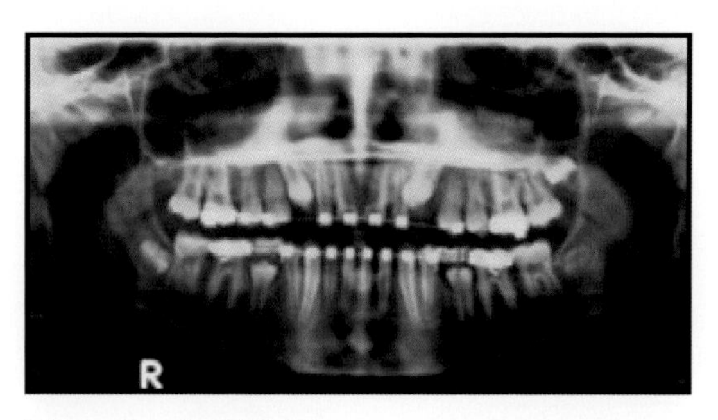

图46 全口曲面断层片2

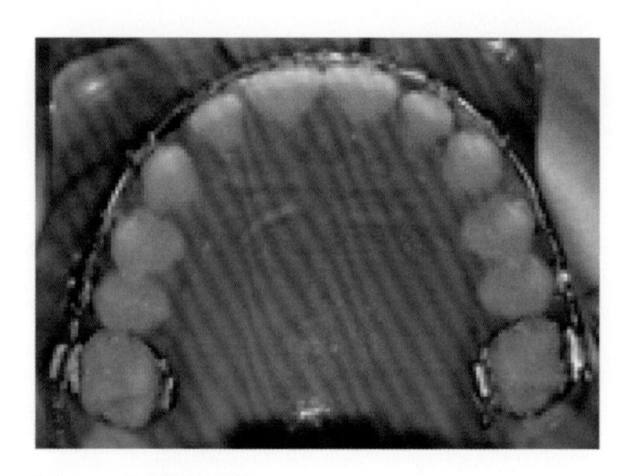

图47 上颌殆面像

19. 上述病例在此阶段如何通过其他正畸方法来移动尖牙

（1）除拔除乳尖牙外，80%的受试者佩戴头帽后，尖牙顺利萌出。

（2）有文献报道，上颌快速扩弓是治疗上颌尖牙阻生有效的阻断性治疗方法。上颌快速扩弓后，尖牙在牙槽骨内位置的改变可能是顺利萌出的机制。65.7%的受试者在拔除乳尖牙后行快速扩弓治疗，尖牙顺利萌出。

20. 这些患者处于牙齿发育的哪一阶段？对于该病例，选择何种手术方式

（1）恒牙期（图48，图49）。

（2）正畸固定矫治，闭合式手术方法。然而对于第二名患者（图50），由于间隙不足，需要正畸开辟间隙后再行外科手术。

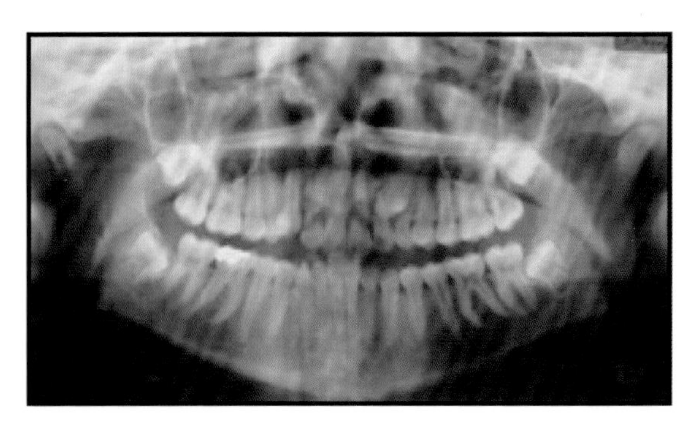

图48　全口曲面断层片1

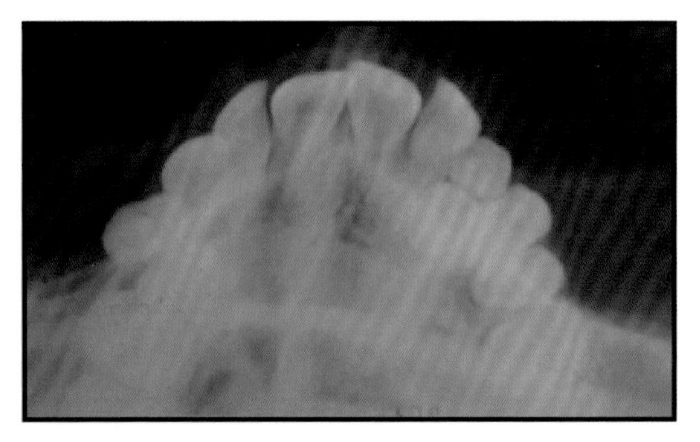

图49　上颌殆面像

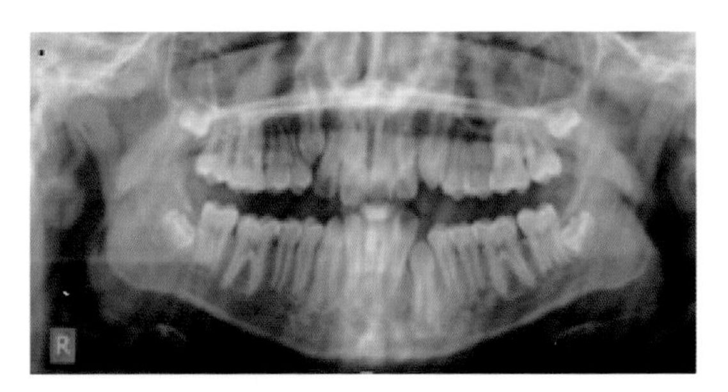

图50　全口曲面断层片2

21. 下图可以获得哪些信息？如何治疗此类问题

（1）图51、图52：两侧上颌尖牙均为腭侧阻生。安氏Ⅱ类2分类、上牙弓宽、切牙直立是尖牙阻生的风险[4, 8, 17]。治疗计划为闭合式手术以及正畸牵引。

（2）图53、图54：左侧上颌尖牙阻生。临床检查发现上颌前牙根尖的额外空间提示我们高度怀疑恒尖牙的位置，因为尖牙在萌出过程中可能缺乏引导[7-8]。需要

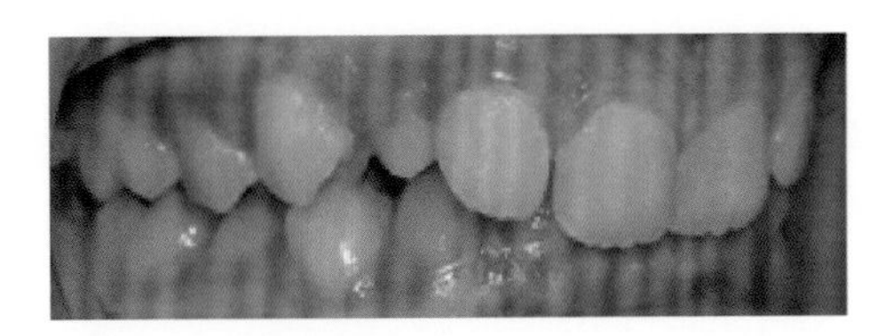

图51　口内侧面像

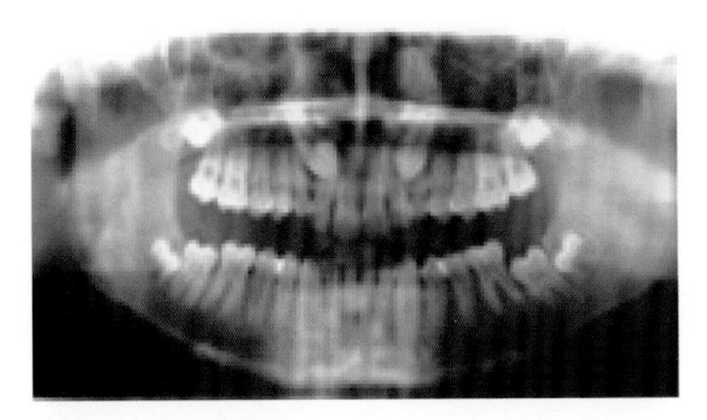

图52　全口曲面断层片1

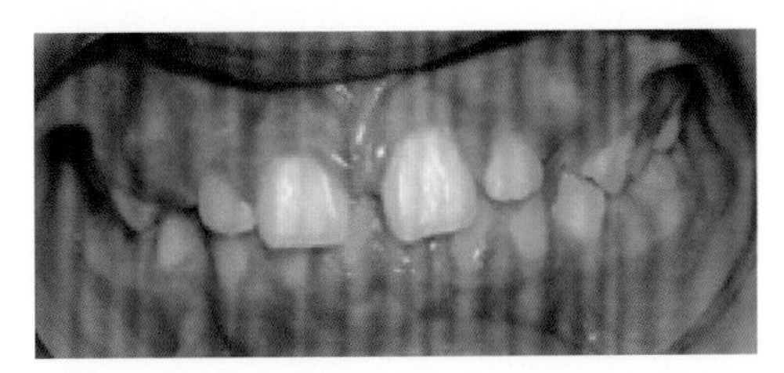

图53　口内正面像

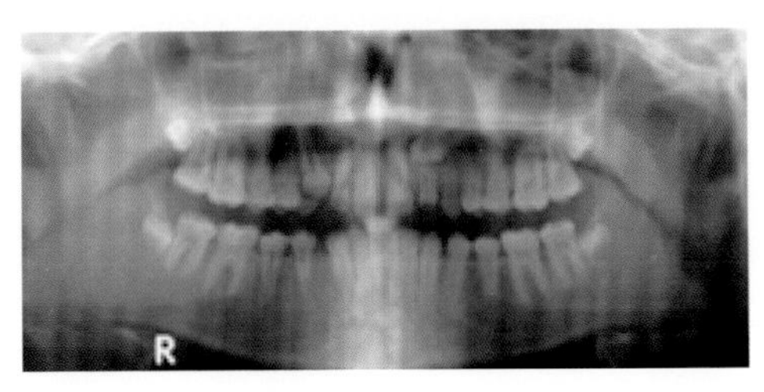

图54　全口曲面断层片2

全面的正畸治疗、手术暴露和正畸牵引。

第4节　结束语

人类恒牙列会受到牙齿数量、大小、位置以及形态变化的影响。这些变异可能是由局部或系统性的环境因素引起，也可能与遗传因素有关，或是两个因素共同导致。上颌尖牙的异位和阻生常与其他牙齿异常相关，而正是这种关联促使研究人员将它们作为研究对象，进行进一步的临床分析从而有助于早期诊断。

参考文献

[1] Arte S, Nieminen P, Apajalahti S, Haavikko K, Thesleff I, Pirinen S. Characteristics of incisorpremolar hypodontia in families. J Dent Res 2001; 80(5): 1445-50.
[http://dx.doi.org/10.1177/00220345010800051201] [PMID: 11437217]

[2] Brook AH, Jernvall J, Smith RN, Hughes TE, Townsend GC. The dentition: the outcomes of morphogenesis leading to variations of tooth number, size and shape. Aust Dent J 2014; 59 (Suppl. 1): 131-42.
[http://dx.doi.org/10.1111/adj.12160] [PMID: 24646162]

[3] Baccetti T. A controlled study of associated dental anomalies. Angle Orthod 1998; 68(3): 267-74. [PMID: 9622764]

[4] Polder BJ, Van't Hof MA, Van der Linden FP, Kuijpers-Jagtman AM. A meta-analysis of the prevalence of dental agenesis of permanent teeth. Community Dent Oral Epidemiol 2004; 32(3): 217-26.
[http://dx.doi.org/10.1111/j.1600-0528.2004.00158.x] [PMID: 15151692]

[5] Endo T, Ozoe R, Yoshino S, Shimooka S. Hypodontia patterns and variations in craniofacial morphology in Japanese orthodontic patients. Angle Orthod 2006; 76(6): 996-1003.
[http://dx.doi.org/10.2319/082905-303] [PMID: 17090161]

[6] Tavajohi-Kermani H, Kapur R, Sciote JJ. Tooth agenesis and craniofacial morphology in an orthodontic population. Am J Orthod Dentofacial Orthop 2002; 122(1): 39-47.
[http://dx.doi.org/10.1067/mod.2002.123948] [PMID: 12142896]

[7] Vastardis H, Karimbux N, Guthua SW, Seidman JG, Seidman CE. A human MSX1 homeodomain missense mutation causes selective tooth agenesis. Nat Genet 1996; 13(4): 417-21.
[http://dx.doi.org/10.1038/ng0896-417] [PMID: 8696335]

[8] Brook AH, Elcock C, Aggarwal M, et al. Tooth dimensions in hypodontia with a known PAX9 mutation. Arch Oral Biol 2009; 54 (Suppl. 1): S57-62.
[http://dx.doi.org/10.1016/j.archoralbio.2008.05.017] [PMID: 18653171]

[9] Fekonja A. Hypodontia in orthodontically treated children. Eur J Orthod 2005; 27(5): 457-60.

[http://dx.doi.org/10.1093/ejo/cji027] [PMID: 16043466]

[10] Garib DG, Alencar BM, Lauris JR, Baccetti T. Agenesis of maxillary lateral incisors and associated dental anomalies. Am J Orthod Dentofacial Orthop 2010; 137(6): 732.e1-6.
[http://dx.doi.org/10.1016/j.ajodo.2009.12.024] [PMID: 20685523]

[11] Mirabella AD, Kokich VG, Rosa M. Analysis of crown widths in subjects with congenitally missing maxillary lateral incisors. Eur J Orthod 2012; 34(6): 783-7.
[http://dx.doi.org/10.1093/ejo/cjr094] [PMID: 21911843]

[12] Nowak AJ. Dental treatment for patients with ectodermal dysplasias. Birth Defects Orig Artic Ser 1988; 24(2): 243-52.
[PMID: 3052619]

[13] Hobkirk JA, Nohl F, Bergendal B, Storhaug K, Richter MK. The management of ectodermal dysplasia and severe hypodontia. International conference statements. J Oral Rehabil 2006; 33(9): 634-7.
[http://dx.doi.org/10.1111/j.1365-2842.2006.01628.x] [PMID: 16922735]

[14] Alcan T, Basa S, Kargül B. Growth analysis of a patient with ectodermal dysplasia treated with endosseous implants: 6-year follow-up. J Oral Rehabil 2006; 33(3): 175-82.
[http://dx.doi.org/10.1111/j.1365-2842.2005.01566.x] [PMID: 16512883]

[15] Yamada H, Kondo S, Hanamura H, Townsend GC. Tooth size in individuals with congenitally missing teeth: a study of Japanese males. Anthropol Sci 2010; 118: 87-93.
[http://dx.doi.org/10.1537/ase.090706]

[16] Alexandersen V, Nielsen OV. Generalized microdontia probably associated with intrauterine growth retardation in a medieval skeleton. Am J Phys Anthropol 1970; 33(3): 389-401.
[http://dx.doi.org/10.1002/ajpa.1330330313] [PMID: 4321404]

[17] Zhu JF, Marcushamer M, King DL, Henry RJ. Supernumerary and congenitally absent teeth: a literature review. J Clin Pediatr Dent 1996; 20(2): 87-95.
[PMID: 8619981]

[18] Thesleff I. Genetic basis of tooth development and dental defects. Acta Odontol Scand 2000; 58(5): 191-4.
[http://dx.doi.org/10.1080/000163500750051728] [PMID: 11144868]

[19] Hyun HK, Lee SJ, Lee SH, Hahn SH, Kim JW. Clinical characteristics and complications associated with mesiodentes. J Oral Maxillofac Surg 2009; 67(12): 2639-43.
[http://dx.doi.org/10.1016/j.joms.2009.07.041] [PMID: 19925984]

[20] Primosch RE. Anterior supernumerary teeth--assessment and surgical intervention in children. Pediatr Dent 1981; 3(2): 204-15.
[PMID: 6945564]

[21] Van Buggenhout G, Bailleul-Forestier I. Mesiodens. Eur J Med Genet 2008; 51(2): 178-81.
[http://dx.doi.org/10.1016/j.ejmg.2007.12.006] [PMID: 18262485]

[22] Peck S, Peck L, Kataja M. Concomitant occurrence of canine malposition and tooth agenesis:

evidence of orofacial genetic fields. Am J Orthod Dentofacial Orthop 2002; 122(6): 657-60.
[http://dx.doi.org/10.1067/mod.2002.129915] [PMID: 12490878]

[23] Litsas G, Acar A. A review of early displaced maxillary canines: etiology, diagnosis and interceptive treatment. Open Dent J 2011; 5: 39-47.
[http://dx.doi.org/10.2174/1874210601105010039] [PMID: 21566691]

[24] Peck S, Peck L, Kataja M. Site-specificity of tooth maxillary agenesis in subjects with canine malpositions. Angle Orthod 1996; 66: 473-6.
[PMID: 8974184]

[25] Becker A, Sharabi S, Chaushu S. Maxillary tooth size variation in dentitions with palatal canine displacement. Eur J Orthod 2002; 24(3): 313-8.
[http://dx.doi.org/10.1093/ejo/24.3.313] [PMID: 12143095]

[26] Baccetti T, Leonardi M, Armi P. A randomized clinical study of two interceptive approaches to palatally displaced canines. Eur J Orthod 2008; 30(4): 381-5.
[http://dx.doi.org/10.1093/ejo/cjn023] [PMID: 18524761]

[27] Baccetti T, Mucedero M, Leonardi M, Cozza P. Interceptive treatment of palatal impaction of maxillary canines with rapid maxillary expansion: a randomized clinical trial. Am J Orthod Dentofacial Orthop 2009; 136(5): 657-61.
[http://dx.doi.org/10.1016/j.ajodo.2008.03.019] [PMID: 19892281]

[28] Becker A, Gillis I, Shpack N. The etiology of palatal displacement of maxillary canines. Clin Orthod Res 1999; 2(2): 62-6.
[PMID: 10534981]

[29] Becker A. In defense of the guidance theory of palatal canine displacement. Angle Orthod 1995; 65(2): 95-8.
[PMID: 7785811]

[30] Kurol J, Bjerklin K. Ectopic eruption of maxillary first permanent molars: familial tendencies. ASDC J Dent Child 1982; 49(1): 35-8.
[PMID: 6948834]

[31] Peck S, Peck L, Kataja M. Mandibular lateral incisor-canine transposition, concomitant dental anomalies, and genetic control. Angle Orthod 1998; 68(5): 455-66.
[PMID: 9770104]

[32] Peck L, Peck S, Attia Y. Maxillary canine-first premolar transposition, associated dental anomalies and genetic basis. Angle Orthod 1993; 63(2): 99-109.
[PMID: 8498708]

[33] Russell KA, Folwarczna MA. Mesiodens--diagnosis and management of a common supernumerary tooth. J Can Dent Assoc 2003; 69(6): 362-6.
[PMID: 12787472]

[34] Becker A, Chaushu S. Dental age in maxillary canine ectopia. Am J Orthod Dentofacial Orthop 2000; 117(6): 657-62.

[http://dx.doi.org/10.1016/S0889-5406(00)70174-0] [PMID: 10842108]

[35] Ericson S, Kurol J. Radiographic examination of ectopically erupting maxillary canines. Am J Orthod Dentofacial Orthop 1987; 91(6): 483-92.
[http://dx.doi.org/10.1016/0889-5406(87)90005-9] [PMID: 3473928]

[36] Alqerban A, Jacobs R, Souza PC, Willems G. In-vitro comparison of 2 cone-beam computed tomography systems and panoramic imaging for detecting simulated canine impaction-induced external root resorption in maxillary lateral incisors. Am J Orthod Dentofacial Orthop 2009; 136(6): 764.e1-764.e11.
[http://dx.doi.org/10.1016/j.ajodo.2009.03.036] [PMID: 19962592]

[37] Leonardi R, Peck S, Caltabiano M, Barbato E. Palatally displaced canine anomaly in monozygotic twins. Angle Orthod 2003; 73(4): 466-70.
[PMID: 12940569]

[38] Warford JH Jr, Grandhi RK, Tira DE. Prediction of maxillary canine impaction using sectors and angular measurement. Am J Orthod Dentofacial Orthop 2003; 124(6): 651-5.
[http://dx.doi.org/10.1016/S0889-5406(03)00621-8] [PMID: 14666077]

[39] Zuccati G, Ghobadlu J, Nieri M, Clauser C. Factors associated with the duration of forced eruption of impacted maxillary canines: a retrospective study. Am J Orthod Dentofacial Orthop 2006; 130(3):349-56.
[http://dx.doi.org/10.1016/j.ajodo.2004.12.028] [PMID: 16979493]

[40] Zasciurinskiene E, Bjerklin K, Smailiene D, Sidlauskas A, Puisys A. Initial vertical and horizontal position of palatally impacted maxillary canine and effect on periodontal status following surgicalorthodontic treatment. Angle Orthod 2008; 78(2): 275-80.
[http://dx.doi.org/10.2319/010907-8.1] [PMID: 18251594]

[41] Ericson S, Kurol PJ. Resorption of incisors after ectopic eruption of maxillary canines: a CT study. Angle Orthod 2000; 70(6): 415-23.
[PMID: 11138644]

[42] Becker A, Chaushu G, Chaushu S. Analysis of failure in the treatment of impacted maxillary canines. Am J Orthod Dentofacial Orthop 2010; 137(6): 743-54.
[http://dx.doi.org/10.1016/j.ajodo.2008.07.022] [PMID: 20685529]

[43] Crescini A, Nieri M, Buti J, Baccetti T, Pini Prato GP. Orthodontic and periodontal outcomes of treated impacted maxillary canines. Angle Orthod 2007; 77(4): 571-7.
[http://dx.doi.org/10.2319/080406-318.1] [PMID: 17605500]

第8章

儿童安氏Ⅱ类、Ⅲ类错𬌗的正畸治疗

Class Ⅱ, Class Ⅲ Malocclusion

本章摘要：与安氏Ⅲ类错𬌗相比，Ⅱ类错𬌗在骨骼-牙齿不调中更为常见。这些错𬌗的发生，其本质并不是单一因素造成的，而是一系列牙性、骨性因素共同作用的结果，例如上下颌骨及牙齿的位置、垂直向因素等。年幼时错𬌗畸形程度越重，其社会心理、功能问题也会表现越多。这种不协调会在青春发育高峰期表现得更为明显，并将持续至生长发育完成。因此，了解错𬌗畸形的病因尤为重要，这样正畸治疗便可着重于早期的预防及干预，从而避免相关颅颌面畸形的发生。因此，正畸治疗的时机有所不同，可以在青春期前进行早期干预，或者在生长发育高峰期来进行干预。

关键词：功能性矫治器；矫形治疗；骨性不调

第1节　概述

Ⅱ类错𬌗是很常见的一类骨性错𬌗。大约15%的高加索人存在畸形程度超过5mm的Ⅱ类错𬌗。不同种族Ⅲ类错𬌗的患病率不同。与中国人或日本人相比，高加索人较少出现Ⅲ类错𬌗。这两种骨性不调问题都是在生命早期就确立的，而在发育过程中很难进行自我纠正。在这两种错𬌗畸形中，首先上颌和下颌牙列之间存在不调，同时可能伴有或不伴有骨性不调（表1，表2）。然而，这种矢状向的差异很大程度上取决于下颌生长，而不是上颌。其中，对于矫正Ⅱ类错𬌗的方法有多种（表3～表5），包括功能性矫治器和固定矫治器、口外力、弹性牵引、拔牙，甚至手术等。

George Litsas

第2节　Ⅱ类错殆

1. 什么是安氏Ⅱ类错殆

Angle将Ⅱ类错殆描述为牙齿关系的不调，与Ⅰ类错殆相比，下颌第一磨牙位于上颌第一磨牙远中至少半个牙尖宽度，左右两侧均是。安氏分类的定义是基于上颌第一磨牙，Angle认为上颌第一磨牙是“咬合的关键”。由于此方法简单易懂，故而成为牙科专业人员之间进行沟通的良好方式，所以尽管安氏分类局限于牙齿关系，但仍然被广泛使用。Angle根据上颌中切牙的倾斜度又将Ⅱ类错殆分为两个类型。

安氏Ⅱ类1分类的特点是上颌前牙前突、唇倾，深覆盖，深覆殆（图1，图2），同时可能伴有V形的上牙弓[1–4]。

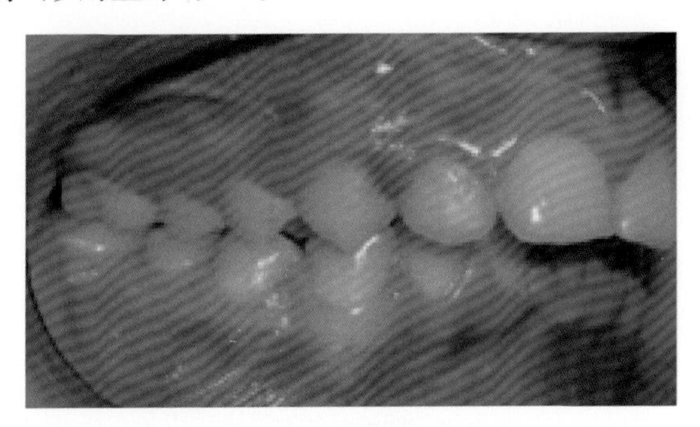

图1　安氏Ⅱ类1分类口内侧面像

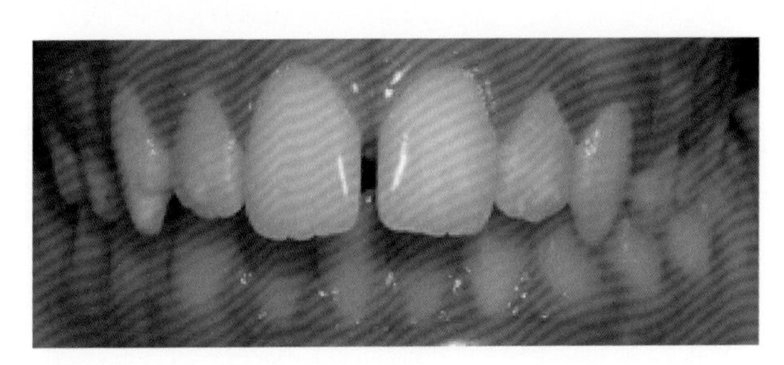

图2　安氏Ⅱ类1分类口内正面像

Ⅱ类2分类错殆的特点是上颌牙弓变窄，上颌中切牙舌倾，两侧侧切牙唇倾、深覆殆、浅覆盖（图3）。在有些病例中，中切牙和侧切牙均为舌侧倾斜，两侧尖牙唇倾（图4）。下颌切牙表现为舌倾或较直立[5–7]。

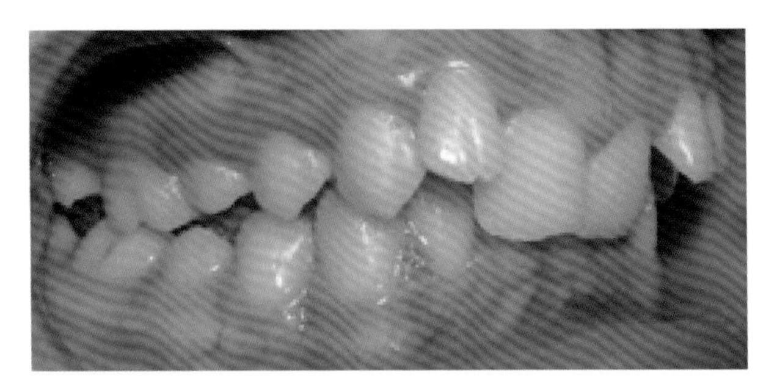

图3 安氏Ⅱ类2分类口内侧面像1

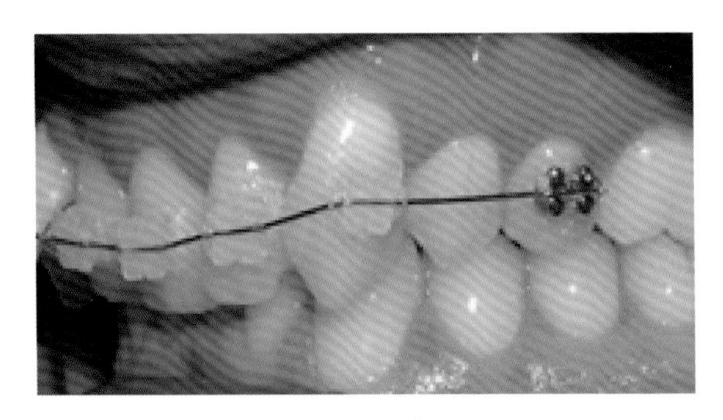

图4 安氏Ⅱ类2分类口内侧面像2

2. 安氏Ⅱ类错殆的病因学机制

遗传因素：颅颌面结构是从组织相互作用、细胞迁移和协调生长的复杂过程中发展而来的。部分Ⅱ类错殆是遗传性的，符合多基因遗传模式。神经嵴细胞被认为是由同源框基因（MSX-1和MSX-2）控制的，包括源于神经嵴细胞的上颌骨、下颌骨、颧骨、鼻骨和颅顶的骨。神经嵴细胞迁移受阻可导致齿槽畸形和骨性不对称。由于面部和下颌的发育有显著的遗传复杂性，因此很难确定在特定的错殆病例中，哪些基因对于这些特征的影响较大。

环境因素：鼻部过敏、上颌乳磨牙早失、张口呼吸、吮拇指、咬唇等不良习惯都属于环境因素[4,11]。遗传因素和环境因素对于个体错殆的发生有不同程度的影响。然而，遗传因素和环境因素对于错殆畸形发生的权重从来没有被明确过，而且这两者的影响在个体之间往往有所不同，所以，在制订治疗计划时必须评估和充分考虑这两种因素。

3. 异常吞咽习惯如何促进Ⅱ类1分类错𬌗的形成

在异常吞咽过程中，会出现颏肌活动异常、颊肌活动增强以及舌位降低。这些可能导致颌面结构的改变，例如上颌牙弓缩窄、上颌切牙前突并出现散隙，以及下颌切牙异常倾斜[13-14]。

4. 从下图可以获得哪些信息

（1）咬下唇： 静息状态下，下唇位于上颌前牙的腭侧（图5）。咬下唇是骨性Ⅱ类错𬌗常见的软组织特征，它会加大前牙的覆盖，维持甚至加重Ⅱ类错𬌗，同时妨碍正常的吞咽。吞咽时的“咬下唇”，连同过度活跃的颏肌活动、舌的不良位置和功能，可能导致上颌切牙的唇倾、散隙（图6）以及下颌切牙的内倾[12-14]（图7）。

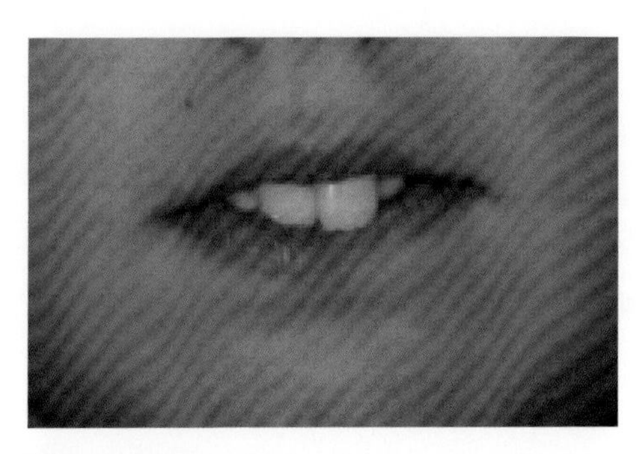

图5　咬下唇

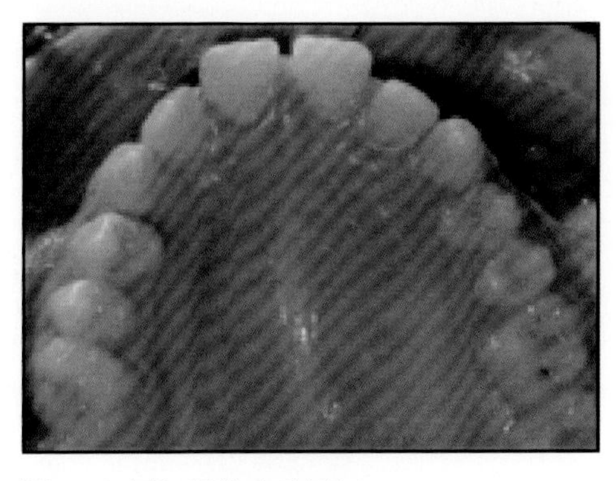

图6　上颌切牙散隙及唇倾

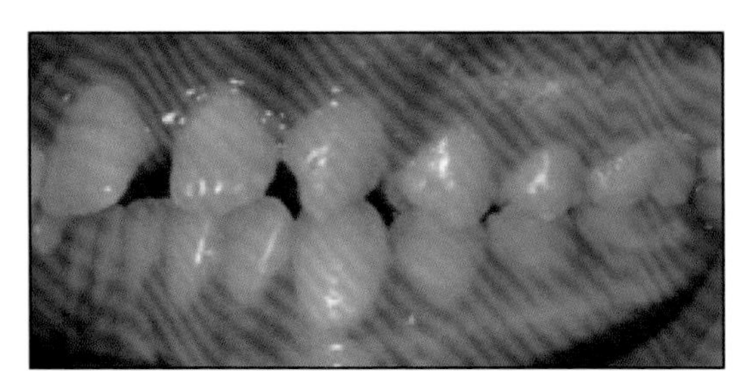

图7　下颌切牙舌倾

（2）吮指（图8）：力的持续性比力值大小的影响更大（图6）。儿童长时间吮指可表现为：

①上颌牙弓缩窄，后牙反殆。

②覆盖加大。

③覆殆减小。

④前牙开殆。

⑤面高增加。

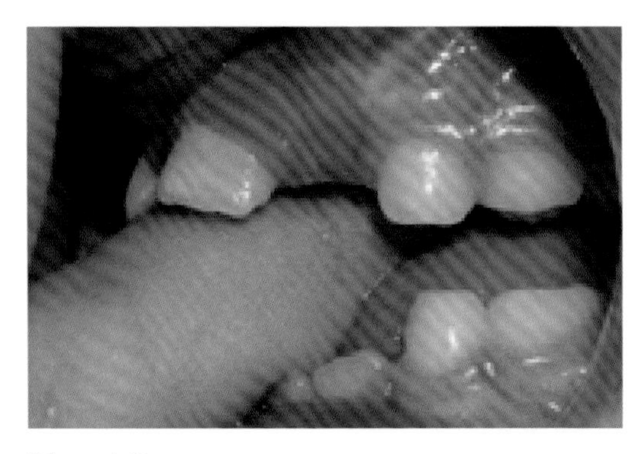

图8　吮指

5.Ⅱ类错殆患者的牙弓形态

许多Ⅱ类1分类患者的临床特点是上牙弓呈V形（图9），后牙反殆，Spee曲线过深，覆殆、覆盖增加。上颌切牙倾斜度基本正常；然而，下颌切牙较Ⅰ类错殆者更加倾斜。研究发现Ⅱ类1分类错殆形成过程中，上牙弓前段长度增加，上牙弓宽度较Ⅰ类错殆更为缩窄。

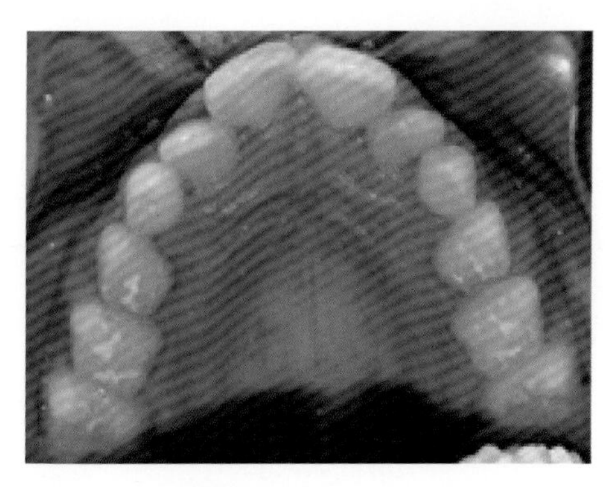

图9　V形上颌牙弓

Ⅱ类2分类患者则表现为上颌切牙内倾，下颌切牙内倾或直立。虽然Ⅱ类2分类患者的上颌牙弓较宽（图10），但在发育过程中上颌牙弓前段的长度并没有增加，无论男性还是女性，其前段牙弓都相对较小[4–7]。

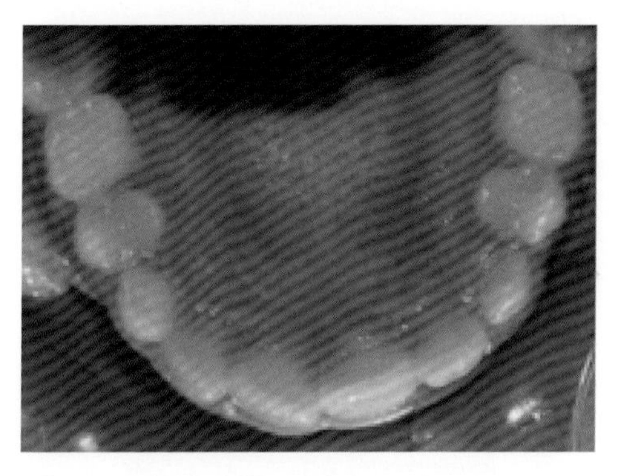

图10　Ⅱ类2分类的上颌牙弓

6. Ⅱ类1分类、Ⅱ类2分类错殆主要的骨性特征有哪些

表1　Ⅱ类1分类、Ⅱ类2分类错殆主要的骨性特征[2, 4–5, 15 –19]

Ⅱ类1分类	**Ⅱ类2分类**
上颌骨及上颌牙列相对于颅底靠前	上颌前突
上颌牙齿位置靠前，但上颌骨大小正常	下颌后缩，下颌体部长度减小
下颌骨大小正常，位置靠后	短面型，下颌角锐
下颌骨发育不足	下颌平面较低平，颏部突出

续表

Ⅱ类1分类	Ⅱ类2分类
升支高度减小，下颌平面角增大，前面高垂直向发育过度	升支高度增大，后面高增大，前面高减小

7. 评估Ⅱ类1分类、Ⅱ类2分类错殆的面部特征

表2 Ⅱ类错殆的面部特征[2–4, 7, 15]

Ⅱ类1分类（图11）	Ⅱ类2分类（图12）
侧貌为凸面型或直面型	侧貌突，鼻唇角钝
软组织颏顶点位置靠后	颏部突出
唇部闭合不全	颏唇沟深
覆盖增大	覆殆加深
上唇较短	上唇位置高（露龈笑）
咬下唇（下唇位于上颌前牙腭侧）	下唇唇缘位置与上颌前牙位置相关

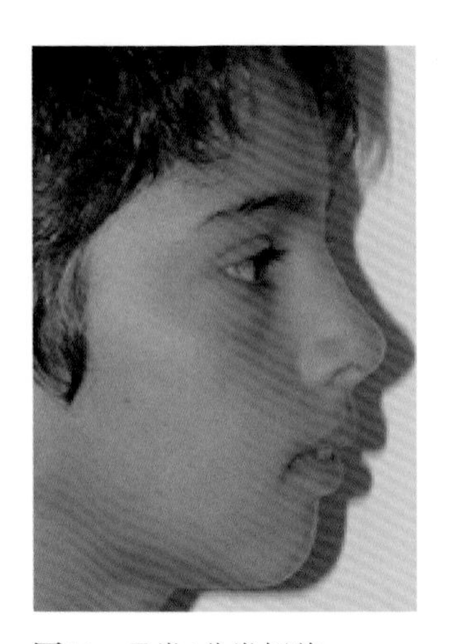

图11 Ⅱ类1分类侧貌

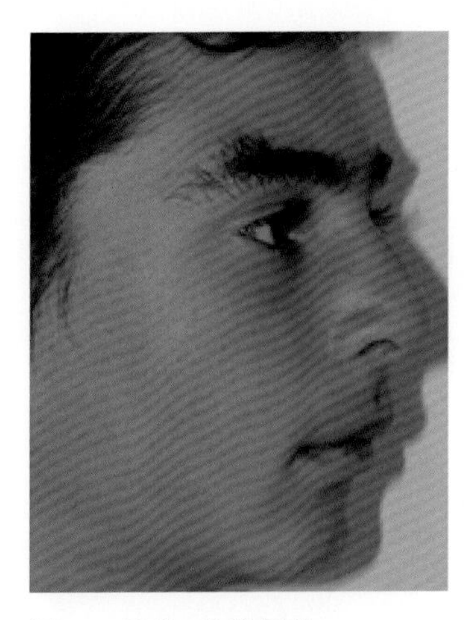

图12　Ⅱ类2分类侧貌

8. 描述Moyers提出的Ⅱ类错殆关系的6种矢状向典型特征，以及可能的正畸治疗程序

（1）水平特征A型：“假性Ⅱ类错殆”，上下颌骨与颅底及相互间骨性关系正常（图13）。然而上颌牙列靠前，导致尖牙呈现Ⅱ类关系，覆盖及覆殆增加（图14），故称其为假性Ⅱ类错殆。

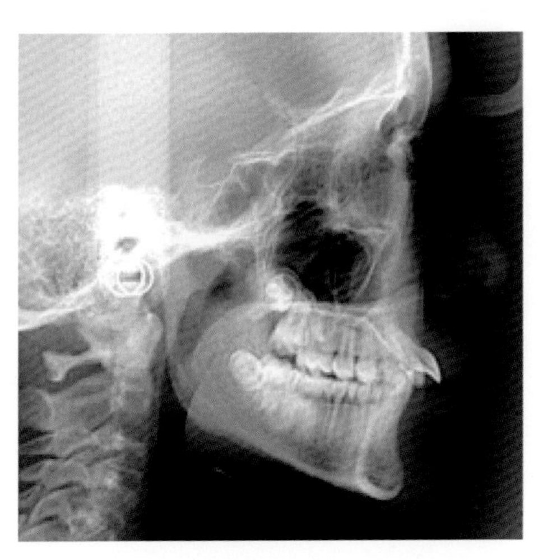

图13　“假性Ⅱ类错殆”的头颅侧位片

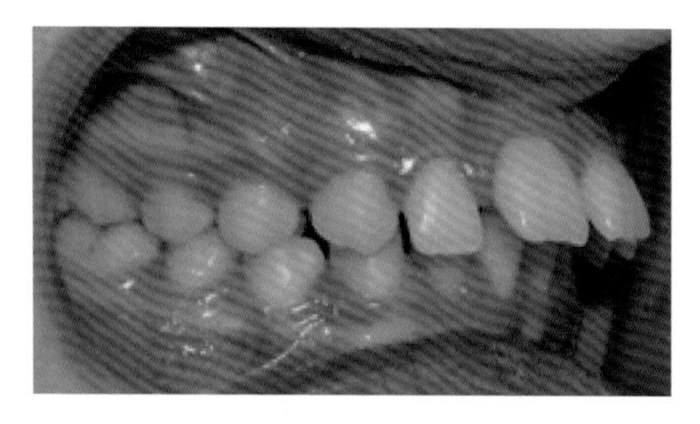

图14 “假性Ⅱ类错殆”的口内侧面像

治疗方案：拔牙矫治或上颌牙列远移[20–22]。

（2）水平特征B型：上颌同时存在颌骨和上颌牙列的前突。下颌位置和体积正常（图15，图16）。

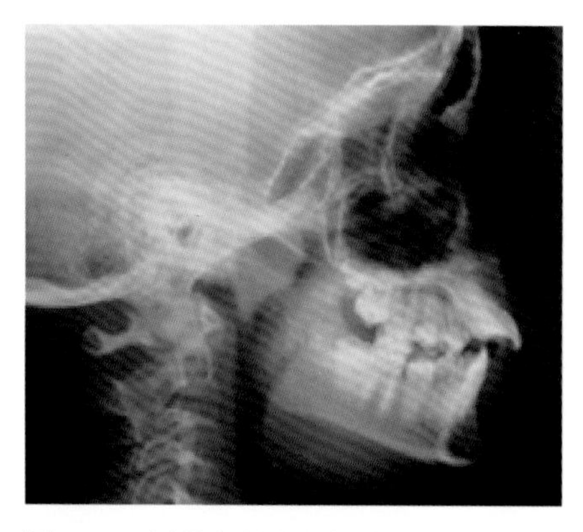

图15 上颌前突的头颅侧位片

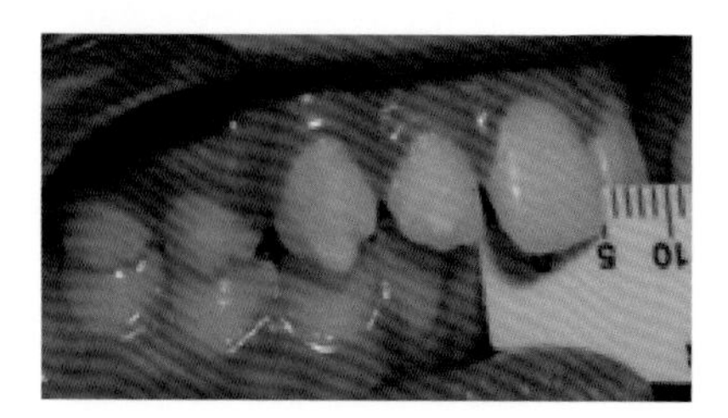

图16 上颌前突的口内侧面像

治疗方案：

①头帽生长改良治疗方案[4, 20, 23–24]。

②拔除上颌第一前磨牙，内收6颗前牙[8, 31]。

③远移上颌牙列至中性关系[20-22]

④正颌手术。拔除第一前磨牙，上颌牙槽骨截骨后退。

（3）水平特征C型：相对于前颅底双颌后缩（图17），上颌牙齿根据垂直向关系可能为直立或前突，下颌牙前突。

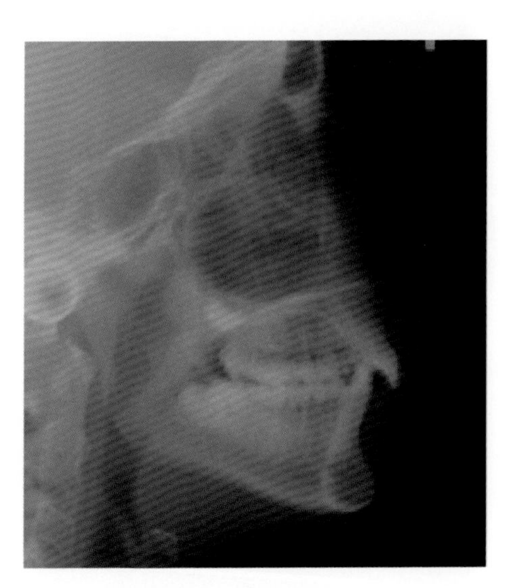

图17　双颌后缩的头侧X线片

治疗方案：

①正畸拔牙矫治。拔除4颗第一前磨牙，并行全面的正畸治疗[4]。

②正畸拔牙矫治结合正颌手术。拔除上颌第二前磨牙、下颌第一前磨牙，结合下颌骨前徙的正颌手术方案[28]。

（4）水平特征D型：表现为上下颌骨后缩，但是下颌牙齿直立（患者“咬下唇”特征）。下颌骨的体积较小（图18）。

治疗方案：

①功能性矫治器进行下颌矫形治疗[25-27]。

②下颌前徙的正颌手术方案[4, 28-29]。

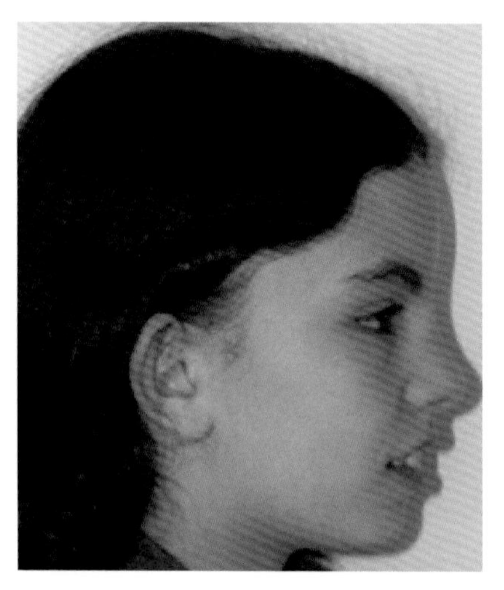

图18 “咬下唇”患者的侧貌

（5）水平特征E型：重度Ⅱ类错骀。上下颌骨前突，上下颌骨前突并伴双牙弓前突（图19）。

治疗方案：

①生长改良治疗[4, 11, 25, 30]。

②正畸拔牙矫治。拔除第一前磨牙，行全面的正畸治疗[4, 11]。

③正畸拔牙矫治结合正颌手术[29]。

（6）水平特征F型：表现为下颌后缩，前牙直立（图20）。

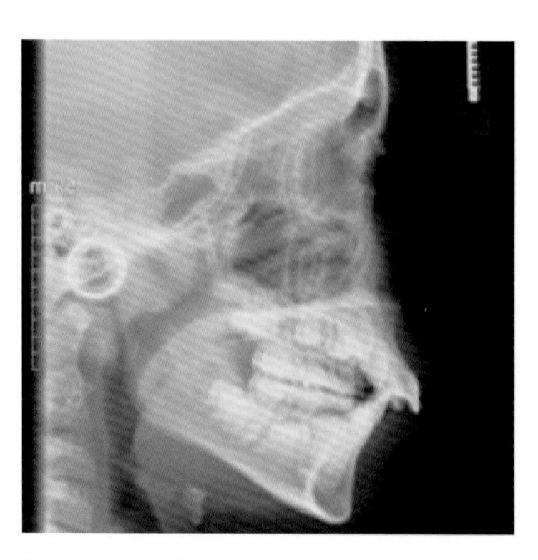

图19 双颌前突的头侧X线片

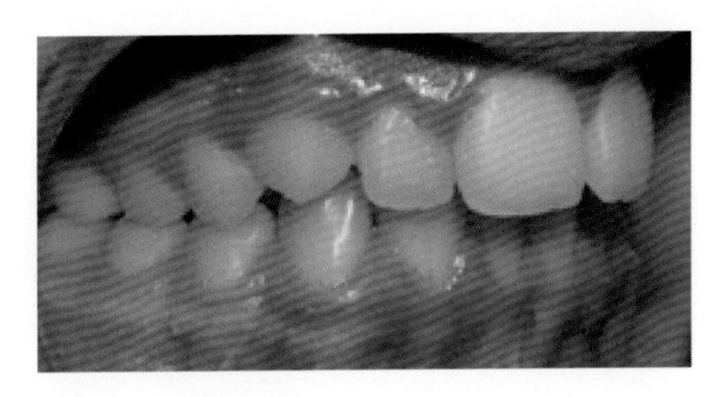

图20　口内侧面像

治疗方案：

①功能性矫治，下颌骨矫形治疗[25-27]。

②正畸–正颌联合矫治，下颌骨前徙术[28-29]。

9. 描述Moyers提出的Ⅱ类错殆的5种垂直型特征

（1）垂直特征1型：头颅侧位片显示为长面型，前面高较后面高大。下颌平面角较正常陡，前颅底倾向于向上（图21）。

（2）垂直特征2型：头颅侧位片显示为下颌、上颌平面和前颅底趋于水平。下颌角较小，骨性深覆殆，方形脸（图22）。

（3）垂直特征3型：头颅侧位片显示为开殆伴较陡的下颌平面，上前面高短，下前面高长，上颌平面逆时针旋转（图23）。

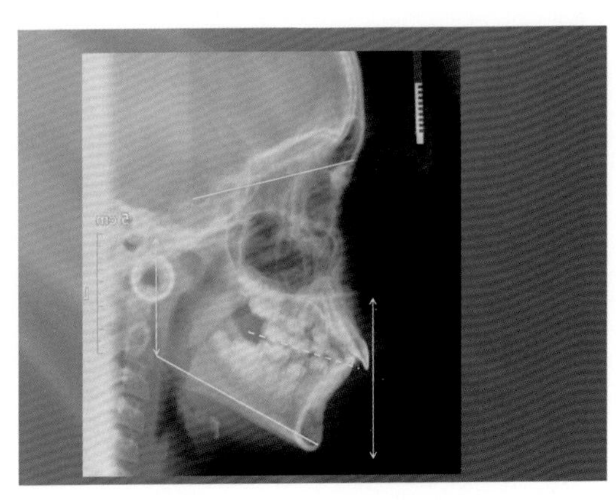

图21　骨性长面型

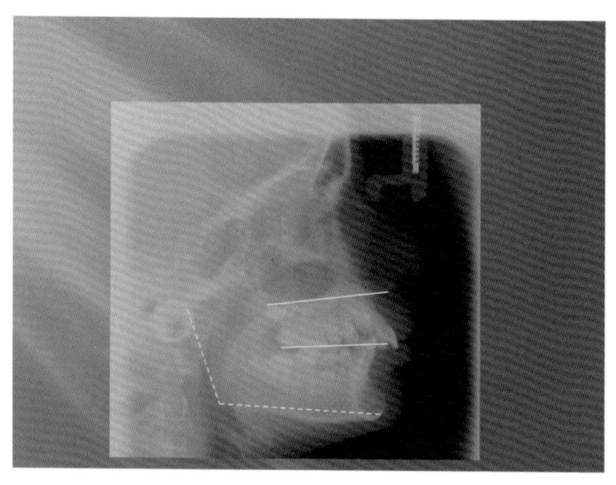

图22　骨性短面型

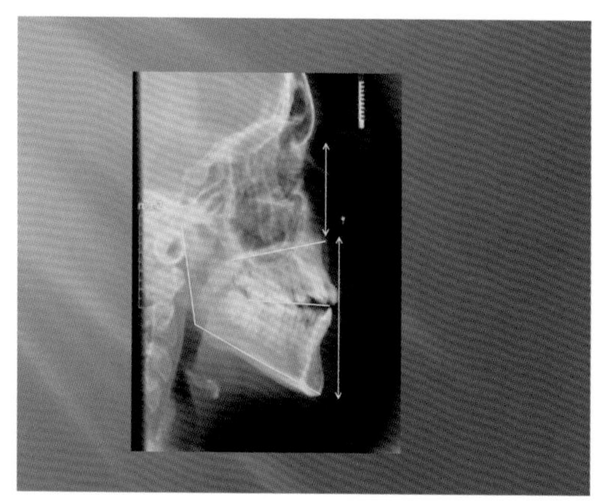

图23　骨性开𬌗

（4）垂直特征4型：头颅侧位片多见露龈笑患者。上下颌平面顺时针旋转，下颌角钝（图24），上颌切牙唇倾。

（5）垂直特征5型：头颅侧位片显示为上颌平面顺时针旋转，但下颌平面正常（图25）。骨性深覆𬌗，上颌切牙舌倾，下颌切牙正常或唇倾。

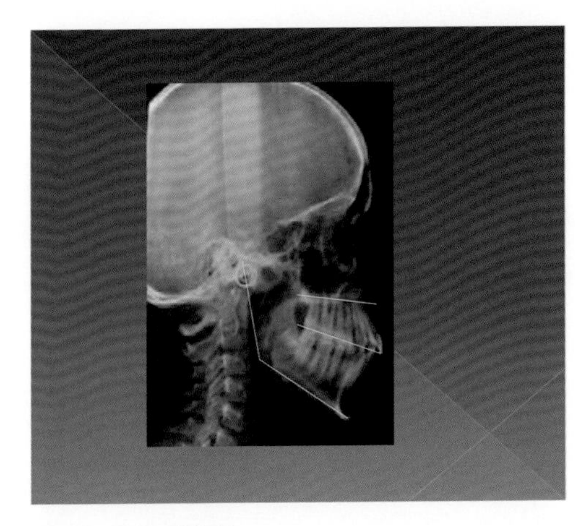

图24　骨性露龈笑

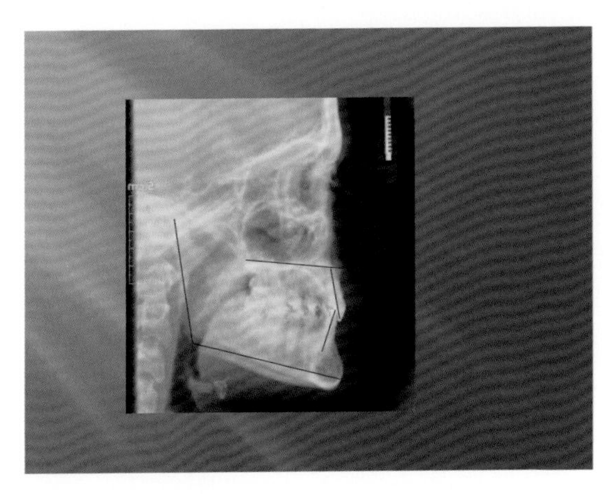

图25　骨性深覆𬌗

10. 何时可以发现骨性Ⅱ类生长模式？为什么难以自行纠正

对于骨性Ⅱ类生长模式，上、下颌骨在矢状向和垂直向的生长趋势很早就已经确立，之后的生长发育期会保持相同的生长方式，甚至进一步恶化。原因是在早期混合牙列向晚期混合牙列的过渡期，后面高相对于前面高减小，下颌平面角逐渐增大，导致下颌位置更靠后；此外，骨性Ⅱ类患者在青春期时下颌生长较少，生长方向向下、向后；髁状突的垂直向生长减少，下颌角重建较少，因此，与骨性Ⅰ类患者相比，其下颌升支高度较短[4,11,25-27,31]。

11. 什么是生长改良治疗

生长改良治疗是一种正畸–矫形相结合的治疗方法：最小化移动牙齿过程中，最大限度地纠正骨性问题。生长改良矫治器不仅可以影响骨骼和牙槽骨结构，还能够影响面部的软组织形态，使患者的面貌得到改善[4,11,22,25–27,31]。口外头帽和功能性矫治器均为生长改良矫治器。其中口外头帽是将力作用于牙齿[20–21,24,30]，并通过牙齿将力传递到上颌骨[20–21,24,30]；功能性矫治器是口内矫治器，它通过牙齿和（或）软组织传递力量以去除对髁状突的干扰，从而促进下颌骨的生长[4,11,25]；有些功能性矫治器对上颌也有类似头帽的作用。

12. 什么是“早期正畸治疗”

如果我们认同Ⅱ类患者最主要的特征是下颌骨后缩，那么在正畸治疗中促进下颌骨生长非常重要。早期正畸治疗是基于生长改良治疗，也就是说对于骨性Ⅱ类的不调，应该在混合牙列的早期就予以重视并开始生长改良治疗，而不是等到生长发育高峰期[22,26–27,31]。

13. 早期正畸治疗能带来哪些好处

（1）在年龄较小时就进行生长改良治疗，使患者的面貌形态基本正常[22–33]。

（2）避免前牙前突引起的潜在创伤，提高患者的自信心和父母的满意度[26–27]。

（3）降低Ⅱ期治疗中牙釉质脱矿、牙根吸收和拔除前磨牙的风险[31]。

14. 为什么目前很多正畸医生支持“单期矫治”

（1）正畸双期矫治总治疗时间增加[4]。

（2）与Ⅰ期矫治相比，双期矫治并没有更多地改善骨性不调[31,34]。

（3）双期矫治并没有降低Ⅱ期矫治的复杂性（Ⅱ期矫治仍需要拔牙或正颌手术）[26–27]。

（4）由于治疗时间过长而缺乏依从性[34]。

15. 什么是功能性矫治

功能性矫治是指用功能性矫治器纠正面部骨性不调。功能性矫治器是口内矫治器，它通过牙齿和（或）软组织传递力量并去除对髁状突的干扰，从而促进下颌骨的生长。这些矫治器的目的是使下颌骨向前生长，增大口内空间，最大限度地激发患者的生长潜力，获得更和谐的侧貌，改善舌体、牙列、唇及周围软组织的关系。虽然功能性矫治器的使用已经有半个多世纪，但这些矫治器在正畸治疗中的价值一直是争论的焦点，文献中也就功能矫治的生物学和临床利弊展开过很多讨论。有动物研究表明，长期观察使用功能性矫治器后发现下颌骨长度增加，但关于人体的研究缺乏有力依据[4,11,25,32]。

16. 列出功能性矫治器对Ⅱ类1分类患者的治疗机制及功能性矫治器的适应证

表3　功能性矫治器对Ⅱ类1分类患者的治疗机制[4, 11, 25, 32, 35]

①增加髁状突的生长（1～3mm），促进下颌骨前移位，加大其生长量
②关节窝移位、生长改建（3～5mm）
③对上颌施加向远中的力，限制其矢状向生长（1～1.5mm）
④上颌后牙萌出更向远中，下颌后牙更向近中（2～2.5mm）
⑤内收上颌切牙和唇倾下颌切牙

表4　功能性矫治器的适应证[11, 25, 26]

① 由于下颌后缩导致ANB角加大
②水平生长型
③牙齿排列较整齐
④生长发育高峰期
⑤上颌前牙唇倾，下颌前牙舌倾

17. 功能性导下颌向前矫治器刺激下颌增长的生物学原理

功能性导下颌向前矫治器能够刺激下颌骨增长，是由于下颌髁状突软骨改建。从很多方面来说，髁状突软骨是一种独特的软骨，一种继发性的组织结构，在增殖、分化和钙化以及对环境因素（例如，生物力学应力、激素和生长因子）的反应等方面都不同于原发性软骨[7-39]。

此外，髁状突软骨含有软骨样骨（一种特殊的钙化组织，其形态特性介于骨和软骨之间），它在调节膜内成骨和软骨内成骨的不同成骨速率方面发挥着重要作用。有研究证明，颞下颌关节的结构组成易受局部外在因素刺激的影响，例如功能性导下颌向前矫治器。下颌骨的过度前伸可以导致翼外肌收缩，诱导成软骨细胞前区细胞增殖和软骨内骨生长。这些增殖过程会使髁状突发生向上、向后的生长变化，软骨内生长发生的位置是在髁状突与关节窝接触的部分[32,35-36]。

18. 列出功能性矫治获得良好效果的标准

（1）Ⅰ类尖牙、磨牙关系。

（2）覆殆、覆盖基本正常，为1～3mm。

（3）可接受的软组织侧貌（依上下唇以及颏部位置决定）。

（4）轻微复发（矫治结束2～5年较为稳定）。

19. 功能性矫治器的优缺点

功能性矫治器的优缺点见表5。

表5 功能性矫治器的优缺点[11]

优点	缺点
混合牙列期的矫治	需要患者配合
复诊间隔>2个月	仅限于生长发育活跃期
夜间佩戴矫治器	对牙列拥挤无排齐效果
可以改善口呼吸、非营养的不良习惯	不能准确加力

20. 对下列矫治器及其组成部分进行描述

（1）肌激动器（Activator）：使下颌处于前伸位置，使相关的肌肉做出反应，从而获得纠正牙齿、牙弓关系所需的正畸力，而最终目标是改善患者面貌（图26，图27）。肌激动器能防止下颌向后移位并将力传递到上颌，而上颌实质是前移下颌的支抗 。肌激动器包含舌侧塑料基托（定位下颌前移位置）和唇弓（控制上颌前牙）。基托包绕下颌前牙切端（塑料帽）可防止下颌前牙的垂直向过萌或唇向倾斜，同时也增加了矫治器在口内的固位力。当前的肌激动器，𬌗垫能够阻止上后牙的萌出，同时允许下后牙萌出[11]。

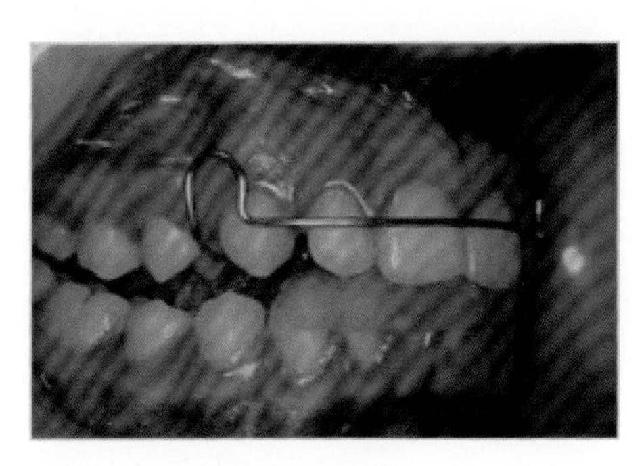

图26　肌激动器口内侧面像

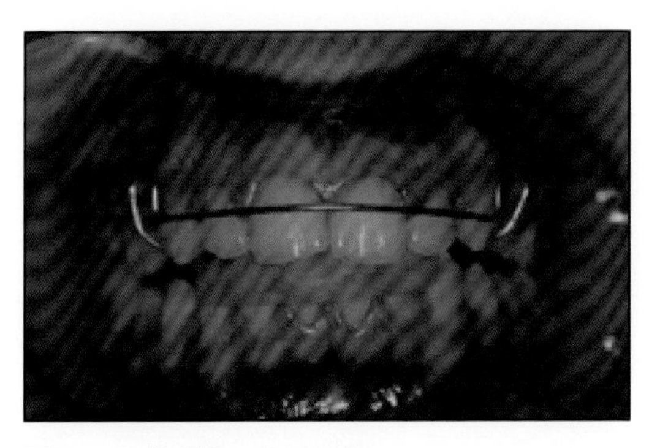

图27　肌激动器口内正面像

（2）Balters 矫治器（Balters Bionator）：它是由Balters设计的一种牙承载式（被动）的功能性矫治器（图28）。矫治器将下颌前移，随时间下颌获得一个新的位置，从而产生牙齿骨骼的变化及侧貌的改善。主要组成部分是一个1.2mm粗的腭杆

（可以使舌体稳定于腭前部）和9mm粗的唇颊弓（可以在治疗过程调整）。下部马蹄形塑料基托使下颌前移，塑料帽包住下颌前牙切端以控制下颌切牙位置[11]。

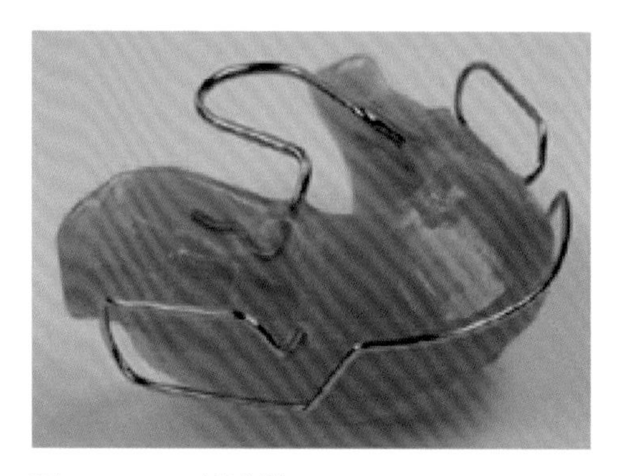

图28 Balters矫治器

（3）现代Bionator矫治器（图29）**：**上颌唇弓（0.04英寸）弯成Hawley保持器形状，双曲与尖牙间宽度一致，曲的高度超过龈缘7～8mm。上颌舌弓（0.036英寸）利用上颌前牙的舌侧面作为支抗起稳定作用。为了舒适，腭杆或U形簧（0.045英寸）离开腭部软组织2～3mm处，若需要还可以用于扩弓。矫治器上下颌之间的部分用自凝材料充填制作，可以根据需要来促进、调节上下后牙的萌出及方向。当确立了萌出方向与萌出通道后，有利于后牙垂直或侧向萌出。包绕下颌前牙的树脂帽，可防止下颌前牙垂直萌出或唇侧倾斜，对矫治器也有稳定作用[11]。

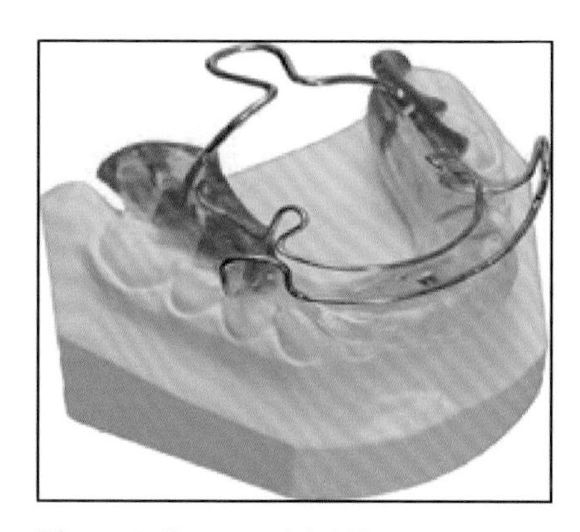

图29 现代Bionator矫治器

21. 使用Activator–Bionator矫治器纠正骨性Ⅱ类错殆的原理是什么

使用Activator–Bionator矫治器纠正骨性Ⅱ类错殆[26,34–36,40]的基本原理：

（1）抑制上颌骨向前生长及上颌牙齿近中移动。

（2）抑制上颌牙槽高度增加及下颌磨牙伸长。

（3）下颌的生长和下颌牙齿的近中移动增加。

（4）关节窝前移。

22. 介绍下列矫治器及构成

（1）Teuscher肌激动器（图30，图31）：Teuscher肌激动器与高位牵引头帽和转矩簧一起使用。转矩簧与前牙在颈缘接触，产生力矩对抗前牙舌倾[11]。口外弓应较短或中等长度，弯向上并与头帽连接，使口外力通过上颌阻抗中心，并与上颌生长的方向相反，口外力大约是每侧450g。高位牵引头帽能阻止上颌向前生长，并能

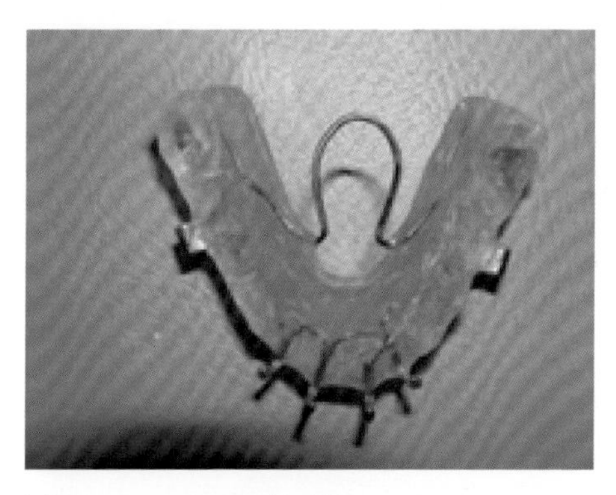

图30　Teuscher 肌激动器

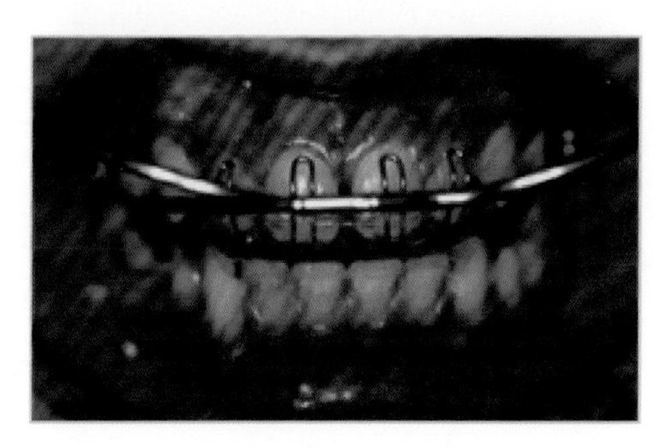

图31　Teuscher肌激动器口内照

对牙、骨的垂直向关系进行控制。功能性矫治器加大了下颌骨和关节窝的前移。目前，正畸医生普遍认同的是，用功能性矫治器抑制上颌骨生长，同时刺激下颌生长，能够有效纠正Ⅱ类骨性错𬌗的矢状向不调[42]。Teuscher矫治器的骨性效应主要局限于上颌，抑制其向前生长[30,33]。

（2）双𬌗垫矫治器（Twin Block矫治器；图32，图33）：该矫治器的基本原理是通过两部分带斜面导板的𬌗垫，使下颌前伸。矫治器的上颌部分，由腭侧覆盖的树脂和固位卡环构成；下颌部分，由前牙的舌侧树脂基托和卡环构成。这两部分通过覆盖在后牙𬌗面的𬌗垫构成一个整体，咬合接触时的斜面倾斜度大约为70°，从而使下颌产生功能性前移位，纠正骨性Ⅱ类错𬌗。有研究表明，与其他功能性矫治器相比，双𬌗垫矫治器的咬合斜面的一个特点是在前移和侧移时具有更大的活动度，对正常咬合功能的干扰较小；另一个特点是该矫治器没有唇、颊或舌侧树脂垫[25,27,41]。

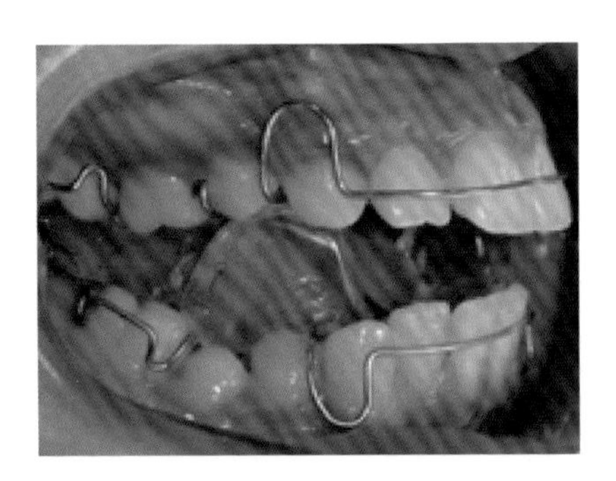

图32 双𬌗垫矫治器口内侧面像

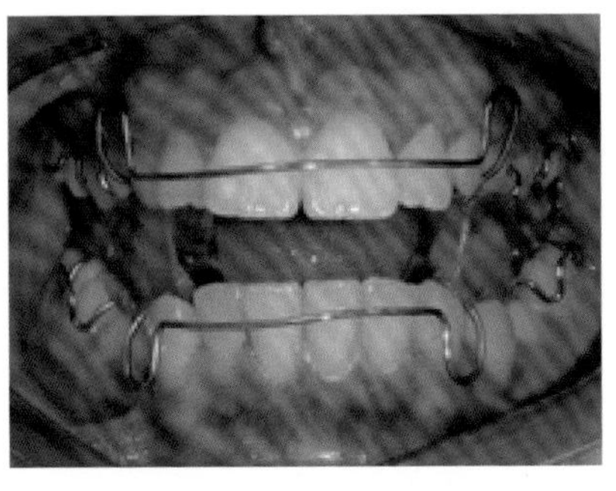

图33 双𬌗垫矫治器口内正面像

23. 功能性矫治器的咬合重建

尽管咬合重建的一些数值需要对患者个性化诊断分析后才能得出，但至少应保证后牙垂直向间隙3.5mm、切牙间间隙2.5mm，并前导至安氏Ⅰ类咬合关系。若矢状向不调<10mm，可前导下颌至上下前牙切对切的位置；若矢状向不调>10mm，下颌的前伸应当分为两次，第一次前导应使髁状突后缘相对于关节窝的位置前移超过3mm；第二次前导应间隔3～4个月，垂直向打开应小于息止殆间隙或稍大一些[4,11]。

24. 什么是非依从性Ⅱ类矫治器？对纠正Ⅱ类错殆的效果如何

非依从性Ⅱ类矫治器或固定式的功能性矫治器是指患者依从性不好时，将矫治器固定在上、下颌，以纠正Ⅱ类错殆[31]。这些矫治器的最大缺点是粘接在牙齿上，不易清洁，但因此牙列可以受到更大的力，发生更有效的移动（表6）。例如Herbst、Mara、MPA、Jasper Jumper和Forsus等矫治器[43-45]。

表6　固定式功能性矫治器的治疗效果

限制上颌骨的生长
远中倾斜上颌磨牙
直立上颌前牙
前伸下颌骨
近中移动下颌磨牙
唇倾下颌前牙

25. 什么是口外牵引？头帽主要的临床应用包括哪些

（1）口外牵引是通过使用头帽来加力于上颌牙列或整个上颌。通过头帽施加的力经磨牙传递到整个上颌复合体[20]。

（2）头帽的临床应用：

①支抗控制。

②牙齿移动。

③矫形变化。

主要用于混合牙列患者，通过抑制其上颌生长或使上颌牙列远移，或两者兼有，来纠正Ⅱ类错殆。通过抑制上颌骨向前生长，促进下颌的生长，从而改善或纠正Ⅱ类关系[20-21]。

26. 头帽牵引力与牙齿移动之间的关系

头帽的合力和牙齿的阻抗中心之间的关系决定了磨牙受到的力的方向。当合力方向位于阻抗中心之下时，上颌磨牙牙冠将向远中倾斜；当合力方向位于阻抗中心之上时，上颌磨牙牙根将向远中倾斜；当合力方向通过阻抗中心时，牙齿将发生整体平行移动。颈牵引式头帽和高位牵引头帽会产生不同的效果，如何选择取决于临床医生设计的合力方向[20-21,24,30]。

27. 颈牵引式、高位牵引或两者结合的牵引头帽的效果

颈牵引式头帽（图34）抑制了上颌向前生长，上颌前部轻微向下倾斜，下颌骨顺时针旋转，增加了上颌磨牙的萌出高度和远移量。因此，产生的不良效应包括上磨牙的伸长和冠的远中倾斜，可通过**每8周**将口外弓延殆平面向上弯**10°～20°**来控制。然而，最近的研究发现，与牙齿正常萌出相比，颈牵引式头帽仅会引起上颌第一磨牙的轻微伸长[4]。从骨性角度看，颈牵引式头帽对上颌骨向前生长有相对的抑制作用，使上颌前部向下倾斜。佩戴时间越长，治疗效果就越好。适用于混合牙列晚期的Ⅱ类患者，下颌平面较平，前面高较短（FMA≤25°）。

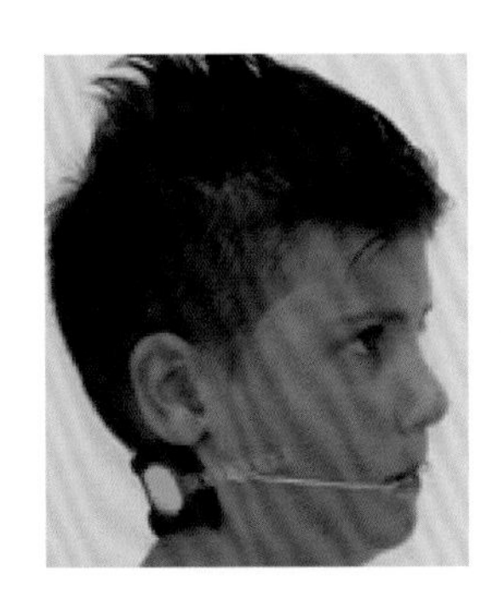

图34　颈牵引式头帽

高位牵引头帽（图35）会限制上颌水平向和垂直向的生长，并使上颌磨牙远移及压低。一般情况下，单侧施力500g，每天至少佩戴12小时，持续6个月左右，足以进行上颌骨的矫形治疗，可以限制上颌骨的水平向和垂直向生长。很多情况下，会

将高位牵引头帽与肌激动器相结合来进行治疗，因为这样可以：

（1）限制上颌向前生长。

（2）防止上颌牙齿近中移动及伸长。

（3）刺激下颌骨的水平生长。

（4）近中移动下颌牙列。

然而，头帽–肌激动器的骨性效应主要局限于上颌，抑制上颌向前生长。适用于混合牙列期的Ⅱ类患者，下颌平面较陡者（FMA>25°）。高位牵引头帽主要的副作用是下颌磨牙代偿性萌出，可以通过使用固定舌弓进行控制。

颈牵引式、高位牵引相结合的头帽（图36）适用于矫治器施加的力需要通过临床上观察来进行调整的患者。

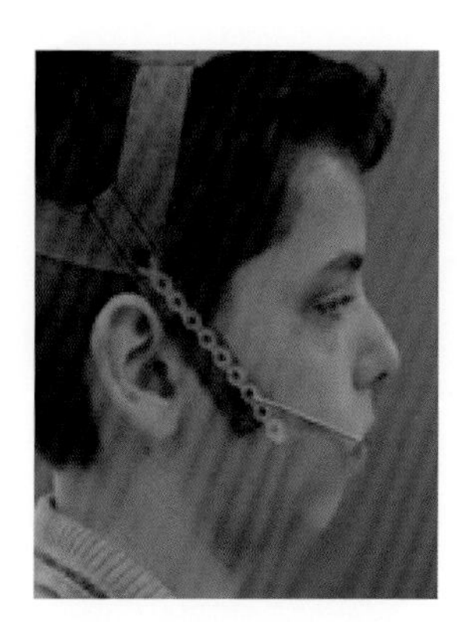

图35 高位牵引头帽

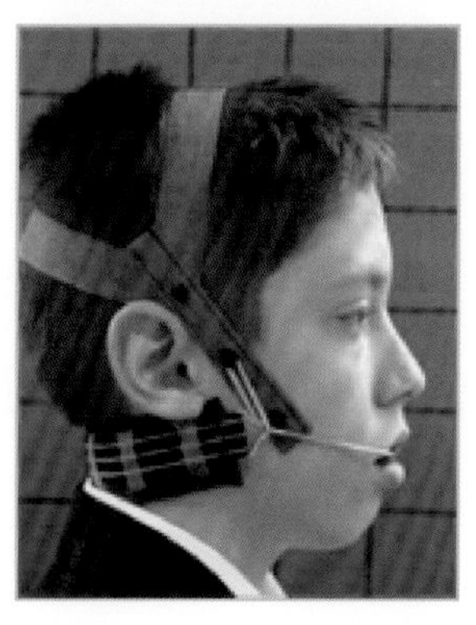

图36 颈牵引式、高位牵引相结合的头帽

第3节 Ⅲ类错骀

1. 什么是Ⅲ类错骀？为什么安氏分类不足以准确诊断Ⅲ类错骀畸形

（1）Ⅲ类错骀（图37，图38；表7），根据安氏分类，Ⅲ类磨牙关系是上颌第一磨牙的近颊尖咬合于下颌第一磨牙和第二磨牙之间时，并没有考虑上颌前牙的拥挤和下颌前牙的舌倾[1]。

（2）安氏分类局限于牙齿关系，没有考虑其他，例如骨骼、功能和牙齿等可能相关的因素。安氏分类已经使用了很多年，但对于错骀的病因和诊断的假设依然缺乏确凿的证据。相反，大多数Ⅲ类错骀是由于上颌生长不足、下颌过度生长，或两者兼有而导致的一种骨性失衡[46–47]。

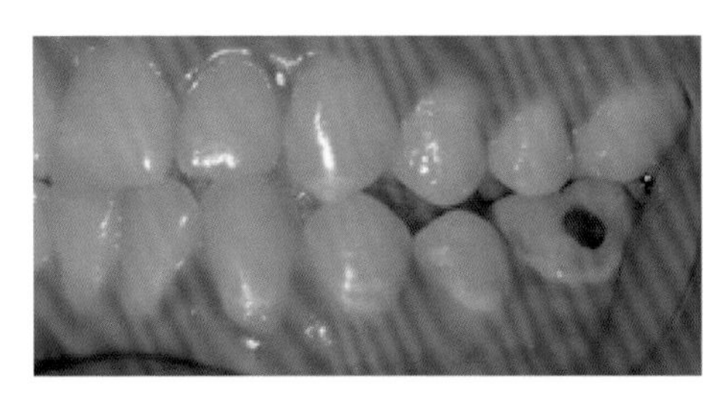

图37 Ⅲ类错骀1

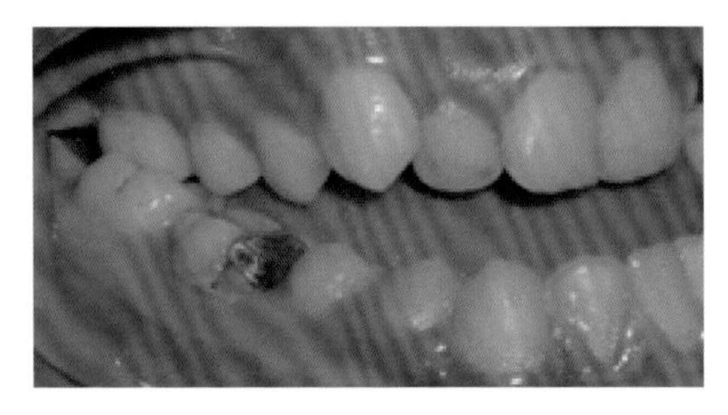

图38 Ⅲ类错骀2

2. Ⅲ类错骀的病因是什么？为什么严重的Ⅲ类错骀会影响身体健康

（1）尽管环境因素，如创伤、激素失衡、垂体疾病、肌肉功能障碍、全身疾病、下颌姿势习惯、乳牙早失、口呼吸和扁桃体肥大等都可能导致Ⅲ类错骀的发生，但对Ⅲ类错骀家族倾向的观察表明，遗传因素起着重要作用[4,46–48]，例如，哈布斯堡家族（即前奥匈王室）。一般说来，牙齿的变异更多地依赖于环境因素，而骨性Ⅲ类则是基因遗传。

（2）严重的Ⅲ类错殆会影响身体健康，造成语言和咀嚼问题，颞下颌关节紊乱，在社会生活中会对自我认知、智力等产生负面影响[4,11,25]。

3. Ⅲ类错殆畸形的基本特征

在正畸历史上的早些时候，通常会将有Ⅲ类错殆表现的个体诊断为下颌前突（图39）。下颌前突确实经常会在Ⅲ类错殆患者身上看到，但这只是Ⅲ类错殆畸形的一部分。最常见的是下颌前突、上颌后缩（图40）、下颌牙列远中倾斜、上颌牙

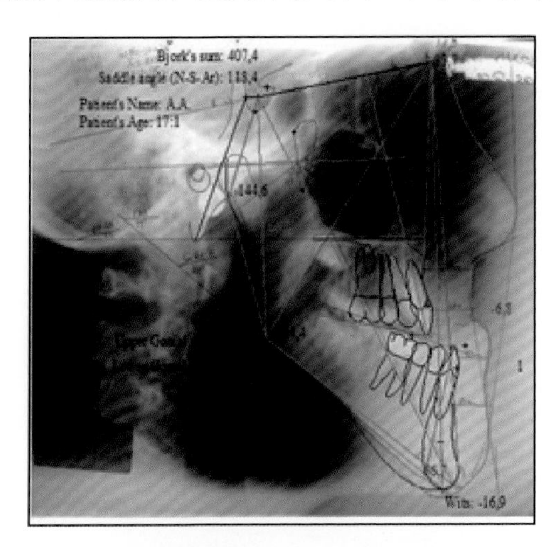

图39　骨性Ⅲ类错殆

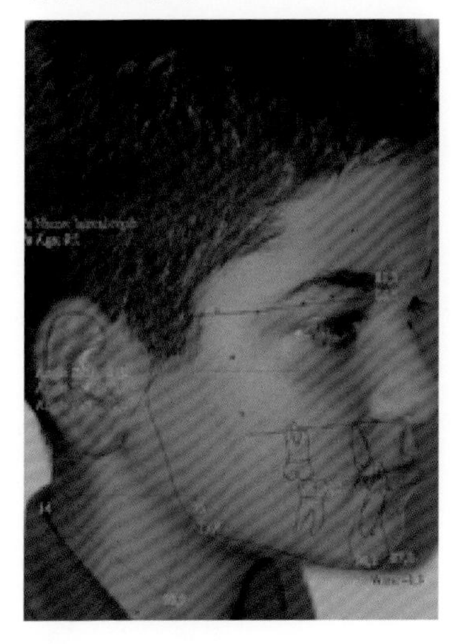

图40　上颌后缩

列唇倾，或者以上特征都有（图39，图40）[4,47,50]。

4. 分析Ⅲ类错殆患者的头颅侧位片

表7 Ⅲ类错殆的颅颌面结构[23,36]

Ⅲ类错殆的颅颌面结构
下颌体长或髁状突前移位导致下颌前移
下颌平面增大、下颌角较大
上颌较小或后缩
腭平面（ANS–PNS）倾斜
前颅底较短和/或蝶鞍相对于鼻根位置较高，后颅底较长
蝶鞍角较锐（N–S–Ar 角或 N–S–Ba角）
上颌前牙唇倾，下颌前牙舌倾

5. Ⅲ类颅颌面畸形何时会显现

Ⅲ类错殆在患者生长发育早期便开始发生，并随着时间增加更加严重[46]。女性患者中，上颌的位置在年幼时即后缩，随时间发展到成年仍后缩[48]。另外，下颌骨长度、前下面高及下颌平面角随着时间会增大。这些差异在男性中更为明显，特别是在生长高峰期和高峰期后[50]。

6. 列出目前Ⅲ类错殆的主要治疗方法

Ⅲ类错殆的主要治疗方法如下：

（1）颅颌矫形治疗，上颌面具前牵、下颌颏兜。

（2）种植钉辅助技术。

（3）牵张成骨。

（4）正畸–正颌联合治疗[4, 47, 51–52]。

7. 什么是假性Ⅲ类错殆？鉴别诊断骨性、牙性Ⅲ类错殆

假性Ⅲ类错殆主要特征是前牙反殆，这种前牙反殆的原因可能是：乳磨牙龋坏，恒前牙萌出时腭侧倾斜或腭侧异位萌出；个别牙早接触导致的下颌功能性前移位等。假性Ⅲ类错殆骨性特征为Ⅰ类，CR位磨牙关系是Ⅰ类，CO位磨牙关系为Ⅲ

类[48]，去除CR-CO不调因素后为Ⅰ类错殆。上颌切牙腭侧倾斜，下颌切牙没有典型的Ⅲ类代偿倾斜。假性Ⅲ类错殆的头影测量数据如图41。

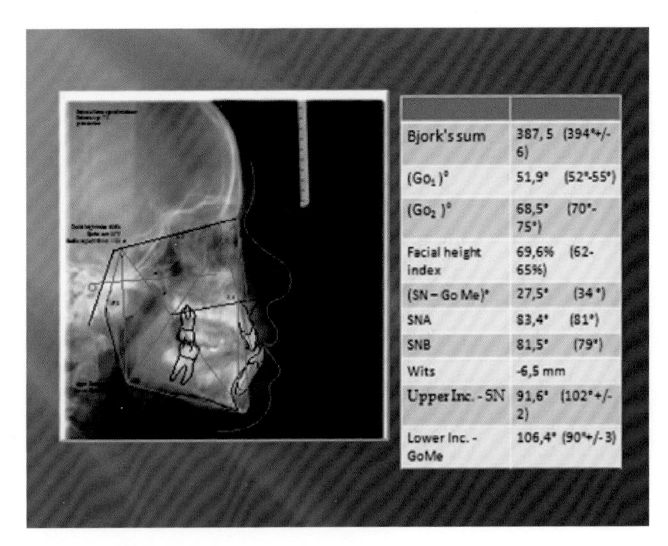

Bjork's sum	387, 5 (394°+/-6)
$(Go_1)°$	51,9° (52°-55°)
$(Go_2)°$	68,5° (70°-75°)
Facial height index	69,6% (62-65%)
(SN – Go Me)°	27,5° (34°)
SNA	83,4° (81°)
SNB	81,5° (79°)
Wits	-6,5 mm
Upper Inc. - SN	91,6° (102°+/-2)
Lower Inc. - GoMe	106,4° (90°+/-3)

图41 假性Ⅲ类错殆的头影测量值

8. 如何区分真性、假性Ⅲ类错殆

图42列出鉴别诊断真性、假性Ⅲ类错殆的依据。

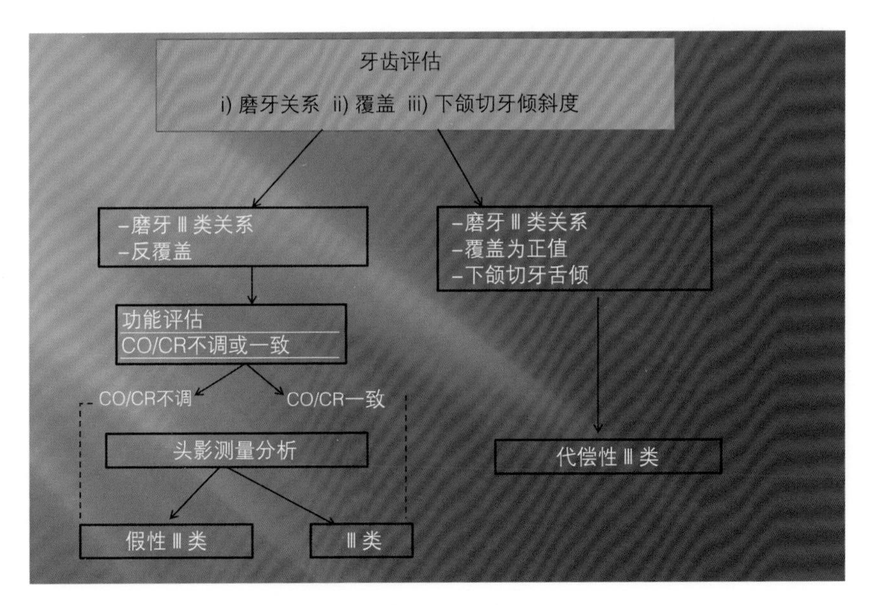

图42 鉴别诊断真性、假性Ⅲ类错殆

9. 混合牙列期Ⅲ类错殆的治疗方案是什么？详细描述前牵面具的临床使用

75%的骨性Ⅲ类错殆是由于上颌后缩，或上颌后缩和下颌前突两者兼有。与正颌手术治疗下颌骨的方案不同，随着人们对上颌骨扩弓及再定位的重视，上颌骨矫形治疗及混合牙列早期前牵治疗变得至关重要[7]。前牵面具（FM）是当面高正常或稍短时，治疗因上颌骨发育不足而致的骨性Ⅲ类患者的首选矫治器。调整面具，使其与患者的前额和下颏贴合（图7），佩戴皮圈（5/16英寸，14盎司；1盎司≈28.35克）应从唇部前方2～3cm距离的水平杆到位于乳尖牙牙龈水平的口内牵引钩。牵引力应为双侧300～600g，每天20小时，持续4～6个月[52,54]。最明显的效果发生在面具佩戴后的最初3～4周。另外，患者的依从性至关重要，需要在治疗的前几周着重强调（图43；表8）。面具前牵的目标是前牙覆盖稍大（过矫正），以预防下颌的过度发育。

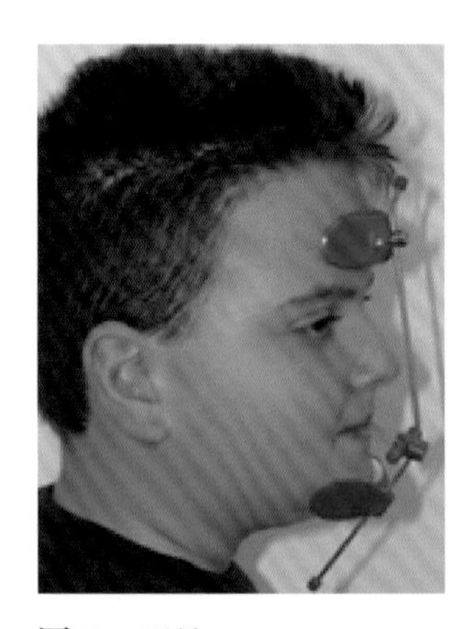

图43 面具

10. 试述早期前牵治疗的优势及期望的骨性改变

表8 前牵治疗的作用和骨性改变

前牵面具的作用	骨性改变
改善骨性不调，为后期生长发育提供优良环境	刺激上颌骨向前生长（逆时针旋转）
增加牙弓长度	上颌牙列向前移动

续表

前牵面具的作用	骨性改变
避免牙釉质磨耗及骨开窗、骨开裂	下颌骨向后移动（顺时针旋转）
改善患儿的牙齿、面部美观及心理健康	下颌牙列向后移动

11. 试述前牵治疗联合使用上颌快速扩弓（RME）的原理

上颌快速扩弓（RME）可以通过改建上颌骨的骨缝来增强前牵的效果，广泛用于面中部发育不足的Ⅲ类患者，其中包括很多不存在横向发育不足的患者[51–54]。扩弓的基本原理是减少上颌骨周围骨组织的阻力，并促进上颌骨向前生长。此外，用粘接式Hyrax矫治器进行上颌扩弓可以最大限度地减少下颌向下、向后旋转，同时可能会增加前面部高度[53–55]。

12. 试述前牵治疗联合上颌快速扩弓的激活方法

该矫治器应每天激活1次（1/4圈，0.25mm）或2次（0.5mm），持续7～10天。对于上颌快速扩弓和收缩交替的方法（Alt–RAMEC），应每天交替扩弓（早晨）、缩弓（夜间），持续7～9周。而前牵治疗（12或14盎司）需要持续4个月。

13. 对于上颌发育不足的患者，如何增强快速扩弓的骨性效应

为了增加快速扩弓在上颌发育不足患者中的骨性效应[13,31]，可以通过以下措施来增加矫治器的治疗效率：

（1）增加纳入的牙齿数目。

（2）增大扩弓的量和速度。

（3）开𬌗：𬌗面覆盖丙烯酸材料（3mm），防止牙齿伸长。

（4）深覆𬌗：Hyrax矫治器可以允许牙齿继续萌出。

14. 简述前牵治疗的最佳时机及其原因

面具前牵治疗在上颌骨周围骨缝、上颌结节区会产生明显的张力。骨缝内产生的张力导致血管分布增加，伴随着细胞组织的分化，该区域成骨细胞的活跃性增加。在生长高峰前期，腭骨与相邻的骨骼之间由一条包含疏松结缔组织的宽缝隔

开，通过头帽的反向施力治疗可以获得明显的上颌前向移动。在后期的成熟阶段，骨间出现大量的指状突似的交错组织[4,56]。从临床上讲，干预Ⅲ类错殆的最佳时机是上颌切牙萌出时。

15. 试述混合牙列期使用颏兜产生的短期矫形效应

很多研究表明颏兜矫治有一些短期的矫形效应[4, 47]（表9）。

表9 颏兜矫治的短期矫形效应

下颌骨向后移动
下颌骨生长的方向改变，生长出现阻滞
下颌前牙舌倾，纠正覆盖
前面高增加，下颌平面角增大
由于下颌骨旋转，颞颌关节改建

16. 颏兜能否适用于下颌前突的Ⅲ类患者

大量的临床和头影测量报告显示，早期矫治Ⅲ类错殆后，骨性关系得到改善，生长模式更加有利[47]。似乎在青春期前开始治疗的患者与那些在生长发育高峰期开始治疗的患者相比，下颌骨后移量更多。然而，青春期下颌骨的快速生长可能会抵消下颌颏兜的治疗效果[22,49]。因此，下颌颏兜矫治应该局限于轻到中度的骨性Ⅲ类错殆，在正畸治疗的第二阶段可以通过牙齿代偿来掩饰[36–37]。

第4节　结束语

当头影测量分析成为正畸治疗的常规方式时，使用功能性矫治器或头帽对牙槽突的生长改良作用变得更加明显。功能活跃期的治疗对下颌骨生长速度的影响较大，但对下颌骨的总体生长量影响不大。然而，功能性治疗改善了Ⅱ类面型，增大了儿童因牙齿外观而困扰的自信心，并降低了由于切牙突出而导致切牙创伤的风险。

目前，对于下颌前突患者的治疗时机仍存在较大争议，前牵面具配合上颌扩弓被认为是早期治疗上颌发育不足的Ⅲ类错殆患者的一种有效方法。

参考文献

[1] Angle EH. Treatment of Malocclusion of the Teeth 1907.

[2] McNamara JA Jr. Components of class II malocclusion in children 8-10 years of age. Angle Orthod 1981; 51(3): 177-202.
[PMID: 7023290]

[3] Moyers RE, Riolo ML, Guire KE, Wainright RL, Bookstein FL. Differential diagnosis of class II malocclusions. Part 1. Facial types associated with class II malocclusions. Am J Orthod 1980; 78(5): 477-94.
[http://dx.doi.org/10.1016/0002-9416(80)90299-7] [PMID: 6933855]

[4] Proffit WR, Fields HW, Sarver DM. Contemporary orthodontics. 4th ed., St. Louis, Mo.: Mosby Elsevier 2007.

[5] Brezniak N, Arad A, Heller M, Dinbar A, Dinte A, Wasserstein A. Pathognomonic cephalometric characteristics of Angle Class II Division 2 malocclusion. Angle Orthod 2002; 72(3): 251-7.
[PMID: 12071609]

[6] Peck S, Peck L, Kataja M. Class II Division 2 malocclusion: a heritable pattern of small teeth in welldeveloped jaws. Angle Orthod 1998; 68(1): 9-20.
[PMID: 9503130]

[7] Van der Linden. Development of the Human Dentition. Hanover Park, IL: Quintessence Publishing Co., Chandler Drive 2014.

[8] Mossey PA. The heritability of malocclusion: part 2. The influence of genetics in malocclusion. Br J Orthod 1999; 26(3): 195-203.
[http://dx.doi.org/10.1093/ortho/26.3.195] [PMID: 10532158]

[9] Mossey PA. The heritability of malocclusion: Part 1: Genetics, principles and terminology. Br J Orthod 1999; 26(2): 103-13.
[http://dx.doi.org/10.1093/ortho/26.2.103] [PMID: 10420244]

[10] Townsend G, Hughes T, Luciano M, Bockmann M, Brook A. Genetic and environmental influences on human dental variation: a critical evaluation of studies involving twins. Arch Oral Biol 2009; 54(1) (Suppl. 1): S45-51.
[http://dx.doi.org/10.1016/j.archoralbio.2008.06.009] [PMID: 18715551]

[11] Graber TM, Rakosi T, Petrovic AG. Dentofacial orthopedics with functional appliances. St. Louis: Mosby 1997.

[12] McNamara JA Jr. Functional determinants of craniofacial size and shape. Eur J Orthod 1980; 2(3): 131-59.
[http://dx.doi.org/10.1093/ejo/2.3.131] [PMID: 6935065]

[13] Klein ET. Pressure habits, etiological factors in malocclusion. Am J Orthod 1952; 38: 569-87.
[http://dx.doi.org/10.1016/0002-9416(52)90025-0]

[14] Kydd WL, Neff CW. Frequency of deglutition of tongue thrusters compared to a sample population of normal swallowers. J Dent Res 1964; 43: 363-9.
[http://dx.doi.org/10.1177/00220345640430030701] [PMID: 14159039]

[15] Bishara SE, Jakobsen JR, Vorhies B, Bayati P. Changes in dentofacial structures in untreated Class II division 1 and normal subjects: a longitudinal study. Angle Orthod 1997; 67(1): 55-66.
[PMID: 9046400]

[16] Bishara SE. Mandibular changes in persons with untreated and treated Class II division 1 malocclusion. Am J Orthod Dentofacial Orthop 1998; 113(6): 661-73.
[http://dx.doi.org/10.1016/S0889-5406(98)70227-6] [PMID: 9637570]
[17] Karlsen AT. Craniofacial morphology in children with Angle Class II-1 malocclusion with and without deepbite. Angle Orthod 1994; 64(6): 437-46.
[PMID: 7864465]
[18] Lau JW, Hägg U. Cephalometric morphology of Chinese with Class II division 1 malocclusion. Br Dent J 1999; 186(4 Spec No): 188-90.
[PMID: 10205956]
[19] Pancherz H, Zieber K, Hoyer B. Cephalometric characteristics of Class II division 1 and Class II division 2 malocclusions: a comparative study in children. Angle Orthod 1997; 67(2): 111-20.
[PMID: 9107375]
[20] Melsen B. Effects of cervical anchorage during and after treatment: an implant study. Am J Orthod 1978; 73(5): 526-40.
[http://dx.doi.org/10.1016/0002-9416(78)90242-7] [PMID: 277067]
[21] Melsen B, Dalstra M. Distal molar movement with Kloehn headgear: is it stable? Am J Orthod Dentofacial Orthop 2003; 123(4): 374-8.
[http://dx.doi.org/10.1067/mod.2003.72] [PMID: 12695763]
[22] Dugoni SA. Comprehensive mixed dentition treatment. Am J Orthod Dentofacial Orthop 1998; 113(1): 75-84.
[http://dx.doi.org/10.1016/S0889-5406(98)70278-1] [PMID: 9457021]
[23] Fidler BC, Artun J, Joondeph DR, Little RM. Long-term stability of Angle Class II, division 1 malocclusions with successful occlusal results at end of active treatment. Am J Orthod Dentofacial Orthop 1995; 107(3): 276-85.
[http://dx.doi.org/10.1016/S0889-5406(95)70143-5] [PMID: 7879760]
[24] Lima Filho RM, Lima AL, de Oliveira Ruellas AC. Longitudinal study of anteroposterior and vertical maxillary changes in skeletal class II patients treated with Kloehn cervical headgear. Angle Orthod 2003; 73(2): 187-93.
[PMID: 12725376]
[25] Clark WJ. The art of Orthodontic.Twin Block functional therapy application in Dentofacial Orthopedics. London: Mosby-Wolfe Publication 2002.
[26] O'Brien K, Macfarlane T, Wright J, et al. Early treatment for Class II malocclusion and perceived improvements in facial profile. Am J Orthod Dentofacial Orthop 2009; 135(5): 580-5.
[http://dx.doi.org/10.1016/j.ajodo.2008.02.020] [PMID: 19409340]
[27] O'Brien K, Wright J, Conboy F, et al. Effectiveness of early orthodontic treatment with the Twinblock appliance: a multicenter, randomized, controlled trial. Part 1: Dental and skeletal effects. Am J Orthod Dentofacial Orthop 2003; 124(3): 234-43.
[http://dx.doi.org/10.1016/S0889-5406(03)00352-4] [PMID: 12970656]
[28] Snow MD, Turvey TA, Walker D, Proffit WR. Surgical mandibular advancement in adolescents: postsurgical growth related to stability. Int J Adult Orthodon Orthognath Surg 1991; 6(3): 143-51.
[PMID: 1812179]
[29] Mihalik CA, Proffit WR, Phillips C. Long-term follow-up of Class II adults treated with orthodontic camouflage: a comparison with orthognathic surgery outcomes. Am J Orthod Dentofacial Orthop 2003; 123(3): 266-78.

[http://dx.doi.org/10.1067/mod.2003.43] [PMID: 12637899]

[30] Firouz M, Zernik J, Nanda R. Dental and orthopedic effects of high-pull headgear in treatment of Class II, division 1 malocclusion. Am J Orthod Dentofacial Orthop 1992; 102(3): 197-205. [http://dx.doi.org/10.1016/S0889-5406(05)81053-4] [PMID: 1510043]

[31] Tulloch JF, Phillips C, Proffit WR. Benefit of early Class II treatment: progress report of a two-phase randomized clinical trial. Am J Orthod Dentofacial Orthop 1998; 113(1): 62-72. [http://dx.doi.org/10.1016/S0889-5406(98)70277-X] [PMID: 9457020]

[32] Petrovic A, Stutzmann JJ, Oudet CL. Control processes in the postnatal growth of the condylar cartilage of the mandible.Determinants of mandibular form and growth, monograph 4, craniofacial growth series. Ann Arbor: Center for Human Growth and Development, The University of Michigan 1975.

[33] Sankey WL, Buschang PH, English J, Owen AH III. Early treatment of vertical skeletal dysplasia: the hyperdivergent phenotype. Am J Orthod Dentofacial Orthop 2000; 118(3): 317-27. [http://dx.doi.org/10.1067/mod.2000.106068] [PMID: 10982934]

[34] Tulloch JF, Proffit WR, Phillips C. Outcomes in a 2-phase randomized clinical trial of early Class II treatment. Am J Orthod Dentofacial Orthop 2004; 125(6): 657-67. [http://dx.doi.org/10.1016/j.ajodo.2004.02.008] [PMID: 15179390]

[35] Woodside DG, Metaxas A, Altuna G. The influence of functional appliance therapy on glenoid fossa remodeling. Am J Orthod Dentofacial Orthop 1987; 92(3): 181-98. [http://dx.doi.org/10.1016/0889-5406(87)90411-2] [PMID: 3477085]

[36] Niu Y, Zhou H. Effect on functional appliances on mandibular growth on skeletal Class II malocclusion: a systematic review. West China J Stomatol 2011; 29(4): 384-8. [PMID: 21932659]

[37] Zhou J, Lu Y, Gao XH, et al. The growth hormone receptor gene is associated with mandibular height in a Chinese population. J Dent Res 2005; 84(11): 1052-6. [http://dx.doi.org/10.1177/154405910508401116] [PMID: 16246940]

[38] Yamaguchi T, Maki K, Shibasaki Y. Growth hormone receptor gene variant and mandibular height in the normal Japanese population. Am J Orthod Dentofacial Orthop 2001; 119(6): 650-3. [http://dx.doi.org/10.1067/mod.2001.114536] [PMID: 11395710]

[39] Litsas G. Effects of Gh application in Craniofacial Growth. Oral Dis 2013; 19: 559-67. [http://dx.doi.org/10.1111/odi.12041] [PMID: 23279133]

[40] Flores-Mir C, Major PW. A systematic review of cephalometric facial soft tissue changes with the Activator and Bionator appliances in Class II division 1 subjects. Eur J Orthod 2006; 28(6): 586-93. [http://dx.doi.org/10.1093/ejo/cjl034] [PMID: 17095741]

[41] Flores-Mir C, Major PW. Cephalometric facial soft tissue changes with the twin block appliance in Class II division 1 malocclusion patients. A systematic review. Angle Orthod 2006; 76(5): 876-81. [PMID: 17029526]

[42] Antonarakis GS, Kiliaridis S. Short-term anteroposterior treatment effects of functional appliances and extraoral traction on class II malocclusion. A meta-analysis. Angle Orthod 2007; 77(5): 907-14. [http://dx.doi.org/10.2319/061706-244] [PMID: 17902235]

[43] Küçükkeleş N, Ilhan I, Orgun IA. Treatment efficiency in skeletal Class II patients treated with the jasper jumper. Angle Orthod 2007; 77(3): 449-56. [http://dx.doi.org/10.2319/0003-3219(2007)077[0449:TEISCI]2.0.CO;2] [PMID: 17465652]

[44] de Almeida MR, Henriques JF, de Almeida RR, Weber U, McNamara JA Jr. Short-term treatment

effects produced by the Herbst appliance in the mixed dentition. Angle Orthod 2005; 75(4): 540-7.
[PMID: 16097222]

[45] de Almeida MR, Flores-Mir C, Brandão AG, de Almeida RR, de Almeida-Pedrin RR. Soft tissue changes produced by a banded-type Herbst appliance in late mixed dentition patients. World J Orthod 2008; 9(2): 121-31.
[PMID: 18575306]

[46] Baccetti T, Reyes BC, McNamara JA Jr. Gender differences in Class III malocclusion. Angle Orthod 2005; 75(4): 510-20.
[PMID: 16097218]

[47] Sugawara J, Mitani H. Facial growth of skeletal Class III malocclusion and the effects, limitations, and long-term dentofacial adaptations to chincap therapy. Semin Orthod 1997; 3(4): 244-54.
[http://dx.doi.org/10.1016/S1073-8746(97)80057-6] [PMID: 9573886]

[48] Miyajima K, McNamara JA Jr, Sana M, Murata S. An estimation of craniofacial growth in the untreated Class III female with anterior crossbite. Am J Orthod Dentofacial Orthop 1997; 112(4): 425-34.
[http://dx.doi.org/10.1016/S0889-5406(97)70051-9] [PMID: 9345155]

[49] Mitani H, Sato K, Sugawara J. Growth of mandibular prognathism after pubertal growth peak. Am J Orthod Dentofacial Orthop 1993; 104(4): 330-6.
[http://dx.doi.org/10.1016/S0889-5406(05)81329-0] [PMID: 8213653]

[50] Moreno Uribe LM, Vela KC, Kummet C, Dawson DV, Southard TE. Phenotypic diversity in white adults with moderate to severe Class III malocclusion. Am J Orthod Dentofacial Orthop 2013; 144(1): 32-42.
[http://dx.doi.org/10.1016/j.ajodo.2013.02.019] [PMID: 23810043]

[51] Delaire J. Maxillary development revisited: relevance to the orthopaedic treatment of Class III malocclusions. Eur J Orthod 1997; 19(3): 289-311.
[http://dx.doi.org/10.1093/ejo/19.3.289] [PMID: 9239959]

[52] De Clerck HJ, Cornelis MA, Cevidanes LH, Heymann GC, Tulloch CJ. Orthopedic traction of the maxilla with miniplates: a new perspective for treatment of midface deficiency. J Oral Maxillofac Surg 2009; 67(10): 2123-9.
[http://dx.doi.org/10.1016/j.joms.2009.03.007] [PMID: 19761906]

[53] Perillo L, Vitale M, Masucci C, D'Apuzzo F, Cozza P, Franchi L. Comparisons of two protocols for the early treatment of Class III dentoskeletal disharmony. Eur J Orthod 2016; 38(1): 51-6.
[http://dx.doi.org/10.1093/ejo/cjv010] [PMID: 25770942]

[54] Alcan T, Keles A, Erverdi N. The effects of a modified protraction headgear on maxilla. Am J Orthod Dentofacial Orthop 2000; 117(1): 27-38.
[http://dx.doi.org/10.1016/S0889-5406(00)70245-9] [PMID: 10629517]

[55] Ngan PW, Hagg U, Yiu C, Wei SH. Treatment response and long-term dentofacial adaptations to maxillary expansion and protraction. Semin Orthod 1997; 3(4): 255-64.
[http://dx.doi.org/10.1016/S1073-8746(97)80058-8] [PMID: 9573887]

[56] Merwin D, Ngan P, Hagg U, Yiu C, Wei SH. Timing for effective application of anteriorly directed orthopedic force to the maxilla. Am J Orthod Dentofacial Orthop 1997; 112(3): 292-9.
[http://dx.doi.org/10.1016/S0889-5406(97)70259-2] [PMID: 9294359]